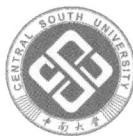

中南大学"双一流"学科发展史

中南大学

护理学学科发展史

(1911—2021)

中南大学湘雅护理学院 ◎ 撰　稿

唐四元 ◎ 主　编

中南大学出版社
www.csupress.com.cn
·长沙·

图书在版编目（CIP）数据

中南大学护理学学科发展史：1911—2021 ／ 唐四元
主编. —长沙：中南大学出版社，2021.10
（中南大学"双一流"学科发展史）
ISBN 978-7-5487-4695-9

Ⅰ．①中… Ⅱ．①唐… Ⅲ．①中南大学－护理学－学
科发展－概况－1911-2021 Ⅳ．①R47-40

中国版本图书馆 CIP 数据核字（2021）第 200777 号

中南大学护理学学科发展史（1911—2021）
ZHONGNAN DAXUE HULIXUE XUEKE FAZHANSHI（1911—2021）

主编　唐四元

□责任编辑　浦　石
□责任印制　唐　曦
□出版发行　中南大学出版社
　　　　　　社址：长沙市麓山南路　　　　邮编：410083
　　　　　　发行科电话：0731-88876770　　传真：0731-88710482
□印　　装　湖南省众鑫印务有限公司

□开　　本　889 mm×1194 mm 1/16　□印张 15　□字数 324 千字
□版　　次　2021 年 10 月第 1 版　□印次 2021 年 10 月第 1 次印刷
□书　　号　ISBN 978-7-5487-4695-9
□定　　价　128.00 元

中南大学
护理学学科发展史
（1911—2021）

编 委 会

组　编	中南大学文化建设委员会办公室
撰　稿	中南大学湘雅护理学院
顾　问	何国平　黄珊琦
主　编	唐四元
副主编	李　涛　陈　嘉　李现红　袁世平
编　委	（按姓氏拼音排序）
	陈　嘉　冯　辉　郭　佳　李乐之
	李　涛　李现红　李映兰　刘新娥
	刘自娜　毛　婷　孙　玫　唐四元
	肖江龙　姚菊琴　袁世平

出 版 说 明

　　2021年11月，中南大学湘雅护理学院将迎来建院110周年。一百多年的风霜雨雪，一百多年的春华秋实，岁月的沉淀让这所与新中国同呼吸共命运的古老院校散发出历久弥新的魅力。为献礼湘雅护理教育110年华诞，中南大学湘雅护理学院特组织编写这本护理学学科发展史。

　　护理学学科发展史作为中南大学学科史系列丛书中的重要一部分，意义非凡。湘雅护理教育110年的办学过程中，先后经历了搬迁、停办、重组、合并的曲折道路，一代又一代的湘雅护理学子秉承着"勤诚谨毅"的信念，兢兢业业，前赴后继，为中国护理事业的发展做出了卓越贡献。今日的湘雅护理学是国家A+学科，在全国同类学科排名中位居前列；相信这本学科发展史必能给予青年护理工作者启迪和灵感，助其站在前人坚实的肩膀上，薪火相传，书写百年湘雅新的华彩篇章。

　　本着尊重历史、实事求是的原则，在学科史的编写过程中，我们尽最大努力还原了护理学学科发展的真实脉络，着力展现了科研平台、人才培养及学术成就等方面的内容。承担编写任务的相关人员，以严谨认真的态度广泛查阅、梳理、筛选历史资料；同时中南大学出版社的编辑也给予了宝贵的支持与帮助。在此一并致以崇高的敬意与真诚的感谢。但是，由于时间仓促、任务繁重，加之医学专业学科的庞杂与变迁，许多史料已遗失或难以考证，本书难免存在一些错误与疏漏之处，还望广大师生及校友谅解并不吝指教。

　　谨以此书献给为中南大学湘雅护理学学科做出杰出贡献的历任校、院、系领导、师生以及校友们，衷心祝愿中南大学湘雅护理能够在新的征程创造新的辉煌！

编　者

2021年7月1日

1911 年 11 月 5 日，雅礼护病学校在中国古城长沙西牌楼成立。这是我国最早开办护理教育的学校之一。中华护理学会首任理事长、美国高级护士、文学士妮娜·盖治(N. D. Gage)女士为第一任校长，她奠定了如今中南大学湘雅护理教育的基础。在 110 年的办学过程中，学校经历了多次更名，从最初的雅礼护病学校先后更名为湖南私立湘雅高级护士职业学校、湖南卫生学校、湖南医学院附设卫生学校、湖南医科大学附设卫生学校、湖南医科大学护理学院、中南大学护理学院和中南大学湘雅护理学院。一百多年以来，中南大学湘雅护理教育和医学教育相辅相成、蓬勃发展，"南湘雅"之美誉驰名国内外。

历经百年积淀，中南大学湘雅护理学院载誉满满，培养了 2 万余名护理专业的优秀人才。他们中有我国第一位护理专业毕业的著名美籍华人医学家李振翩教授，有我国第一位护理专业毕业的开国将军姜齐贤，有国际红十字会第三十二届"南丁格尔奖"获得者周娴君主任护师。

中南大学湘雅护理教育办学过程先后经历了搬迁、停办、重组、合并的曲折道路。湘雅护理人秉承着"勤诚谨毅"的信念，兢兢业业，前赴后继，使学科发展形成了从中等护理教育到高等护理本科教育，再到护理学硕士和博士教育的人才培养体系和完整的学科体系。尤其是博士教育，2004 年中南大学湘雅护理学院是我国最早依托临床医学招收护理学博士研究生的三所学校之一，为我国本土培养了首位社区护理学博士研究生。2011 年，护理学被新增为医学类一级学科后，中南大学湘雅护理教育事业迎来了新的曙光，荣获首批护理专业一级学科博士授权点和首批护理学博士后科研流动站，为我国本土培养了首位护理学博士后。

经过一个世纪的努力探索和刻苦钻研，在 2012 年教育部学位与研究生教育发展中心组织的第三轮学科评估中，中南大学护理学学科在全国护理学学科排名中名列第四；在 2016 年第四轮学科评估中为 A+学科；在 2017—2020 年"软科世界一流学科排名"中，稳居全国高校前二，并且是中国最早进入"软科世界一流学科百强榜单"的学科。如今的中南大学护理学科已成为国内一流、国际知名的学科。

回首过去，中南大学湘雅护理人一步步踏实而坚定地向前迈进；立足现在，中南大学湘雅护理人勤勉务实，开拓创新；展望未来，中南大学湘雅护理人将昂首阔步，成就辉煌！

编 者

2021 年 7 月 1 日

目录

1.1　护理学学科发展历程

1.1.1　百年院校　多次更名

时光倒回去 110 年。受美国雅礼协会委派，在长沙雅礼医院任院长的胡美博士，于 1911 年 11 月 5 日，创办了一所当时中国为数不多的护理教育机构——雅礼护病学校。1914 年 7 月，湖南育群学会与美国雅礼协会签署协议：联合创办一所医学院、一所医院、一所护病学校，统一冠名"湘雅"。从此，湘雅护理教育与湘雅医学教育融为一体，在一个世纪中，薪火相传，弦歌不辍，延续至今。在 110 年的办学过程中，湘雅护理教育先后经历了搬迁、停办、重组、合并的曲折道路，学校多次更名：

1911 年，美国雅礼协会创办"雅礼护病学校"；

1914 年，更名为"湘雅男（女）护病讲习科"；

1924 年，更名为"湘雅护病学校"；

1935 年，更名为"湖南私立湘雅高级护士职业学校"；

1951 年，更名为"湘雅医学院附设护士学校"；

1953 年，更名为"湖南医学院附设卫生学校"；

1960 年，更名为"湖南护士学校"；

1965 年，更名为"湖南卫生学校"；

（1961—1978 年未单独招生）

1979 年，更名为"湖南医学院附设卫生学校"并恢复办学；

1987 年，更名为"湖南医科大学附设卫生学校"；

1999 年，湖南医科大学附设卫生学校与湖南医科大学护理学系合并成立"湖南医科大学护理学院"；

2000 年，中南工业大学、湖南医科大学和长沙铁道学院合并为中南大学，因而更名为"中南大学护理学院"；

2014 年，在湘雅医学院 100 年院庆时，更名为"中南大学湘雅护理学院"，恢复"湘雅"之名。

1.1.2 西学东渐 开办护校

1911 年 11 月 5 日，为了完善医院管理，时任长沙雅礼医院院长的美籍医生胡美博士（图 1-1），在长沙创办了雅礼护病学校，并将男护士培养设于由颜福庆博士创办的红十字会医院，女护士培养设于西牌楼雅礼医院；由时任雅礼医院护士、第一届中华护理学会第一任理事长的美国高级护士、文学士妮娜·盖治（N. D. Gage）（图 1-2）任首任校长兼教务长。学校主要向学生讲授人文、医学基础、临床基本知识及看护技术等，同时为学生提供临床实践的条件。在创建的当年学校就从应试的 60 名中学毕业生中录取了 12 名（7 男 5 女）新生，并于同年 12 月 8 日举行了首届开学典礼，确定学制为 4 年。

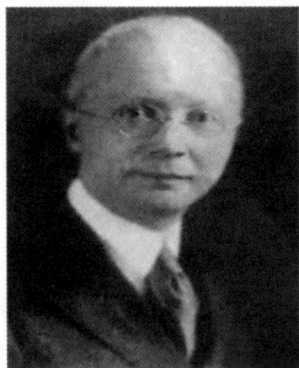

图 1-1 长沙雅礼医院院长、美籍医生胡美博士

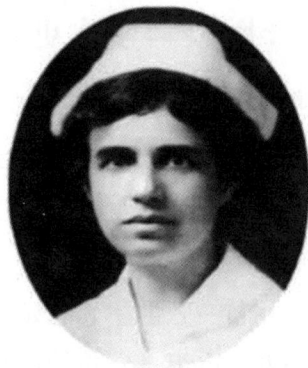

图 1-2 1911—1926 年雅礼护校校长、美国高级护士妮娜·盖治（N. D. Gage）女士

1913 年，湖南督军兼省政府主席谭延闿派人与美国雅礼协会草拟了"共同引进西方医学，创办高等医学教育"的协议。

1914 年 7 月 21 日，新组建的湖南育群学会与美国雅礼协会签署了"共同维持一所医学校、一所医院和一所护病学校"的联合办学协定。协定规定：医学校、医院和护病学校统一冠以"湘雅"名称，由湖南育群学会和美国雅礼协会各推举 10 名董事组成湘雅医学会，以决策在办学过程中的重大事宜；而湘雅的一般日常事务则由湘雅医学会下设的干事部即执行委员会办理。

1914 年 9 月，湘雅医学会选举章克恭为湘雅医学会董事部部长兼干事部部长，颜福庆为医学校校长，胡美为医院院长，妮娜·盖治为护校校长，赵鸿钧为执行干事，并得到了当时政府及相关部门的批准。医学校于当年 9 月在长沙市草潮门的潮宗街开学，12 月 8 日举行了开学典礼。湘雅医院亦迁入医学校之东侧。

1914 年 12 月，雅礼护病学校更名为"湘雅男(女)护病讲习科"，并报当时政府教育部和湖南省政府备案，在中华护士学会注册。

1918 年春，湘雅医院从潮宗街迁入麻园岭新院址(即现址)，湘雅男(女)护病讲习科亦随之迁入并附设于湘雅医院内。

1924 年，"湘雅男(女)护病讲习科"更名为"湘雅护病学校"。

1926 年 11 月，北伐革命军进入长沙后，妮娜·盖治辞职回国，学校因此停止招生，由湘雅医学校董事会董事长曹典球接任校长。雅礼护病学校和湘雅护病学校共培养了 12 届计 65 名男女护士。

1929 年春，当时兼任中央内政部卫生署署长的湘雅医科大学校长颜福庆回到长沙主持召开了湖南育群学会特别会议，并在会上重组了湘雅校董会，同时推举陈润霖为董事长，并任命王子玕博士为湘雅医科大学校长，兼任湘雅医院院长和湘雅护病学校校长，护校遂于当年恢复招生。

1931 年 12 月，经民国政府教育部核准，将"湘雅医科大学"更名为"私立湘雅医学院"。

1935 年夏，当时政府教育部颁布了《高级护士职业学校暂行通则》，湘雅护病学校更名为"湖南私立湘雅高级护士职业学校"(以下简称湘雅护士学校)，改学制为 3 年半。

1.1.3　抗战西迁　沅陵办学

1937 年，王子玕校长离任后，校董会推举张孝骞继任湘雅护士学校校长。1937 年 11 月 24 日，长沙城首遭日本侵略军飞机轰炸。

1938 年 1 月 5 日，经八路军驻长沙办事处主任徐特立介绍，湘雅护士学校 25 班的毕业生杨家红、游少立、黎明伟和刘正惠等与湘雅医学院应届毕业生何武坦、李震勋等北上，投奔延安参加抗日。1938 年 8 月，湘雅医学院和湘雅护士学校的 333 名师生组成了湘雅医教救护队，被编为全国医教救护团第一队，由张孝骞校长任队长开赴抗日前线。1938 年 11 月 13 日，国民党"焦土抗战"一把火烧了五天五夜，烧毁了长沙城(人称"文夕大火")，湘雅护士学校被迫暂时关闭，高年级学生继续留在湘雅医院实习，低年级学生则疏散回家。同年 12 月，湘雅护士学校随同湘雅医学院迁往沅陵的东树湾；增设湘雅医学院沅陵分院，由湘雅护士学校与长沙仁术卫校两所护校合作办学，由内科医师刘泽民出任院长。此时，湘雅护士学校的校长是张孝骞，分院院长刘泽民任副校长，王泰元任教务主任。湘雅护士学院于 1939 年 1 月在沅陵恢复上课，由刘泽民任代理校长。至 1945 年 10 月回归长沙前，湘雅护士学校在沅陵办学 7 年，连续招生 7 届，共培养护士 93 人、助产士 57 人。

1.1.4　回归长沙　再建校舍

1945 年 10 月，湘雅护士学校从沅陵回归长沙，重建被日本侵略军毁坏的校园；学生于 11 月 16 日恢复上课。至 1948 年底，湘雅护士学校拥有房屋建筑面积 3060 平方米。

1947 年 11 月 21 日，湘雅医事中心董事会公推王泰元为湘雅护士学校副校长。因张孝骞拟赴北平协和医学院任教，遂由王泰元代理校长，主持学校工作。

1948 年，王泰元等 5 人出席了在广州召开的中国护士学会第三届全国护士代表大会，王泰元在会上被选为理事，主要负责出版工作。

湘雅护士学校自开办以来，就以"勤诚谨毅"为校训，坚持严谨治学。学校不仅为学生开设了公民、语文、英文、护士伦理、音乐等普通课，解剖生理、细菌学、药理学、护理学、心理学等基础医学课，还开设了护理技术、内科护理学、外科护理学、妇产科护理学、儿科护理学、耳鼻喉科护理学、物理治疗学、助产技术、助产及育婴学、急救技术等专业课。学校采用严格的淘汰制，要求学生符合护士职业的品德要求，能承受繁重的课程压力，能用流畅的英语进行交流，能听懂外国教师讲课，否则将被退学。

1949 年 8 月 5 日，长沙和平解放。9 月 11 日，中国人民解放军代表郑琼奉命接管了湘雅医学院，并由军管会领导对湘雅 3 个单位实施联合管理，下设护士学校管理委员会。

1951 年 6 月 29 日，在中南军政委员会卫生部医字 2429 号文批复中明确规定了湘雅医院和湘雅护士学校由湘雅医学院领导的体制。湘雅医学院于当年 12 月 8 日全面接管湘雅医院和湘雅护士学校，并将湘雅护士学校更名为湘雅医学院附设护士学校。

1953 年 10 月，奉中央人民政府卫生部〔53〕卫教字 428 号文件精神，湘雅医学院改名为湖南医学院，护校的名称变成了湖南医学院附设卫生学校，开办护士、助产士、技士等专业，其负责人先后为罗诗彬、彭仁山等。其间，1952 年级助产士周娴君毕业后，坚守岗位，不断努力，成为湖南护理界历史上唯一一位获南丁格尔奖的毕业校友。

自 1958 年 1 月 1 日起，湖南医学院由卫生部主管改为湖南省政府管辖。而湖南医学院附设卫生学校的办学地点虽在湘雅校园内，但其主管领导单位却是湖南省卫生厅。

1958 年 8 月 2 日，湖南省卫生厅下文："遵照 1956 年 11 月高等医药院校附设中等医药学校领导管理的意见，湖南医学院附设卫校自 1958 年 8 月 1 日起，除经费、领导关系仍维持现状外，人事、教学等方面均归湖南医学院领导。"于是，卫校再度由省管回到了学校管辖。

1960 年，在贯彻中央"调整、巩固、充实、提高"八字方针的背景下，全省的中等专业学校在 1961 年进行调整。奉〔61〕卫教字第 87 号文，湖南医学院附设护士学校改称湖南护士学校，并从湖南医学院南院内整体（包括历年的办学档案）迁往已撤销的湖南省卫生学校旧址——长沙市窑岭。此时，湖南省人民医院护校专业停办，其中护士专业学生 122 人和长沙市卫生学校护士 133 人同时并入湖南护士学校，继续办学。此后的 1961—1978 年间没有单独招生。

1965 年 8 月 13 日，湖南省卫生厅为贯彻中央关于"中等卫校应为农村培养中级医生"的指示精神，在湖南护士学校增办医士专业后，遂以〔65〕卫教字第 52 号文上报湖南省文教办，请求将湖南护士学校更名为湖南卫生学校。此时的湖南卫生学校与 1961 年以前撤销的湖南省卫生学校毫无继承关系。

据湖南医科大学时期曾任该校档案馆馆长的王琨教授 1996 年 9 月发表于《湖南医科大学校报》的统计数据，1950—1963 年夏，湖南医学院附设护士学校共毕业学生 1210 名，其中护士专业毕业生 1113 人，助产专业毕业生 97 人。

1.1.5　春风再度　恢复办学

1978 年，湖南医学院重新成为卫生部直属院校。

1979 年 1 月 18 日，经过湖南医学院的努力和申请，中华人民共和国卫生部下达了〔79〕卫字教字第 64 号文件：同意重建湖南医学院附设卫生学校，由王凯任党支部书记、张廷昌任校长。学校选址于湖南医学院南院学生区东南角一座院落，开展招生、教学工作，主要培养中级护理人员和实验技术人员。1987 年学校更名为湖南医科大学附设卫生学校。1979—1999 年先后由张廷昌、李仁、王可嘉、陈服文、朱敬琼、陈本悦、何国平等出任校长。

在医学院的正确领导下，经过附设卫生学校全体师生员工的共同努力，从 1979 年恢复办校至 1999 年附设卫生学校与湖南医科大学护理学系共同组建护理学院的 20 年的时间里，附设卫生学校共招收护理专业学生 23 届，班级 58 个，中专学生 2493 人；招收医学实验技术专业学生共 4 届，班级 4 个，学生 195 人。1999 年护理学院招收高中毕业的新高职护理专科生 116 人，学制三年，这批学生学习两年后，其中 30% 的优秀学生转入 99 级本科班学习，大专毕业生实为 81 人。学校为湖南医科大学 3 所附属医院以及各教研室、实验室培养了一批护理学和医学实验技术的骨干人才和中坚力量。

1999 年，湖南医科大学护理学系与附设卫生学校合并成立湖南医科大学护理学院，停止了中专和大专层次的招生，以护理本科招生为主。学院由何国平任院长，陈进伟任书记。

2000 年 4 月，经教育部批准，湖南医科大学与中南工业大学、长沙铁道学院三校合并，共同组建教育部直属重点大学——中南大学，湖南医科大学护理学院遂更名为中南大学护理学院。2001 年开始招收硕士研究生。2004 年依托临床医学开始招收护理学博士研究生，是国内最早招收护理学博士的三家单位之一，2017 年中国本土培养的第 1 个护理学博士（王红红，导师何国平教授）毕业。2011 年护理学成为一级学科后，中南大学护理学科获批中国首批护理学一级学科博士点。2012 年获批中国首批护理学一级学科博士后科研流动站，2015 年中国本土培养的第一个护理学博士后出站（李亚敏，导师唐四元教授）。护理教育再次扬起了风帆，在护理学的海洋中不断克服前进中的障碍，乘风破浪，永远向前。

2002 年 8 月，中南大学护理学院迁址于河西桐梓坡路中南大学湘雅医学院新教学区。

校园坐落在风景秀美的岳麓山下，环境优雅，设施完善，是广大师生读书、做学问的好地方。

2014 年 10 月，在湘雅医学院 100 年院庆时，"中南大学护理学院"更名为"中南大学湘雅护理学院"，恢复"湘雅"之名。

1.2 护理学学科发展大事记

1.2.1 学科体系，逐步完善

1979—1985 年，高中起点，三年制护理中专生。

1986—1998 年，初中起点，三年制或四年制护理中专生。

1999 年，高中起点，三年制护理大专生。

[1979—1999 年，由湖南医学院（医科大学）附设卫生学校招生]

1995 年，首次面向全国招收五年制护理专业本科生。

1995—1998 年，由湖南医科大学护理学系招生；1999 年湖南医科大学附设卫生学校和湖南医科大学护理学系合并成立湖南医科大学护理学院。

2000 年，获护理学硕士学位授予权，2001 年开始招收护理硕士研究生。

2004 年，依托临床医学招收社区护理学博士研究生。

2011 年，获批中国首批护理学一级学科博士点。

2012 年，获批中国首批护理学一级学科博士后科研流动站。

1.2.2 学术影响，稳居前茅

（1）2012 年，在教育部第三轮学科评估中全国排名第四。

本一级学科中，全国具有"博士一级"授权的高校共 25 所，本次有 23 所参评；部分具有"博士二级"授权和硕士授权的高校也参加了评估；参评高校共计 39 所。排名如下。得分相同的高校按学校代码顺序排列（表 1-1）。

表 1-1　1011 护理学

学校代码	学校名称	学科整体水平得分
10001	北京大学	85
10610	四川大学	83
90030	第二军医大学	81

续表1-1

学校代码	学校名称	学科整体水平得分
10533	中南大学	80
10023	北京协和医学院	78
10248	上海交通大学	78
90115	解放军总医院(军医进修学院)	78
10025	首都医科大学	76
10183	吉林大学	76
10246	复旦大学	76
10312	南京医科大学	76
10422	山东大学	76
10558	中山大学	76

（2）2016 年，在教育部第四轮学科评估中获得 A+（图 1-3）。

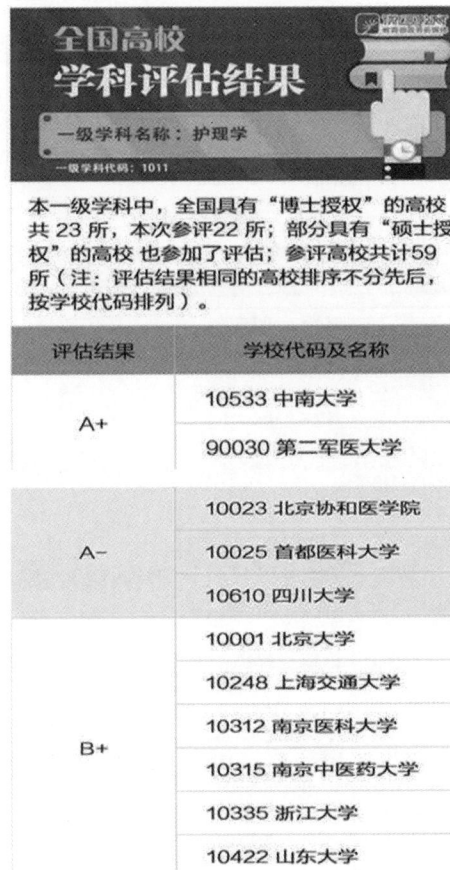

图 1-3　2016 年教育部第四轮学科评估结果

（3）2017 年，进入"2017 软科世界一流学科排名"，是中国护理学科唯一进入世界百强的学科（图 1-4）。

2017软科世界一流学科排名发布

2017-06-28 世界一流学科排名 软科

2017软科世界一流学科排名（ShanghaiRanking's Global Ranking of Academic Subjects）正式发布！2017排名覆盖**52个学科**，涉及理学、工学、生命科学、医学和社会科学五大领域。

医学领域

在2017软科世界一流学科排名中，医学领域包括临床医学、公共卫生、口腔医学、护理学、医学技术、药学等6个学科。有46所中国大陆高校进入药学学科的世界前500名，**中国药科大学**当仁不让地成为了中国大陆高校药科学科的"领头羊"，**北京大学**以3分的微弱劣势屈居第二。口腔医学学科虽仅有9所高校入围，但却有5所高校挤入了世界百强行列，其中四川大学位列全球第45名。护理学仅有**中南大学**一所高校代表中国入围榜单，但取得了第76-100名的好成绩。临床医学、公共卫生、医学技术虽均有较多高校入围榜单，遗憾的是均未有高校挤入世界百强行列。

护理学

排名	学校名称	PUB	CNCI	IC	Top	AWARD	总分
76-100	中南大学	22.2	77.9	75.3	42	/	/

图 1-4　中南大学湘雅护理学院护理学科进入"2017 软科世界一流学科排名"

（4）2018 年、2019 年连续两年在"软科中国最好学科排名"中位列第一（图 1-5）。

软科中国最好学科排名　2019

1011 护理学

2019排名	2018排名	百分位段	学校名称		总分
1	1	前2%	中南大学	博	533
2	3	前3%	山东大学	博	493
3	2	前5%	中山大学	博	439
4	4	前6%	北京大学	博	365
5	11	前7%	复旦大学	博	333
5	12	前7%	首都医科大学	博	333
7	10	前10%	海军军医大学	博	299
8	9	前11%	上海交通大学	博	265
9	6	前13%	武汉大学		227
10	8	前14%	天津医科大学		215
11	5	前16%	北京协和医学院	博	209
12	7	前17%	四川大学	博	203

图 1-5　中南大学湘雅护理学院护理学科 2018 年、2019 年在"软科中国最好学科排名"中位列第一

(5)2021 年 7 月，全国护理学专家学术影响力百强排名中，湘雅护理学院教师入围 10 人，占总入围人数的 10%(图 1-6)。

2021 · 中国

Jul. 7月

护理学领域学术影响力排名 TOP 100

#	学者名	机构	论文总评分	H指数	活跃度	论文数
1	唐四元	中南大学 湘雅护理学院 教授，博...	66712.1861	21	60%	127+
2	张静平	中南大学 湘雅护理学院...	66650.754	14	38%	56+
3	曹枫林	山东大学 护理学院...	62193.71	13	55%	62+
4	尤黎明	中山大学 护理学院...	59194.79	20	38%	54+
5	何国平	中南大学 湘雅护理学院 教授，博...	57494.8571	23	12%	59+
6	蒋晓莲	四川大学 华西医院 护理学院...	56762.338	15	48%	51+
7	高玲玲	中山大学 护理学院...	52023.915	14	38%	27+
8	袁长蓉	复旦大学上海医学院 护理学院 外...	48305.4124	13	55%	53+
9	陆虹	北京大学 护理学院 教授 博导...	46869.4984	17	52%	50+
10	李亚敏	中南大学 湘雅护理学院 副教授，...	46574.7644	13	73%	55+
16	王红红	中南大学 湘雅护理学院 教授，博...	36080.2231	16	48%	55+
25	郭佳	中南大学 湘雅护理学院...	27786.202	9	74%	38+
30	李现红	中南大学 湘雅护理学院...	25487.9803	14	45%	38+
34	罗阳	中南大学 湘雅护理学院 教授，硕...	24195.534	8	60%	22+
54	李乐之	中南大学 湘雅护理学院 教授，博...	17793.6274	9	50%	26+
63	冯辉	中南大学 湘雅护理学院...	15523.13	6	80%	20+

图 1-6　全国护理学专家学术影响力百强排名(来源：北京同舟云)

1.2.3　社会捐赠，助力发展

(1)中国泛海控股集团计划捐赠 1 亿元人民币，其中 6 千万元用于中南大学湘雅护理学院教学科研大楼建设，4 千万元用于“中南大学湘雅—泛海健康管理研究院”开展科学研究和运营管理。(说明：2017 年，一次偶然机会，湘雅护理学院唐四元院长与中国泛海控股集团负责康养投资的黄进总经理相识，经多次协商，达成了合作协议，集团同意捐赠 1 亿元人民币给湘雅护理学院。虽然后面由于种种原因只捐赠了 2 千万元，但因为此项捐赠，拉动了湘雅新校区"护理与公卫大楼"和"生命科学与药学大楼"教学楼群的建设。见图 1-7 至图 1-9。）

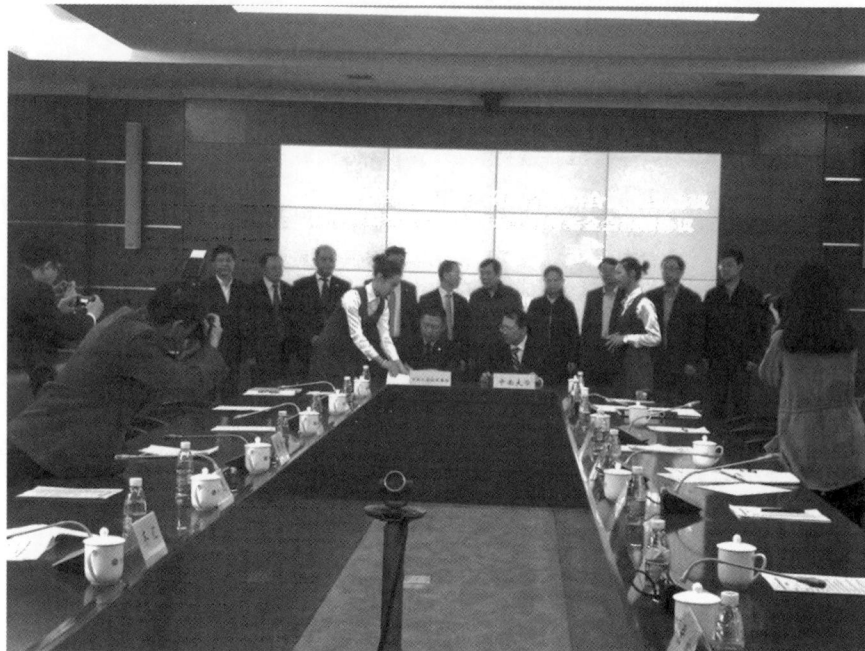

图 1-7　捐赠签约仪式

（说明：中国泛海控股集团负责人与中南大学常务副书记陶立坚教授签订捐赠协议）

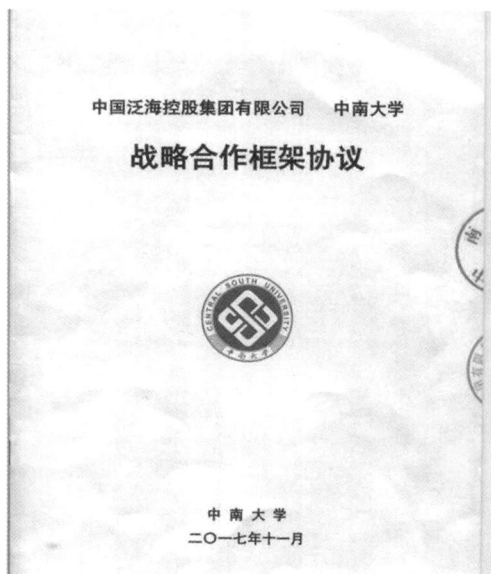

图 1-8　战略合作框架协议

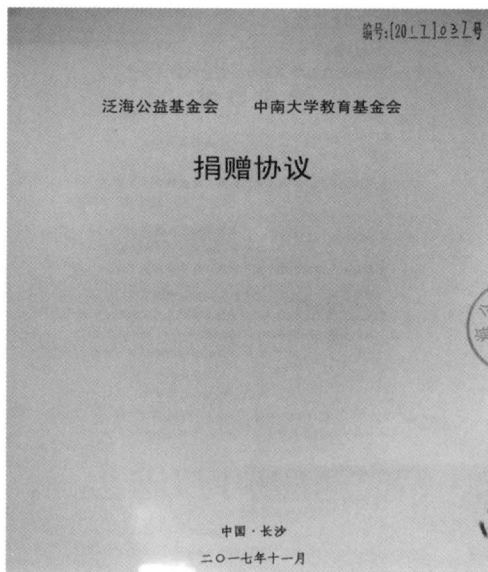

图 1-9　捐赠协议

（2）中信湘雅捐赠 100 万元成立"惠霖光琇基金"，支持培养高端护理人才（图 1-10）。

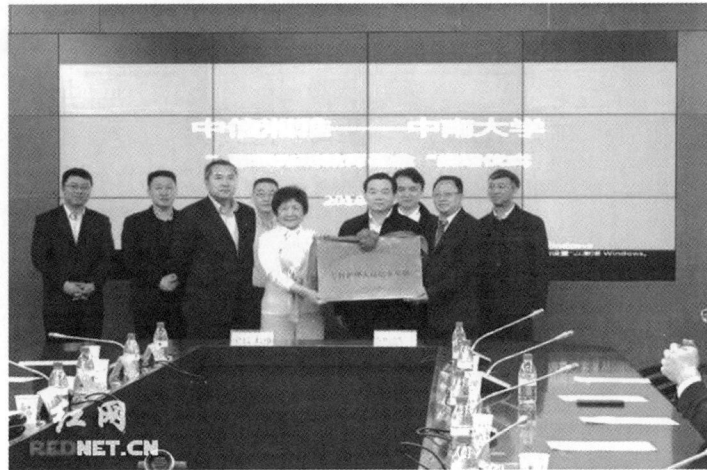

今日头条 首页 / 教育 / 正文

中信湘雅捐赠"惠霖光琇基金" 携手高校定向培养高端护理人才

红网 2018-03-30 14:53:24

微博
Qzone
微信

图 1-10 捐赠签约仪式

（说明：中信湘雅卢光琇教授向湘雅护理学院书记李涛、院长唐四元捐赠 100 万元）

（3）湖南金岸教育投资有限公司捐赠 50 万元成立"金岸教育奖学金"，主要奖励学院优秀的特困本科生和研究生，保证学生顺利完成学业（图 1-11）。

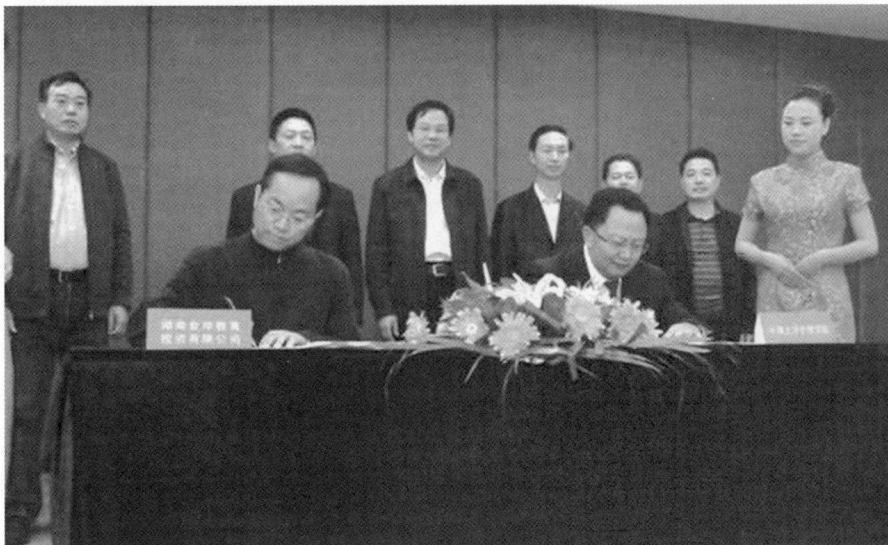

图 1-11 捐赠签约仪式

（说明：湖南金岸教育投资有限公司董事长何学东先生与湘雅护理学院唐四元院长签订捐赠协议）

（4）恩孚集团捐赠 25 万元成立奖励与发展基金，支持护理学科发展（图 1-12）。

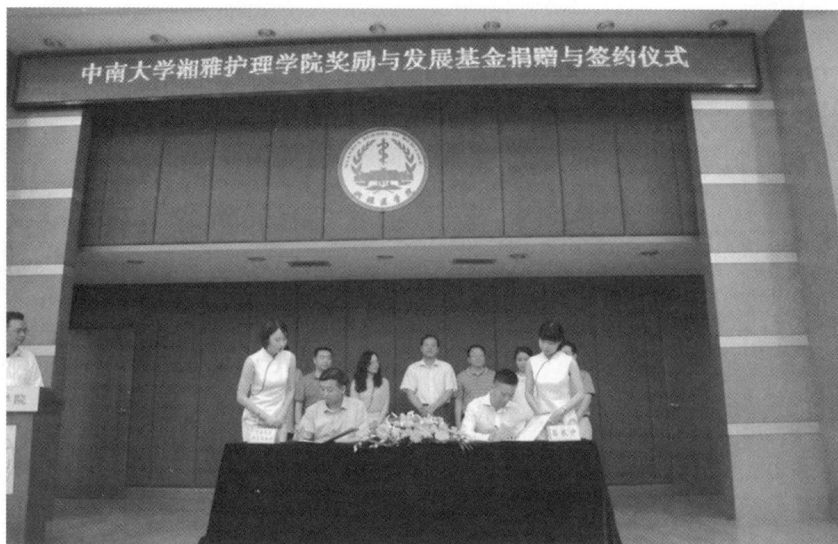

图 1-12　捐赠签约仪式

（说明：恩孚集团董事长吕东升与中南大学教育基金会张忠生会长签订捐赠协议）

（5）长沙南方教育培训学校校长单年禧先生以个人名义成立"单年禧特困优秀学生奖学金"，从 2013 年开始，每年捐赠现金 4 万元，主要用于奖励学院优秀的特困本科生和研究生，保证学生顺利完成学业（图 1-13）。

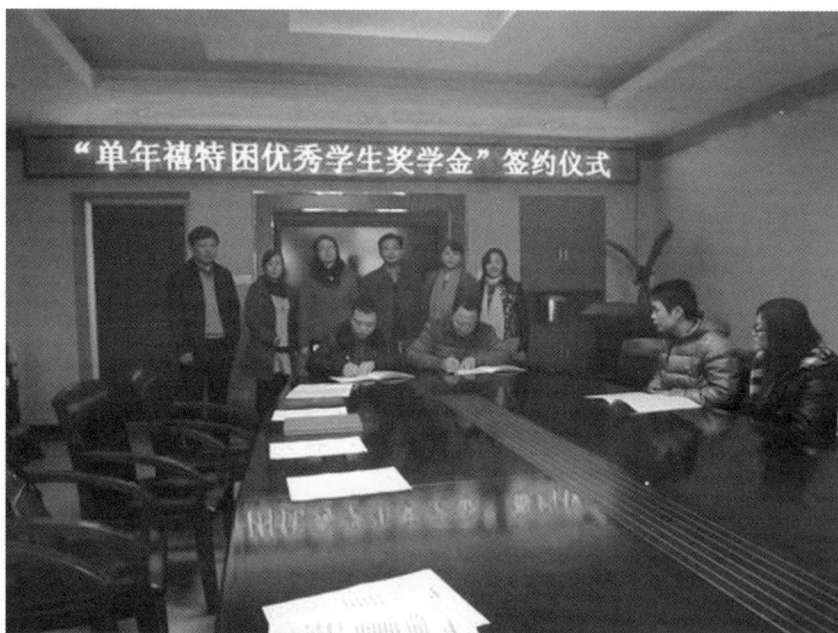

图 1-13　捐赠签约仪式

（说明：单年禧先生与湘雅护理学院唐四元院长签订捐赠协议。经捐赠方同意并通过党政联席
会决定，现金存放在党委副书记袁世平同志手上，颁发奖学金时请捐赠方监督和颁奖）

（6）北辰时代口腔门诊有限公司总经理吴仪先生以个人名义成立"'心得乐'特困优秀学生奖学金"，从 2014 年开始，每年捐赠现金 5 万元，主要用于奖励学院优秀的特困本科生和研究生，保证学生顺利完成学业（图 1-14）。

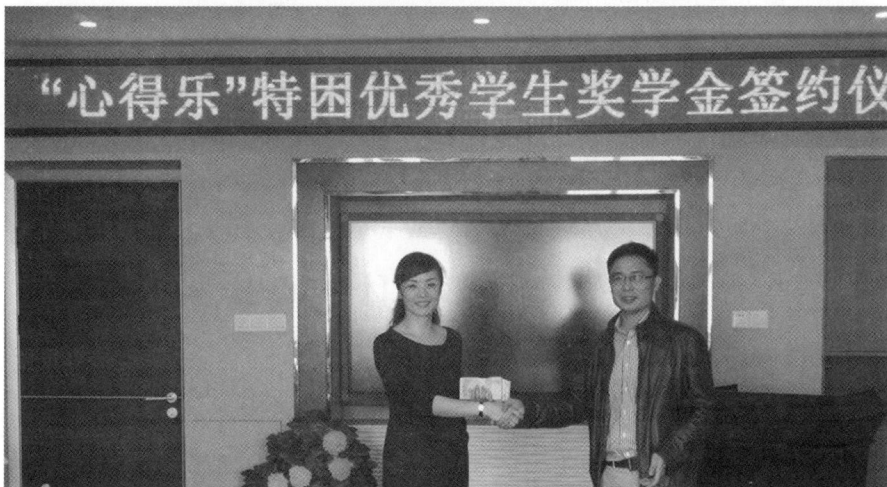

图 1-14　捐赠签约仪式

（说明：吴仪先生向湘雅护理学院陈嘉副院长捐赠现金。经捐赠方同意并通过党政联席会决定，现金存放在党委副书记袁世平同志手上，颁发奖学金时请捐赠方监督和颁奖）

1.2.4　中外合作，国内唯一

（1）由教育部批准，与美国加州大学旧金山分校护理学院联合培养研究生，是国内护理学院目前唯一获批的中外合作办学项目（图 1-15、图 1-16）。

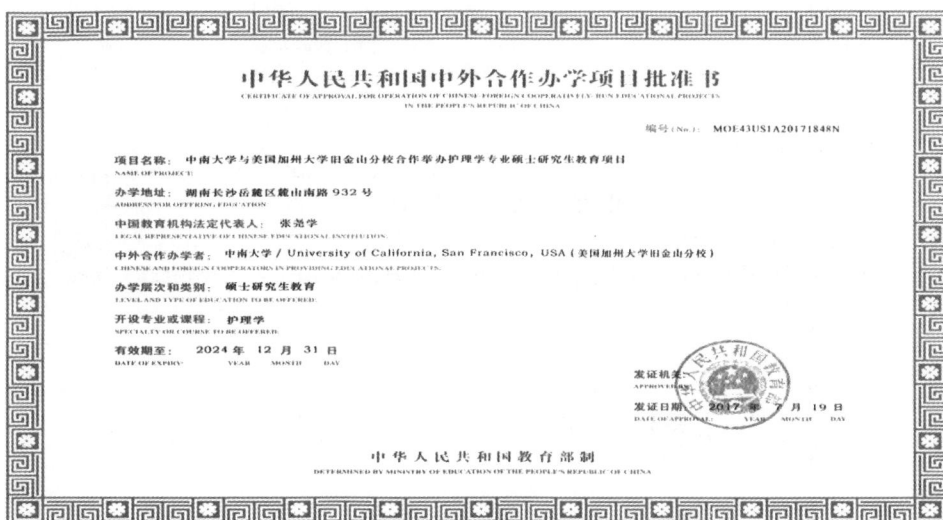

图 1-15　中外合作办学项目批准书

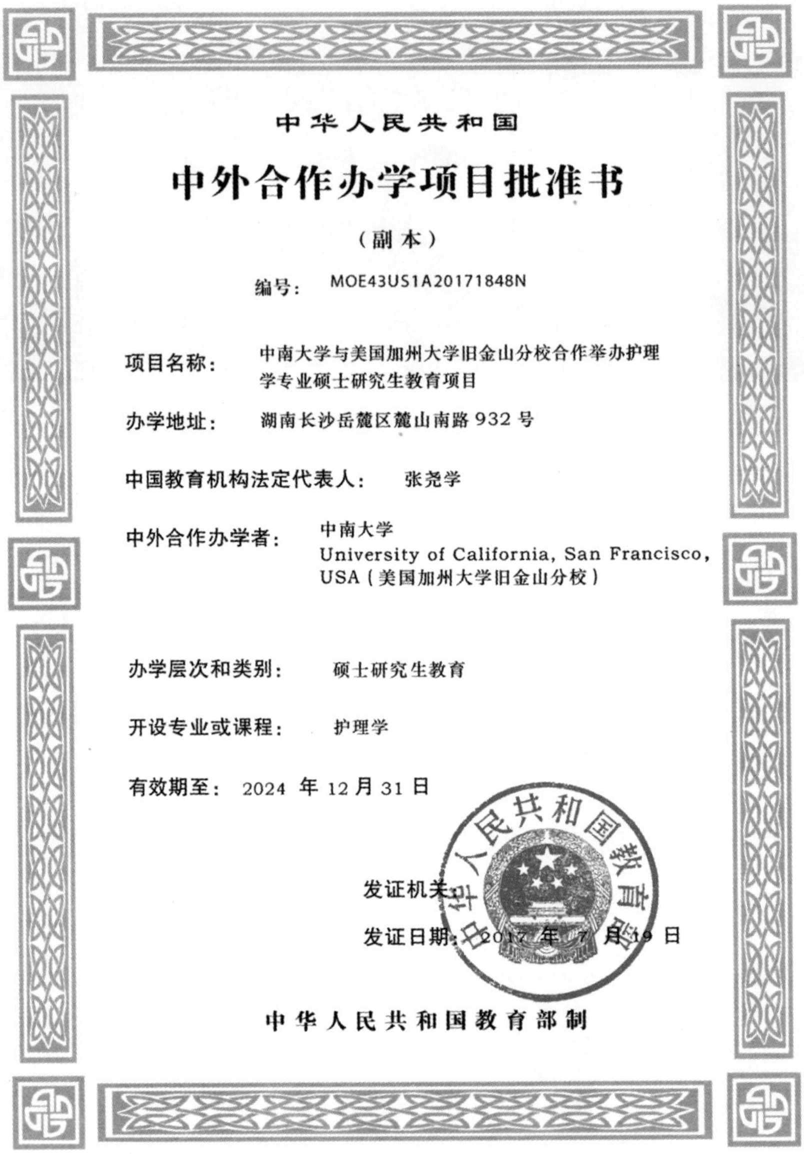

中华人民共和国

中外合作办学项目批准书

（副本）

编号：　MOE43US1A20171848N

项目名称： 中南大学与美国加州大学旧金山分校合作举办护理
学专业硕士研究生教育项目

办学地址： 湖南长沙岳麓区麓山南路 932 号

中国教育机构法定代表人： 张尧学

中外合作办学者： 中南大学
University of California, San Francisco,
USA（美国加州大学旧金山分校）

办学层次和类别： 硕士研究生教育

开设专业或课程： 护理学

有效期至： 2024 年 12 月 31 日

发证机关

发证日期：2017 年 7 月 19 日

中 华 人 民 共 和 国 教 育 部 制

图 1-16　中外合作办学项目批准书副本

（2）由商务部批准，"发展中国家高级护理及医疗技术硕士项目"为国内护理学院目前唯一获批的为"一带一路"国家培养人才项目（图 1-17）。

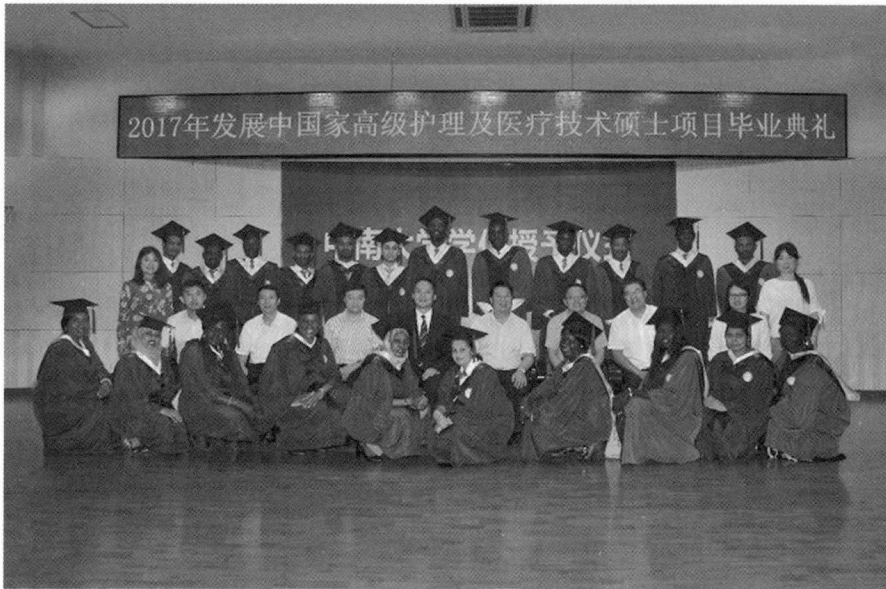

图 1-17　高级护理及医疗技术硕士生毕业合影

（说明：该项目于 2014 年由商务部批准，2015 年开始招生，学制两年，主要面向"一带一路"国家招生）

2.1　学科及学科方向带头人

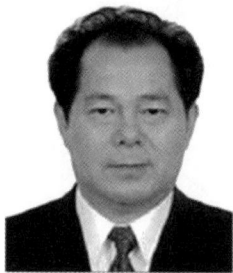

　　何国平（1952.11—），男，教授，湖南沅江市人，1977 年毕业于湖南医学院，原湖南医科大学附设卫生学校最后一任校长、护理学院第一任院长。中南大学组建后，首任中南大学护理学院院长。我国首批护理学博士生导师和博士后导师，教育部高等学校护理学类专业教学指导委员会专家顾问，第三届全国高等教育护理学教材评审委员会委员。历任中国高等护理教育研究会常务理事，中国职教医护专业委员会主任委员，湖南省职业技能鉴定专家委员会第二届家政服务专业委员会副主任，湖南省健康管理学会副会长，老年颐养专业委员会主任委员，湖南社区护理专业委员会主任委员，湖南省抗癌协会常务理事，中国管理科学研究院研究员。《中华护理教育》第一届副总编辑，《护理研究》《中华现代护理杂志》等审稿专家。

　　1996 年在新加坡卫生部接受高等护理教育培训，1999 年、2009 年、2011 年三次赴美国耶鲁大学、加州大学、康州大学等进行学术交流；2002 年赴欧洲法国、德国等七个国家进行高等护理教育考察；2005 年参加香港理工大学举办的专题学术会议并成立《华夏高等护理教育联盟协会》；2006 年赴泰国清迈大学进行高等护理教育经验交流；2010 年赴加拿大多伦多大学、渥太华大学进行学术访问；2011 年赴澳大利亚弗林德斯大学签订培养双博士学位协议；2012 年在日本访问期间与日本 MPO 机构签订联合培养赴日护士合作协议。

　　作为课程负责人，主讲的"社区护理"于 2006 年和 2008 年分别被评为省级和国家级精品课程，获得 5 项省级和 10 项校级教学奖励。主编出版了《家庭保健与护理》《实用护理学》《实用社区护理》《社区护理学》《社区护理理论与实践》等"十二五""十三五"国家研究生规划教材，其中《实用护理学》2005 年被列为我国临床医学实用系列十大权威著作之一。2007 年被评为中南大学优秀研究生德育导师和第三届师德先进个人，2009 年获得中南大学第五届教学名师,被评为中国素质教育先进工作者,同年获得中南大学第二届师德标兵。

　　主要研究方向社区护理、护理教育、护理管理等。承担国内外和省部级科研课题 10 余项,获科研经费 300 多万元,获得 10 余项国家实用新型专利授权。在国内外发表的论文中,有 36 篇被 SCI 期刊收录、100 余篇被 CSCD 期刊收录。指导和培养了 100 多名研究生,其中有博士 32 人,都成长为护理学科的骨干,他们中有 1 位"全球卓越护士"荣誉称号的获得者,有 3 位获得了美国护理科学院院士,有 7 位成长为护理学科的博士生导师,晋升教授职称的有 28 人。2018 年何国平教授获爱思唯尔中国护理学科高被引学者荣誉称号。

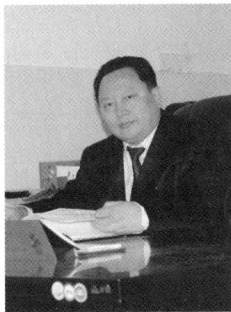

　　唐四元(1966.4—),男,湖南衡阳人,医学博士,临床医学博士后,二级教授,国务院特殊津贴专家,博士生导师和博士后导师,中南大学护理学院第二任院长,美国犹他大学访问学者,教育部高等学校护理学教育指导委员会委员,教育部高等学校护理学认证工作委员会副主任委员,国务院学位委员会第八届学科评议组成员、护理学组秘书长,国家虚拟仿真实验教学创新联盟医学领域工作委员会副主任委员、护理学组组长,教育部高等学校护理学类实践实训教育工作组副组长。2010—2015 年兼任长沙市人民政府政风监督员。中国生理学会理事、湖南省生理学会常务理事、中国医学救援协会护理救援分会副理事长、中华护理学会第二十六届理事会护理院校教育工作委员会委员、中华护理学会《中华护理教育》第四届编辑委员会委员、全国护理学专业考试用书专家指导委员会委员、第五届全国高等学校护理学类专业教材评审委员会副主任委员、湖南省护理学会护理教育专业委员会主任委员、湖南省健康管理学会副会长、湖南省医院协会护理管理专业委员会常务委员、湖南省医院协会临床心灵关怀管理专业委员会副主任委员、湖南省康复医学会心理康复专业委员会副主任委员、《中华现代护理学杂志》常务编委、《发现》杂志特约通讯员等职。担任硕士研究生的"社区护理技能学""社区护理理论与实践""社区慢性病的护理与管理"和"护理研究"等课程、博士研究生的"护理研究新进展"课程和本科生的"社区护理""护理研究""慢病护理与管理""护理教育"等课程的教学。主讲的"社区护理学"是国家级精品课程,2013 年入选为国家级精品资源共享课,2020 年又获得国家精品线上课程;主讲的"社区慢性病患者的护理与管理"入选为国家级精品视频公开课。主编了人民卫生出版社出版的全国高等学校"十一五""十二五""十三五""十四五"规划教材《生理学》第二版、第三版、第四版、第五版,以及配套教材《生理学学习指导及习题集》(供本科护理学类专业用);主编了中南大学出版社出版的高等医药院校护理学系列规划教材《生理学》《护理专业创新思维与创业教育》《社区护理学》《护理教育学》和人民军医出版社出版的《生理学应试指南》等教材。

　　主要研究方向是社区慢性疾病的预防与管理。截至 2020 年,以第一作者或通讯作者在国内外核心期刊上发表学术研究论文 280 余篇,其中 127 余篇被国外 SCI 期刊收录,9

篇被 EI 期刊收录；获国家专利 8 项；主持国家自然科学基金 2 项，教育部博士点基金 1 项，中国博士后基金 1 项，湖南省重点领域研发项目 1 项（200 万元），横向课题 1 项（500 万元），湖南省自然科学等项目 20 余项；获湖南省自然科学奖二等奖 1 项，湖南省科技进步奖三等奖 2 项；获中华护理学会科技奖三等奖 1 项，获湖南医学科技二等奖 1 项、三等奖 3 项，获湖南省生理科学会优秀学术论文一等奖 4 篇，获宝钢教育奖 1 项、获卢惠霖奖励金优秀教师奖 1 项，获国家级精品课程 3 门，获湖南省教学成果二等奖 1 项；已培养硕士研究生 80 余人，博士研究生 17 人，出站博士后 3 人（包括中国本土培养的第一位护理学博士后）。2021 年，在全国护理学领域专家学术影响力百强排名第 1 位。

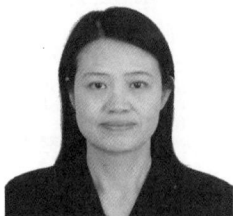

王红红（1970.8—），女，汉族，湖南省临武县人，护理学博士，中南大学湘雅护理学院教授、博士生导师，美国护理科学院院士，湖南省护理学会理事，中华护理学会教育专业委员会委员，湖南省医学会医学伦理专业委员会常务委员；《国际护理科学》《中华护理教育》《中国实用护理杂志》《护士进修杂志》编委，*Health SA Gesondheid* 国际编委，JAN 和 JANAC 的审稿专家。曾先后获得雅礼协会贾氏学者、耶鲁大学 ICOHRTA 项目、中华医学基金会资助，多次赴美国耶鲁大学、华盛顿大学访问学习，有丰富的开展国际合作课题的经验。主编人民卫生出版社《护理学基础》双语教材，担任《护理英语》副主编，参编《护理研究理论与实践》；主编由中南大学出版社及湖南科技出版社联合出版的《护理研究》教材。近年来承担科研课题 10 项，其中美国 NIH 课题 4 项，省级及校级课题 6 项。发表 SCI 期刊收录学术论文 40 余篇，其他核心期刊论文 60 余篇。获湖南省科技进步奖和湖南省自然科学奖三等奖各 1 项、湖南省医学科技成果奖二等奖 2 项。2014—2019 年连续 6 年被爱思唯尔评为中国高被引学者。2005 年开始指导硕士研究生，2011 年开始指导博士研究生，主要研究方向为艾滋病综合防治策略、全球卫生管理、慢性病管理、医学伦理等。

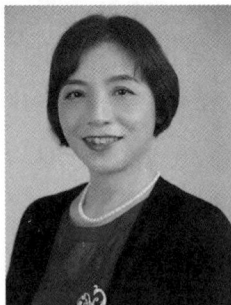

张静平（1965.4—），女，护理学硕士，临床心理学博士，心理学家，中南大学湘雅护理学院教授，博士生导师，曾任中南大学湘雅护理学院副院长；现任中国心理学会护理心理学专委会副主任委员，湖南省护理学会副理事长，湖南省护理学会护理科研工作委员会主任委员，湖南省护理学会护理研究专业委员会主任委员，中华护理学会护理教育工作委员会委员，《中华护理杂志》编委，多本 SCI 收录期刊审稿专家；主编教材 10 余本。主要研究方向：慢性病人及弱势人群的心理护理。从事护理临床、教学和科研工作 40 年；主持国家社科基金项目 1 项，全国家庭教育科研规划课题 1 项，湖南省教育科学"十二五"规划重点课题 1 项，湖南省教育厅、科技厅、卫健委、发展计划委员会等科研项目 20 余项。以第一或通讯作者发表论文 100 余篇，其中 SCI/SSCI 收录 51 篇。以第一完成人获中华护理学会科技成果二等奖 1 次、湖南

省自然科学奖三等奖 1 次；以第一完成人获中南大学教学成果一等奖 3 次，获湖南省教学成果二等奖 1 次、三等奖 2 次。国家级首批一流在线课程"内科护理学"负责人，湖南省线上线下混合式一流课程——"内科护理学"负责人。

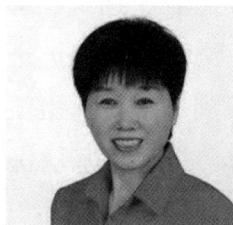

李映兰（1965.2—），女，湖南长沙人，主任护师，博士生导师，中组部第九批援疆干部，中南大学湘雅护理学院副院长，中南大学湘雅医院护理指导委员会副主任委员，新疆医科大学护理学院名誉院长。担任中华护理学会副理事长、国家卫生健康标准委员会护理标准委员会委员、美国护理科学院院士、亚洲急危重症医学协会护理分会副会长、中华护理学会信息工作委员会主任委员、中华护理学会急诊护理专业委员会副主任委员、全国护理学专业临床学术专家指导委员会副主任委员、中国生命关怀协会人文护理专业委员会副主任委员、中国研究型医院学会护理分会副会长、湖南省护理学会副理事长以及《中华护理杂志》《中国护理管理》等期刊编委。主要研究方向：社会医学与卫生事业管理、患者安全管理、护士职业安全与防护。先后赴美国耶鲁大学、华盛顿大学、约翰·霍普金斯大学、哈佛大学接受血源性疾病及预防、全球医学教育、护理领导力和医院管理等课程培训。

在 SCI、Medline、CSCD 等发表论文 185 篇；牵头及参与撰写《新型冠状病毒肺炎疫情下护理人员职业暴露风险控制专家共识》《重大传染病疫情防控护理伦理专家共识》《针刺伤防护的护理专家共识》《中国血栓性疾病防治指南》等 9 部书籍；获国家专利 7 项；主持国家自然科学基金项目、卫生部国家临床重点专科护理等国家级和省部级项目 21 项；主编及参编全国高等学校"十四五""十三五""十二五"规划教材、专著 34 本。

获中华护理学会科技奖三等奖、中华护理学会创新发明奖三等奖、湖南省科学技术进步奖三等奖、湖南省第十三届和第十五届自然科学优秀学术论文三等奖、湖南省医学科技奖二等奖、湖南省预防医学科学技术奖二等奖、湖南省护理学会科技奖一等奖、湖南省护理学会优秀著作奖等，并先后荣获全国优秀科技工作者、全国杰出护理工作者、优秀援疆干部人才、全国首届优秀护理部主任、中国生命关怀协会 2018 年度先进工作者、中国医院协会第一届医院护理管理先进个人、湖南省医院协会优秀职能科室主任、湖南省教育工会芙蓉百岗明星、湖南省青年岗位能手等荣誉称号。

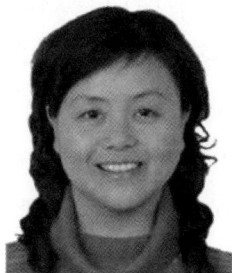

李乐之（1965.11—），女，湖南益阳人，临床心理学博士，教授，博士研究生导师，现任中南大学湘雅护理学院副院长，兼任中华护理学会重症监护专业委员会副主任委员、中华护理学会护理产业专业委员会副主任委员、中华护理学会护理员规范化管理首席专家、湖南省护理学会副理事长、湖南省护理学会重症监护专业委员会主任委员、湖南省重症监护专科护理培训牵头人；担任《中华护理杂志》《护理学

杂志》《当代护士》《中华现代护理杂志》等多部护理学术期刊编委。主要研究方向为重症监护、护理管理、心理护理。曾先后任中南大学湘雅二医院胸外科护士长、科护士长、护理部副主任、护理部主任等职务，具有丰富的外科护理、重症监护以及护理管理实践经验；曾任湖南省专科护理质量控制中心主任11年，积极探索湖南省专科护士培训模式，从2008年最初的重症监护、器官移植等7个专科护理培训逐步扩展到21个领域的专科护士培训，为湖南省培养近2万名专科护士，大力推动了湖南省专科护理的发展；积极承担组织指派的各项任务，多次前往省外新疆、西藏、江西等地区，省内二十几个县市级基层医院进行护理帮扶和指导工作。积极投身护理教育工作，担任中南大学护理专业研究生"护理管理学"课程负责人，任中南大学研究生"高级临床护理"、护理本科生"外科护理学"等课程的教学工作；编写教材专著30余部，连续主编国家卫健委"十二五""十三五""十四五"高等院校规范教材《外科护理学》第5版、第6版以及第7版；先后获校级、省级和国家级等多项教学成果奖。主持课题13项，共发表论文130余篇，其中SCI论文14篇，CSCD论文70余篇。先后荣获全国优秀科技工作者、全国护理管理先进工作者、全国首届优秀护理部主任、全国首届杰出护理工作者、全国"进一步改善医疗服务行动计划"示范个人等称号。

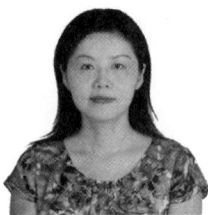

罗阳（1963.9—），女，湖南湘潭人，1986年7月毕业于湖南医学院医疗系，毕业后在医院先后担任妇产科主任、业务副院长，自2002年7月起至今在中南大学湘雅护理学院从事护理教学工作。博士，三级教授，博士生导师，助产系主任。湖南省政策性别平等咨询评估专家委员会委员，教育部人文社科基金项目评审专家，教育部学位论文评审专家，国家社科基金同行评审专家，全国助产专业教材建设委员会委员，湖南省促进自然分娩专业委员会委员，湖南省、北京市和江西省自然科学基金评审专家。主要研究方向为妇女生殖健康与促进和护理教育。先后负责或承担护理硕士研究生"妇女健康与促进""高级临床护理"课程的教学，护理本科生"妇产科护理学""助产学""急危重症护理学""外科护理学"课程的教学，中南大学本科生的"急救与安全""医学与社会"课程的教学。指导博士生、硕士生、本科生理论与实践教学活动，培养博士研究生4人，硕士研究生63人。2009年9—12月在香港理工大学做访问学者，2010年9月至2011年9月在美国肯塔基大学做访问学者。主编、参编国家"十二五""十三五"规划教材和国家创新教材等共10本；作为第一负责人主持国家社科基金项目1项，湖南省级课题13项，市级课题2项，校级课题5项。发表科研论文116篇，其中SCI论文21篇，CSCD论文30篇。获国家授权专利6项。先后3次获中南大学教学质量优秀奖、4次获中南大学优秀教师奖、1次获中南大学高等教育教学成果二等奖、1次获护理学院优秀教师奖。

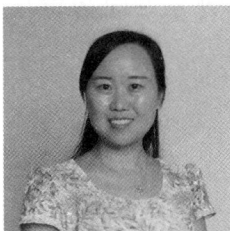

李现红（1981.8—），女，医学博士，卫生法学博士后，教授，美国护理科学院院士，中南大学湘雅护理学院副院长，湖南省青年骨干教师，湖南省妇联第十三届执行委员会委员，湖南省妇女儿童健康与发展研究中心副主任，中南大学青年科技工作者协会护理学分会主席，中华护理学会科研工作委员会委员，中华预防医学会行文健康分会委员，中华预防学会医学伦理学分会第八届委员会公共卫生伦理学组委员，湖南省护理学会健康教育委员会副主任委员，《中国艾滋病性病》杂志第五届和第六届编辑委员会编委（2016.8—2025.8）。主要研究方向是艾滋病防治、儿童健康促进。

李现红教授先后三次、历时两年多到美国耶鲁大学、加州大学洛杉矶分校进行科研方法学、卫生政策与体系方面的培训。主持国家自然科学基金 1 项，国家社会科学基金 1 项，教育部基金 1 项，国际合作课题 4 项（其中美国 NIH 课题 2 项），省部级（湖南省自然科学基金 1 项、湖南省社科科学基金 1 项、湖南省科普专项项目 1 项）和校级课题等 10 余项。累计发表研论文 80 余篇，其中以第一作者和通讯作者发表 SCI 源 20 篇，CSCD 源 20 余篇。获得实用新型专利 5 项，主编和参编教材 13 部，参加国际学术会议 20 余次。

由于在艾滋病研究领域的突出贡献，2009 年，荣获首届研究生"吴瑞奖学金"（全亚洲地区生命科学领域博士研究生的奖励，共 10 名）。先后获得湖南省科技进步奖三等奖（排名第三）、湖南省医学科技奖二等奖（排名第三）、湖南省自然学科三等奖（排名第二）、湖南省医学科技奖二等奖（排名第二）、湖南省自然科学优秀论文二等奖、湖南省社会科学优秀成果奖。其博士学位论文荣获中南大学优秀博士学位论文。2019 年获中南大学比亚迪优秀教师奖。2020 年获中南大学研究生课堂教学质量优秀奖，获中南大学 2019—2020 学年优秀班导师荣誉称号。

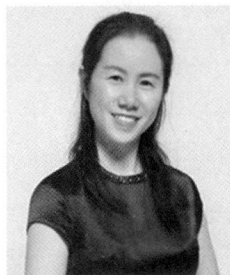

冯辉（1973.6—），女，汉族，博士，教授，博士生导师，现任中南大学湘雅泛海健康管理研究院院长，中南大学健康护理研究中心执行主任，国家老年疾病临床医学研究中心（湘雅医院）骨干成员，为 BMJ 等多个国际期刊审稿人。曾先后前往美国耶鲁大学、密西根大学及澳大利亚弗林德斯大学进行学术交流。主要承担护理学本科、研究生的"社区护理学""老年护理学""康复护理学"等课程的教学；是国家级精品课程、国家级资源共享课"社区护理学"、国家级视频公开课"社区慢性病护理与管理"的主讲教师；是国家级精品在线开放课程"社区护理学"，湖南省教育厅线上、线下混合金课"社区护理学"课程负责人；为湖南省教育厅社区护理学研究生优秀教学团队负责人，湖南省教育厅老年护理创新人才培养基地负责人。近年来，先后主持和承担了国家级科研项目 7 项，其中包括国家重点研发项目子课题 2 项；承担省部级科研项目 5 项，其中包括湖南省重点研发计划项目 2 项；承担美国中华医学基金会等国际合作科研项目 3 项；承担教育部、湖南省教育厅等教改项目 6 项；承担民政部、湖南省卫生健康委员会、平安

养老保险股份有限公司等横向科研项目 40 余项。作为第一作者或通讯作者发表学术论文共 60 余篇，其中 SCI 论文 20 余篇。牵头制定省级标准 5 项，主编、参编全国统编教材和专著 10 余本。获湖南省科技进步一等奖 1 项。

2.2 历任党政负责人

历任党政负责人见表 2-1、表 2-2。

表 2-1 历任党组织负责人一览表

起止年份	总支(党委)书记	总支(党委)副书记	备注
1979—1984	王 凯		
1984—1992	朱敬琮		
1992—1995	陈本悦		
1995—1999	何国平	巫爱琳	
1999—2002	陈进伟	冷晓红	
2002—2004		曾玉华(主持工作)	
2005—2010	冷晓红		
2010.07—2013.06	唐四元		
2013—2016	罗军飞	袁世平	
2017.01—2017.09	唐四元(兼)	袁世平	
2017.10—	李 涛	袁世平	

表 2-2 历任行政负责人一览表

起止年份	校(院)长	副校(院)长	备注
1911—1926	妮娜·盖治(美国)		
1927—1929	曹典球		
1929—1937	王子玕		
1937—1947	张孝骞	刘泽民(代)(1939—1946)	
1947—1952	王泰元		
1952—1956	罗诗彬		
1956—1961	彭仁山		
1961—1978			(未单独招生)
1979—1981	张廷昌		
1981—1982	李 仁		
1982—1984	王可嘉(兼)		

续表2-2

起止年份	校(院)长	副校(院)长	备注
1984—1989	陈服文(兼)	朱敬琮	
1989—1992	朱敬琮	周昌菊	
1992—1995	陈本悦	周昌菊	
1995—1999	周昌菊(湖南医科大学护理系主任)		
1995—2013	何国平	先后有冷晓红、张静平、唐四元、王红红	
2013—2018	唐四元	先后有张静平、王红红、陈嘉、李现红	
2018—	唐四元	先后有王红红、陈嘉、李现红、李映兰、李乐之	

2.3 历年博士生、硕士生导师

历年博士生、硕士生导师见表2-3。

表2-3 历年博士生、硕士生招生资格导师一览表(2001—2020年)

年份	博士生导师	硕士生导师	备注
2001		何国平	
2002		何国平	
2003		何国平 张静平 喻 坚 阳爱云 蒋冬梅 姜冬九 陶新陆 曹和安	
2004	何国平	何国平 张静平 喻 坚 阳爱云 蒋冬梅 姜冬九 陶新陆 任小红 李映兰 李乐之 曹和安	
2005	何国平	何国平 张静平 喻 坚 阳爱云 蒋冬梅 姜冬九 陶新陆 任小红 李映兰 李乐之 唐四元 曹和安	
2006	何国平	何国平 张静平 蒋冬梅 姜冬九 陶新陆 任小红 李映兰 李乐之 唐四元 黄 金 严 谨 廖淑梅 曾 慧 罗 阳 蔡益民 王红红 邓瑞姣 李 思 曹和安	
2007	何国平	何国平 张静平 任小红 李映兰 李乐之 唐四元 黄 金 严 谨 廖淑梅 曾 慧 罗 阳 王红红 邓瑞姣 雷 俊 贺连香 曹和安	
2008	何国平	何国平 张静平 任小红 李映兰 李乐之 姜冬九 唐四元 黄 金 严 谨 廖淑梅 曾 慧 李 思 罗 阳 王红红 雷 俊 贺连香 安如俊 周乐山 曹和安	

续表2-3

年份	博士生导师	硕士生导师							备注
2009	何国平　唐四元	何国平　张静平　任小红　李乐之　姜冬九　唐四元　黄　金 严　谨　廖淑梅　曾　慧　罗　阳　王红红　雷　俊　周乐山 王曙红　易巧云　曹和安							
2010	何国平　唐四元　张静平	何国平　张静平　李映兰　任小红　李乐之　唐四元　黄　金 曾　慧　王红红　雷　俊　安如俊　王曙红　易巧云　王秀华 丁四清　谌永毅							
2011	何国平　唐四元　张静平	何国平　张静平　李映兰　任小红　李乐之　唐四元　黄　金 廖淑梅　罗　阳　曾　慧　严　谨　王红红　贺连香　周乐山 雷　俊　安如俊　王曙红　易巧云　王秀华　丁四清　谌永毅 赵丽萍							
2012	何国平　唐四元　张静平	何国平　张静平　李映兰　任小红　李乐之　唐四元　黄　金 罗　阳　曾　慧　严　谨　王红红　贺连香　周乐山　雷　俊 王曙红　王秀华　丁四清　谌永毅　赵丽萍							
2013	何国平　唐四元　张静平 王红红　李映兰　李乐之	何国平　张静平　李映兰　任小红　李乐之　唐四元　黄　金 罗　阳　曾　慧　严　谨　王红红　贺连香　周乐山　雷　俊 王曙红　易巧云　王秀华　丁四清　谌永毅　赵丽萍　冯　辉 李亚敏　杨　敏							
2014	何国平　唐四元　张静平	何国平　张静平　李映兰　任小红　李乐之　唐四元　黄　金 罗　阳　曾　慧　严　谨　王红红　贺连香　周乐山　雷　俊 王曙红　易巧云　王秀华　丁四清　赵丽萍　冯　辉　李亚敏 杨　敏　陈　嘉　罗军飞　邓　露　毛　平　袁素娥　岳丽青							
2015	唐四元　王红红　李映兰 李乐之　严　谨	张静平　李映兰　李乐之　唐四元　黄　金　罗　阳　曾　慧 严　谨　王红红　贺连香　周乐山　雷　俊　王曙红　易巧云 王秀华　丁四清　赵丽萍　冯　辉　李亚敏　杨　敏　陈　嘉 罗军飞　毛　平　袁素娥　李现红　万晶晶　黄　辉　周　阳 欧尽南　高红梅　曾立云							
2016	唐四元　张静平　王红红 李映兰　罗　阳	张静平　李乐之　任小红　唐四元　黄　金　罗　阳　曾　慧 王红红　周乐山　雷　俊　王曙红　王秀华　丁四清　赵丽萍 冯　辉　李亚敏　杨　敏　陈　嘉　岳丽青　邓　露　罗军飞 袁素娥　李现红　万晶晶　黄　辉　周　阳　曾立云　李　丽 易琦峰　谷　灿　周秋红　张京慧							

续表2-3

年份	博士生导师	硕士生导师							备注
2017	唐四元 王红红 张静平 李乐之 谌永毅	张静平 严 谨 王曙红 杨 敏 黄 辉 谷 灿 周昔红	李乐之 曾 慧 王秀华 陈 嘉 周 阳 周秋红 李旭英	李映兰 王红红 丁四清 毛 平 曾立云 张京慧 刘翔宇	任小红 周乐山 谌永毅 岳丽青 欧尽南 郭 佳 周莲清	唐四元 贺连香 赵丽萍 邓 露 李 丽 彭伶丽	黄 金 雷 俊 冯 辉 袁素娥 高红梅 钟竹青	罗 阳 易巧云 李亚敏 李现红 易琦峰 陈琼妮	
2018	唐四元 张静平 王红红 罗 阳 李映兰 李乐之 严 谨 冯 辉	张静平 曾 慧 丁四清 岳丽青 曾立云 张京慧 秦春香 戴旻晖	李乐之 王红红 赵丽萍 邓 露 欧尽南 郭 佳 刘 丹 贺吉群	李映兰 周乐山 冯 辉 袁素娥 李 丽 彭伶丽 孙 玫	唐四元 贺连香 李亚敏 李现红 高红梅 钟竹青 黄伶智	黄 金 雷 俊 杨 敏 万晶晶 易琦峰 陈琼妮 叶 曼	罗 阳 王曙红 陈 嘉 黄 辉 谷 灿 周昔红 谢建飞	严 谨 王秀华 毛 平 周 阳 周秋红 刘翔宇 李 君	
2019	唐四元 张静平 王红红 罗 阳 冯 辉 严 谨 李亚敏 雷 俊	张静平 王红红 杨 敏 黄 辉 李旭英 熊 力	李乐之 周乐山 陈 嘉 易琦峰 钟竹青 朱爱群	李映兰 王秀华 毛 平 谷 灿 刘翔宇 周雯娟	唐四元 丁四清 岳丽青 周秋红 秦春香 张慧琳	罗 阳 谌永毅 袁素娥 张京慧 孙 玫 肖 鹏	严 谨 冯 辉 李现红 郭 佳 叶 曼	曾 慧 李亚敏 万晶晶 彭伶丽 谢建飞	
2020	唐四元 张静平 王红红 冯 辉 严 谨 李亚敏 雷 俊	张静平 曾 慧 赵丽萍 袁素娥 周秋红 秦春香 张慧琳 王 玲	李乐之 王红红 冯 辉 邓 露 张京慧 孙 玫 肖 鹏	李映兰 周乐山 李亚敏 李现红 郭 佳 叶 曼 刘民辉	唐四元 雷 俊 杨 敏 万晶晶 彭伶丽 黄伶智 王 瑶	罗 阳 王秀华 陈 嘉 黄 辉 李旭英 谢建飞 龚 妮	黄 金 丁四清 毛 平 易琦峰 钟竹青 李 君 吴小霞	严 谨 谌永毅 岳丽青 谷 灿 刘翔宇 朱爱群 陈文凤	

2.4 历年学院教职工名单

2.4.1 合并前学院教职工名单

1979 年 1 月 18 日，经过原湖南医学院的努力和申请，中华人民共和国卫生部下达了〔79〕卫字教字第 64 号文件：同意重建湖南医学院附设卫生学校。1979 年以前的教职工名单无法统计，下面统计的是从 1979 年恢复办学后至 2000 年合并前的教职工名单（表 2-4）。

表 2-4　2000 年合并前学院历任党政主要负责人及教职员工名单

年份	党政主要负责人	教职员工							
1979	书记：王 凯 校长：张廷昌	王爱华 秦景砚	王延梧 丁水珍	杨秀梅 何茂才	蔡家秀 资兴德	段绍萱 曹和安	周立志	张培德	李伦民　郑中灵
1980	书记：王 凯 校长：张廷昌	王爱华 秦景砚	王延梧 丁水珍	杨秀梅 王振兴	蔡家秀 周建辉	段绍萱 何茂才	周立志 资兴德	张培德 刘哲生	李伦民　郑中灵 曹和安
1981	书记：王 凯 校长：张廷昌	王爱华 秦景砚 周方平	王延梧 丁水珍 周建辉	杨秀梅 王振兴 刘松平	蔡家秀 杨仁传 何茂才	段绍萱 陈林立 资兴德	周立志 喻 坚 刘哲生	张培德 任小红 曹和安	李伦民　郑中灵 张敏　谢梅芝
1982	书记：王 凯 校长：李 仁	王爱华 秦景砚 周方平	王延梧 丁水珍 周建辉	杨秀梅 王振兴 朱丽华	蔡家秀 杨仁传 刘松平	段绍萱 陈林立 何茂才	周立志 喻 坚 资兴德	张培德 任小红 刘哲生	李伦民　郑中灵 张敏　谢梅芝 曹和安
1983	书记：王 凯 校长：王可嘉（兼）	王爱华 秦景砚 张有焰 曹和安	王延梧 丁水珍 谢梅芝	杨秀梅 王振兴 周建辉	蔡家秀 杨仁传 靳 芳	段绍萱 陈林立 朱丽华	周立志 喻 坚 刘松平	张培德 任小红 何茂才	李伦民　郑中灵 张 敏　杨友云 资兴德　刘哲生
1984	书记：朱敬琮 校长：陈服文（兼） 副校长：朱敬琮	王爱华 秦景砚 杨友云 廖静明	王延梧 丁水珍 张有焰 曹和安	杨秀梅 王振兴 周建辉	蔡家秀 杨仁传 靳 芳	段绍萱 陈林立 朱丽华	周立志 喻 坚 刘松平	张培德 任小红 何茂才	李伦民　郑中灵 阳爱云　张 敏 资兴德　刘哲生
1985	书记：朱敬琮 校长：陈服文（兼） 副校长：朱敬琮	王爱华 秦景砚 张 敏 刘哲生	王延梧 丁水珍 李晓燕 廖静明	杨秀梅 王振兴 周建辉 曹和安	蔡家秀 陈良益 靳 芳	段绍萱 杨仁传 朱丽华	周立志 陈林立 刘松平	张培德 喻 坚 李泳芳	李伦民　郑中灵 任小红　阳爱云 何茂才　资兴德

续表2-4

年份	党政主要负责人	教职员工								
1986	书记：朱敬琮 校长：陈服文（兼） 副校长：朱敬琮	王爱华 杨仁传 靳芳	王延梧 陈林立 朱丽华	杨秀梅 喻坚 梁银辉	周立志 任小红 廖静明	张培德 阳爱云 曹和安	李伦民 张敏	郑中灵 刘松平	丁水珍 李晓燕 王刚平	陈良益 颜关明 李泳芳	周建辉 何茂才
1987	书记：朱敬琮 校长：陈服文（兼） 副校长：朱敬琮	王爱华 李淑珍 罗先红 刘松平	王延梧 杨仁传 李晓燕 王刚平	杨秀梅 陈林立 颜关明 谭浪浪	周立志 喻坚 周建辉 李泳芳	张培德 任小红 靳芳 何茂才	李伦民 阳爱云 朱丽华 资兴德	郑中灵 廖淑梅 梁银辉 刘哲生	丁水珍 张敏 方金莲 廖静明	陈良益 唐四元 彭丹 曹和安
1988	书记：朱敬琮 校长：陈服文（兼） 副校长：朱敬琮	王爱华 朱念琼 唐四元 方金莲 廖静明	王延梧 杨仁传 罗先红 彭丹 曹和安	杨秀梅 陈林立 王国华 刘松平	周立志 喻坚 李晓燕 王刚平	张培德 任小红 颜关明 谭浪浪	李伦民 阳爱云 周建辉 李泳芳	郑中灵 廖淑梅 靳芳 何茂才	丁水珍 张敏 朱丽华 资兴德	李淑珍 姚翠娥 梁银辉 刘哲生
1989	书记：朱敬琮 校长：陈服文（兼） 副校长：朱敬琮	王爱华 朱念琼 罗先红 彭丹 曹和安	王延梧 杨仁传 王国华 刘松平	杨秀梅 喻坚 李晓燕 王刚平	周立志 任小红 颜关明 谭浪浪	张培德 阳爱云 周建辉 李泳芳	李伦民 廖淑梅 靳芳 何茂才	郑中灵 张敏 朱丽华 资兴德	丁水珍 姚翠娥 梁银辉 刘哲生	李淑珍 唐四元 方金莲 廖静明
1990	书记：朱敬琮 校长：朱敬琮 副校长：周昌菊	王延梧 朱念琼 罗先红 彭丹 曹和安	杨秀梅 杨仁传 金红兵 刘松平	周立志 喻坚 王国华 王刚平	张培德 任小红 李晓燕 谭浪浪	李伦民 阳爱云 颜关明 李泳芳	郑中灵 廖淑梅 周建辉 何茂才	郑中灵 张敏 朱丽华 资兴德	丁水珍 姚翠娥 梁银辉 刘哲生	李淑珍 唐四元 方金莲 廖静明
1991	书记：朱敬琮 校长：朱敬琮 副校长：周昌菊	王延梧 喻坚 李晓燕 李泳芳	杨秀梅 任小红 颜关明 资兴德	张培德 阳爱云 刘菊英 刘哲生	李伦民 廖淑梅 朱丽华 廖静明	郑中灵 张敏 梁银辉 曹和安	丁水珍 姚翠娥 方金莲	李淑珍 唐四元 刘松平	朱念琼 金红兵 王刚平	杨仁传 王国华 谭浪浪
1992	书记：陈本悦 校长：陈本悦 副校长：周昌菊	王延梧 阳爱云 李强 刘哲生	杨秀梅 廖淑梅 颜关明 曹和安	李伦民 张敏 刘菊英	丁水珍 姚翠娥 梁银辉	李淑珍 唐四元 方金莲	朱念琼 易西南 刘松平	付少君 金红兵 王刚平	喻坚 王国华 谭浪浪	任小红 李晓燕 资兴德
1993	书记：陈本悦 校长：陈本悦 副校长：周昌菊	王延梧 阳爱云 刘菊英	杨秀梅 廖淑梅 梁银辉	李伦民 唐四元 方金莲	丁水珍 易西南 刘松平	李淑珍 金红兵 王刚平	朱念琼 王国华 谭浪浪	付少君 李晓燕 资兴德	喻坚 李强 刘哲生	任小红 颜关明 曹和安

续表2-4

年份	党政主要负责人	教职员工								
1994	书记：陈本悦 校长：陈本悦 副校长：周昌菊	王延梧 阳爱云 李 强 刘哲生	杨秀梅 廖淑梅 颜关明 曹和安	李伦民 易巧云 刘菊英	丁水珍 杨 敏 梁银辉	李淑珍 唐四元 方金莲	朱念琼 易西南 刘松平	付少君 金红兵 王刚平	喻 坚 王国华 谭浪浪	任小红 李晓燕 资兴德
1995	书记：何国平 校长：何国平 副书记：巫爱琳	王延梧 阳爱云 李晓燕 资兴德	杨秀梅 廖淑梅 李 强 刘哲生	李伦民 易巧云 颜关明 夏永灵	丁水珍 杨 敏 刘菊英 曹和安	李淑珍 唐四元 梁银辉	朱念琼 易西南 方金莲	付少君 金红兵 刘松平	喻 坚 王国华 王刚平	任小红 罗奇志 谭浪浪
1996	书记：何国平 校长：何国平 副书记：巫爱琳	王延梧 阳爱云 李晓燕 资兴德	杨秀梅 廖淑梅 李 强 刘哲生	李伦民 王红红 颜关明 夏永灵	丁水珍 杨 敏 刘菊英 曹和安	李淑珍 唐四元 梁银辉	朱念琼 易西南 方金莲	付少君 王国华 刘松平	喻 坚 罗奇志 王刚平	任小红 厉宇红 谭浪浪
1997	书记：何国平 校长：何国平 副书记：巫爱琳	王延梧 阳爱云 易西南 黄 穗 曹和安	杨秀梅 廖淑梅 王国华 李冬红	李伦民 易巧云 罗奇志 梁银辉	丁水珍 王红红 厉宇红 刘松平	李淑珍 曾 慧 李晓燕 王刚平	朱念琼 杨 敏 李 强 谭浪浪	付少君 肖江龙 颜关明 资兴德	喻 坚 唐维维 刘菊英 刘哲生	任小红 唐四元 杨文君 夏永灵
1998	书记：何国平 校长：何国平 副书记：巫爱琳	王延梧 阳爱云 王国华 李冬红	杨秀梅 廖淑梅 罗奇志 梁银辉	李伦民 易巧云 厉宇红 刘松平	丁水珍 王红红 李晓燕 王刚平	李淑珍 曾 慧 李 强 谭浪浪	朱念琼 杨 敏 颜关明 资兴德	付少君 肖江龙 刘菊英 刘哲生	喻 坚 唐维维 杨文君 夏永灵	任小红 唐四元 黄 穗 曹和安
1999	书记：陈进伟 校长：何国平 副书记：冷晓红	王延梧 易巧云 厉宇红 刘松平	李伦民 王红红 李晓燕 王刚平	丁水珍 曾 慧 李 强 谭浪浪	李淑珍 杨 敏 颜关明 资兴德	朱念琼 肖江龙 刘菊英 刘哲生	喻 坚 唐维维 杨文君 夏永灵	任小红 唐四元 黄 穗 曹和安	阳爱云 王国华 李冬红	廖淑梅 罗奇志 梁银辉

2.4.2　2000年合并后学院教职工名单

由于我国教育体制改革，2000年4月29日，原湖南医科大学、中南工业大学、长沙铁道学院合并组建成为中南大学，护理学院更名为中南大学护理学院。2014年湘雅医学院成立100周年之际，中南大学护理学院更名为中南大学湘雅护理学院。下面是合并以后学院教职员工名单及相关情况（表2-5、表2-6）。

表 2-5　合并后学院历任党政主要负责人及教职员工名单

年份	党政主要负责人	教职员工							
2000	书记：陈进伟(兼副院长) 院长：何国平 副书记：冷晓红	杨　敏	廖淑梅	周乐山	王红红	肖江龙	朱建伟	徐五二	林　楠
		丁水珍	梁银辉	任小红	易巧云	邓瑞姣	夏永灵	曹和安	郑建文
		喻　坚	朱念琼	唐四元	胡小平	唐维维	曾　慧	阳爱云	张静平
		李淑珍	林文晶	巫爱琳	黄　惠	伍敏华	方金莲	罗　丹	
2001	书记：陈进伟(兼副院长) 院长：何国平 副书记：冷晓红	杨　敏	廖淑梅	周乐山	王红红	肖江龙	朱建伟	徐五二	林　楠
		丁水珍	梁银辉	刘　丹	张静平	任小红	易巧云	罗　阳	唐四元
		邓瑞姣	夏永灵	曹和安	喻　坚	刘　丹	郑建文	朱念琼	胡小平
		唐维维	曾　慧	阳爱云	周　维	方金莲	伍敏华		
2002	院长：何国平 副书记：曾玉华(主持工作) 副院长：冷晓红　张静平	宋　妍	毛　婷	周　维	杨　敏	廖淑梅	周乐山	肖江龙	朱建伟
		徐五二	林　楠	王红红	刘　丹	任小红	易巧云	罗　阳	邓瑞姣
		夏永灵	曹和安	喻　坚	郑建文	朱念琼	唐四元	胡小平	唐维维
		曾　慧	阳爱云						
2003	院长：何国平 副书记：曾玉华(主持工作) 副院长 冷晓红　张静平	宋　妍	毛　婷	周　维	杨　敏	廖淑梅	周乐山	肖江龙	朱建伟
		徐五二	林　楠	王红红	刘　丹	任小红	易巧云	罗　阳	邓瑞姣
		夏永灵	曹和安	喻　坚	郑建文	朱念琼	唐四元	胡小平	唐维维
		曾　慧	阳爱云						
2004	院长：何国平 副书记：曾玉华(主持工作) 副院长：冷晓红　张静平	宋　妍	毛　婷	周　维	杨　敏	廖淑梅	周乐山	肖江龙	朱建伟
		徐五二	林　楠	王红红	刘　丹	任小红	易巧云	罗　阳	邓瑞姣
		夏永灵	曹和安	喻　坚	郑建文	朱念琼	唐四元	胡小平	唐维维
		曾　慧	阳爱云						
2005	书记：冷晓红 院长：何国平 副院长：张静平　唐四元	毛　婷	杨　敏	冯　辉	廖淑梅	周乐山	肖江龙	朱建伟	徐五二
		林　楠	姚菊琴	刘　丹	任小红	易巧云	罗　阳	周　维	邓瑞姣
		夏永灵	曹和安	喻　坚	郑建文	胡小平	唐维维	宋　妍	曾　慧
		阳爱云	王红红						
2006	书记：冷晓红 院长：何国平 副院长：张静平　唐四元	毛　婷	杨　敏	冯　辉	廖淑梅	周乐山	肖江龙	朱建伟	徐五二
		林　楠	姚菊琴	刘　丹	任小红	易巧云	罗　阳	周　维	邓瑞姣
		曹和安	郑建文	喻　坚	王秀华	王红红	胡小平	唐维维	宋　妍
		曾　慧	阳爱云	夏永灵					
2007	书记：冷晓红 院长：何国平 副院长：张静平　唐四元	毛　婷	杨　敏	冯　辉	廖淑梅	周乐山	肖江龙	朱建伟	徐五二
		林　楠	姚菊琴	刘　丹	任小红	易巧云	罗　阳	周　维	邓瑞姣
		郑建文	喻　坚	王秀华	曹和安	王红红	胡小平	唐维维	宋　妍
		曾　慧	阳爱云						

续表2-5

年份	领导	成员
2008	书记：冷晓红 院长：何国平 副院长：张静平　唐四元	毛　婷　杨　敏　冯　辉　廖淑梅　周乐山　肖江龙　朱建伟　徐五二 林　楠　姚菊琴　刘　丹　任小红　易巧云　罗　阳　周　维　邓瑞姣 郑建文　喻　坚　王秀华　王红红　胡小平　唐维维　宋　妍　曾　慧 阳爱云
2009	书记：冷晓红 院长：何国平 副院长：张静平　唐四元	毛　婷　杨　敏　冯　辉　廖淑梅　周乐山　肖江龙　朱建伟　徐五二 林　楠　姚菊琴　刘　丹　任小红　易巧云　罗　阳　周　维　邓瑞姣 郑建文　喻　坚　王秀华　王红红　胡小平　唐维维　宋　妍　曾　慧 阳爱云
2010	书记：冷晓红　唐四元 院长：何国平 副院长：张静平　王红红	毛　婷　谷　灿　杨　敏　王秀华　冯　辉　廖淑梅　周乐山　李现红 陈　嘉　喻　坚　肖江龙　朱建伟　徐五二　林　楠　姚菊琴　刘　丹 任小红　易巧云　罗　阳　胡小平　唐维维　宋　妍　曾　慧　阳爱云 邓瑞姣　郑建文
2011	书记：唐四元 院长：何国平 副院长：张静平　王红红	毛　婷　谷　灿　杨　敏　王秀华　冯　辉　廖淑梅　周乐山　李现红 陈　嘉　喻　坚　肖江龙　朱建伟　徐五二　林　楠　姚菊琴　刘　丹 任小红　易巧云　罗　阳　郭　佳　唐维维　宋　妍　曾　慧　阳爱云
2012	书记：唐四元 院长：何国平 副院长：张静平　王红红	毛　婷　谷　灿　杨　敏　王秀华　冯　辉　廖淑梅　周乐山　李现红 陈　嘉　喻　坚　肖江龙　朱建伟　徐五二　林　楠　姚菊琴　刘　丹 任小红　易巧云　罗　阳　郭　佳　唐维维　宋　妍　曾　慧　孙　玫 周雯娟　蒋岳霞
2013	书记：罗军飞 院长：何国平　唐四元 副院长：张静平　王红红	毛　婷　谷　灿　杨　敏　王秀华　冯　辉　廖淑梅　周乐山　李现红 陈　嘉　肖江龙　朱建伟　徐五二　林　楠　姚菊琴　刘　丹　任小红 易巧云　罗　阳　郭　佳　唐维维　宋　妍　曾　慧　孙　玫　周雯娟 蒋岳霞　刘新娥
2014	书记：罗军飞 院长：唐四元 副书记：袁世平 副院长：王红红　陈　嘉 李现红	何国平　张静平　毛　婷　谷　灿　杨　敏　王秀华　冯　辉　廖淑梅 周乐山　肖江龙　朱建伟　徐五二　林　楠　姚菊琴　刘　丹　任小红 易巧云　罗　阳　郭　佳　唐维维　宋　妍　曾　慧　孙　玫　周雯娟 蒋岳霞　刘新娥　李　文　刘　伟　廖　萍　郭慧玲
2015	书记：罗军飞 院长：唐四元 副书记：袁世平 副院长：王红红　陈　嘉 李现红	何国平　张静平　毛　婷　谷　灿　杨　敏　王秀华　冯　辉　廖淑梅 周乐山　肖江龙　朱建伟　徐五二　林　楠　姚菊琴　刘　丹　任小红 易巧云　罗　阳　郭　佳　唐维维　宋　妍　曾　慧　孙　玫　周雯娟 蒋岳霞　刘新娥　李　文　刘　伟　廖　萍　郭慧玲

续表2-5

年份	领导	教职工
2016	书记：罗军飞 院长：唐四元 副书记：袁世平 副院长：王红红　陈　嘉　李现红	何国平　张静平　毛　婷　谷　灿　杨　敏　王秀华　冯　辉　周乐山 肖江龙　朱建伟　徐五二　林　楠　姚菊琴　刘　丹　任小红　易巧云 罗　阳　郭　佳　曾　慧　孙　玫　周雯娟　蒋岳霞　刘新娥　李　文 刘　伟　廖　萍　郭慧玲　王　瑶　陈三妹
2017	书记：唐四元(兼)　李涛 院长：唐四元 副书记：袁世平 副院长：王红红　陈　嘉　李现红	何国平　张静平　毛　婷　谷　灿　杨　敏　王秀华　冯　辉　周乐山 肖江龙　朱建伟　徐五二　林　楠　姚菊琴　刘　丹　任小红　易巧云 罗　阳　郭　佳　曾　慧　孙　玫　周雯娟　蒋岳霞　刘新娥　李　文 刘　伟　廖　萍　郭慧玲　王　瑶　陈三妹
2018	书记：李　涛 院长：唐四元 副书记：袁世平 副院长：王红红　陈　嘉　李现红　李映兰　李乐之 (换届年，王红红上半年在位，李映兰、李乐之下半年上任)	张静平　毛　婷　谷　灿　杨　敏　王秀华　冯　辉　周乐山　肖江龙 朱建伟　林　楠　姚菊琴　刘　丹　任小红　易巧云　罗　阳　郭　佳 曾　慧　孙　玫　周雯娟　蒋岳霞　刘新娥　李　文　刘　伟　廖　萍 黎　梦　王　瑶　王　馨　刘自娜　卜　琳　刘　静
2019	书记：李　涛 院长：唐四元 副书记：袁世平 副院长：陈　嘉　李现红　李映兰　李乐之	张静平　王红红　毛　婷　谷　灿　杨　敏　王秀华　冯　辉　周乐山 肖江龙　朱建伟　林　楠　姚菊琴　刘　丹　任小红　易巧云　罗　阳 郭　佳　曾　慧　孙　玫　周雯娟　蒋岳霞　刘新娥　李　文　刘　伟 廖　萍　黎　梦　王　瑶　王　馨　刘自娜　卜　琳　刘　静　田　敏 Maritta Valimaki(芬兰院士，全职在我院工作)
2020	书记：李　涛 院长：唐四元 副书记：袁世平 副院长：陈　嘉　李现红　李映兰　李乐之	张静平　王红红　毛　婷　谷　灿　杨　敏　王秀华　冯　辉　周乐山 肖江龙　朱建伟　林　楠　姚菊琴　刘　丹　任小红　易巧云　罗　阳 郭　佳　曾　慧　孙　玫　蒋岳霞　刘新娥　李　文　刘　伟　刘民辉 廖　萍　黎　梦　王　瑶　黄　敏　刘自娜　卜　琳　刘　静　田　敏 黄重梅　陈琦蓉　黄晓婷　Maritta Valimaki(芬兰院士，全职在我院工作)

表 2-6　合并后学院教师职称、学历、学位基本情况　　　　　单位:人

年份	总人数	职称				学历学位		
		教授	副教授	讲师	其他	博士	硕士	其他
2000	34	3	9	13	9	0	3	31
2001	33	3	9	13	8	0	3	30
2002	30	4	9	10	7	0	4	26
2003	30	5	10	8	7	0	5	25
2004	30	5	10	8	7	0	5	25
2005	30	4	10	8	8	0	5	25
2006	31	4	11	8	8	2	7	22
2007	30	4	11	8	7	3	9	18
2008	29	5	10	8	7	3	9	17
2009	29	6	9	8	7	6	11	12
2010	31	6	10	9	6	10	9	12
2011	28	5	10	9	4	12	9	7
2012	30	7	8	10	5	15	9	6
2013	31	7	9	9	6	15	9	7
2014	36	8	8	9	11	17	9	10
2015	36	9	8	8	11	17	9	10
2016	35	10	8	6	11	19	7	9
2017	35	11	8	5	11	19	7	9
2018	38	13	9	2	14	21	10	7
2019	39	14	8	2	15	21	10	8
2020	43	16	8	4	15	24	10	8

　　说明:截至 2020 年,学院教师中有享受国务院特殊津贴专家 1 人(唐四元);美国护理科学院院士 3 人(王红红、李映兰、李现红);国家二级教授 1 人(唐四元),三级教授 4 人(何国平、张静平、王红红、罗阳);高被引学者 2 人(何国平、王红红),王红红教授连续 7 年被评为高被引学者;全国辅导员年度人物 1 人(袁世平),当年全国总人数 10 人,他是其中之一,得到了习近平主席的亲切接见。全职外籍教师 1 人:Maritta Valimaki,芬兰科学院院士,中南大学教授(聘期两年,2020 年 1—2022 年 1 月),英国伦敦大学乔治健康和社会关怀学院客座教授,芬兰坦佩雷大学名誉讲师,曾任香港理工大学护理学院副院长及研究委员会主席。

人才培养

3.1 护理本科及以下培养情况

1979 年恢复护理教育办学，招收高中毕业学生，学制 2 年，招收护理专业 2 个班，总人数为 99 人。

1980 年到 1985 年招收高中毕业学生，学制 3 年。招收护理专业 5 届 7 个班，总人数为 356 人；医学实验技术专业 2 届 2 个班，总人数为 106 人。

1986—1991 年招收初中毕业学生，学制 3 年。招收护理专业 6 届 16 个班，共 688 人；招收医学实验专业 1 个班，共 40 人。

1992—1999 年招收初中毕业学生，学制 4 年。招收护理专业 7 届 17 个班，共 846 人；招收三年制护理专业委托培养和自费学生 4 个班，共 193 人；招收护理专业英语护士 1 个班，高中毕业，学制 2.5 年，共 36 人；招收成人教育中专学生 7 个班，共 377 人；招收初中毕业三年制医学实验技术班 1 个，共 49 人。

1999 年招收高中毕业护理专业高职大专生 116 人，学制 3 年。这批学生学习两年后，其中 36% 的优秀学生转入 1999 级本科班学习。大专毕业生实为 59 人。

1995—1998 年原湖南医科大学护理系招收高中毕业学生，学制 5 年，招收护理专业 4 届 4 个班，总人数为 79 人.

1999 年原湖南医科大学护理系与附设卫校合并成立了护理学院。1999—2009 年招收高中毕业学生，学制 5 年，招收护理专业学生 11 届，总人数为 726 人。

2010—2020 年招收高中毕业学生，学制 4 年，招收护理专业学生 20 届，总人数为 909 人。

下面为护理学专业历年学士学位授予情况（表 3-1、图 3-1~图 3-22）。

表 3-1 护理学专业历年学士学位授予名单（2000—2020 年）

年份	人数	学位授予名单
2000	21	王黎青　王惠平　陈晓凤　钟　凯　康　丹　康　新　陈　华　彭　华　朱文娟　曾冬阳 冯木兰　谭小芳　刘翔宇　王茂林　晏碧波　刘华华　罗成蓉　杨翠兰　唐峥杰　喻淑香 卓金华
2001	19	耶巧玲　刘立平　邹　颖　冯　琼　傅卓华　刘　丹　邓　露　陈　翊　郭　征　张　帆 刘　珊　汤华清　朱杰敏　黄云南　欧必珍　庄艳云　曾　洁　管　骅　甘　哲
2002	20	宋　妍　付　蕾　李艳敏　吴健珍　何红珍　孙晓辉　祝　凯　唐丽安　蒋丽华　王　蓉 胡美霞　马雪苓　邬维娜　张桂林　张锦玉　毛　婷　万峰静　朱雅芝　王小燕　李小平
2003	19	张建影　卜秀梅　李　萍　刘秋红　葛　萍　赵　静　张晓愈　黄艳芬　刘　慧　庄金颜 彭　霞　胡咏梅　罗艳芳　林　霞　刘跃华　李　霞　陈红胜　刘静蓉　唐娅哲
2004	68	李　赢　邹　娟　徐　丽　吕美华　潘　丽　卢慧勤　吴林静　詹爱丁　梁秀凤　周　雯 陈欣欣　段　嫄　夏海霞　熊　蓉　许　虹　刘卓华　韩玉娟　张韶瑾　陆　萍　代　玉 徐龙华　黄海珊　李丹梅　周凤霞　李建辉　胡红玲　杨　姣　刘　丽　邓　妍　张小丹 任玉嘉　彭　芳　周　瑜　曾春艳　梁玮伦　区秀丽　康　简　郑丹艺　黄　丽　刘一琳 杨　静　林元媚　卢　恬　刘　硕　叶东红　杨　玄　王　颖　蔡吉萍　方　俐　陈艾华 李颖娟　田银娣　陈　贤　韩　旎　黎　茵　韦宇宁　单文姣　印　琼　刘　红　刘欢欢 钟　平　李水红　陆　婷　陈慧丽　彭丽娟　曾元丽　龙　慧　刘满凤
2005	53	李珊珊　张　娟　袁筱华　邱　菊　贾红红　苏丽珍　秦跃红　陈红梅　张　杪　史秋雯 王　岩　李亚静　陶红梅　屈　霞　陈　英　朱丽贞　卢　蓉　李　林　杨　红　刘　佳 何英霞　潘　娇　杨卫林　戢　芳　张　莉　彭　华　杜立敏　霍　然　刘丽琼　曹颜芳 李丽娟　刘　宇　孙淑娟　赖　娟　何丽君　张玲玲　李玮琪　司徒明镜　张雪梅　阳　芳 高　炀　施　文　万文锦　陈美姿　黄　惠　向文娟　杨晶晶　徐　珊　李现红　周宇莲 凌银婵　赵兴娥　叶　曼
2006	52	林彩萍　耿春密　郭　佳　何　瑛　秦玉菊　金敬红　孙　敏　晏春丽　李　姝　叶碧容 李　莉　代玲莉　邓淑红　黄　珑　柯桦玲　姜淑玲　龚苏苏　李旭华　廖　绫　秦芳芳 黄　泽　廖和平　杨眉舒　段会霞　李　蕊　邯晶晶　何　嫣　刘　静　张　捷　黎　贵 周艳红　赵姗娟　周建蕊　翁亚娟　张伟云　凌　瑛　王雨雪　宋玉云　邓述华　张　媛 张媛媛　陈　玲　杨如希　冯　超　王建敏　李　丹　丁　燕　李晓玉　杨　晓　王秋霞 郭　莹　胡燕妮

续表3-1

年份	人数	学位授予名单									
2007	79	刘自娜	邰红妍	许丽娜	郑显贺	张柯珍	王 敏	张 丽	陈柳进	陈一川	李 芸
		邵翠翠	刘彩霞	阙 静	周 雨	张 娜	黄丽华	刘卉芳	许叶华	刘 芳	刘 齐
		肖翠红	马德亚	王 振	孟重芳	王莎莎	许 瑛	陈晶晶	郑启聪	羊淑英	孙军妹
		孙 玫	关凤影	孙士昌	韩 婷	汪健健	施 靖	黄进利	吴 丹	刘君香	文 环
		李学兰	彭 娟	黄 薇	方 芳	钟 琼	吴小云	梅 娟	覃 菲	马海龙	赵小燕
		彭 竞	金舒静	魏安妮	孙 燕	葛 瑾	高 靖	魏丽娜	肖四平	黄玉婷	肖 南
		赵 彤	彭学勤	方 娟	周雯娟	黄 玲	曾 凯	袁小琼	黄立森	陈 玲	谢东华
		贺子夏	汪 晶	陈谊月	吕 丹	刘 萌	田 彬	张丽娟	林荣秋	李海霞	
2008	84	白 颖	张海苗	张 艳	应淑颖	沈小群	赵 琼	王燕林	王玉玺	任 慧	张海燕
		钱 云	贺巧玲	邓美艳	陈 珊	杨金娥	张慧娟	赵 丹	陈海华	王可奕	高婷婷
		张燕青	李 琰	陈敏谊	王丹华	崔媛媛	张 萃	张 文	李 倩	张 娜	廖艳芳
		谢姗姗	龙艳芳	唐 倩	柳海燕	靳 慧	王 靖	赫中华	吴春妮	覃金莲	李文琴
		尹 沙	颜锤淞	聂可树	刘娅琳	张 琼	李 艺	李婉莹	蒋荣华	杨彦君	石 洁
		雷静秋	马 丽	郭丽利	王晓琳	罗雪姣	张崇静	张星星	夏园园	董娟娟	刘文蔚
		陈珊珊	张 洋	杨晓梅	王学峰	师红艳	李林艳	张 明	蒋 芬	左 艳	柳 妍
		张伟伟	周道娟	郭玉苹	马彩莉	汪姣姣	李沛霖	梁枚宁	吴 丹	李小云	张秦豫
		谢 媛	蓝春晗	王 燕	吴沁娟						
2009	78	林玉芬	何苏平	蒋海燕	黄梅贤	孙翠芳	张金风	秦 颖	夏晓晨	肖银芬	石 杏
		喻 俊	张颖新	唐靖琼	彭梅琳	龚言红	王滨琳	李文霞	何 靖	杜文杰	祖静茹
		康静雅	谭旭芳	段梦娟	焦晶晶	范 超	刘丽霞	杨树平	苏 丹	耿 雪	龙桂珍
		孙 杨	唐娇艳	张小燕	马 捷	刘新元	邓 慧	江 红	吉彬彬	张坤玲	陈若蝉
		彭 立	杨小仙	邢圆圆	吴冬梅	余 欣	李晓娜	薛 鹤	韩 玮	王瑞娇	许 婷
		赵增阳	马春燕	钟亚萍	李红花	钱彩燕	穆 娟	吴海燕	杨 颖	李 蕾	郭赛金
		朱光影	赵文娟	李佳梅	李文明	李 明	李 灵	陈孜孜	舒杰容	于姗姗	彭康琳
		熊文燕	余 婕	李 筠	李 艳	饶思琪	袁锐杨	李爱松	陈昌来		
2010	76	周林玉	和晓娟	李富荣	潘雪开	谢晓炜	何晓丹	张丽伟	徐维芳	侯利惠	刘 薇
		张 娜	宋 歌	彭 威	林 琴	朱 莉	顾 恒	常赛男	邵 春	汪暑萍	李 晶
		黄 娟	王 凤	刘伟娜	吕 娟	王国妃	骆荣耀	焦泽艳	林 瑶	唐慧婷	徐 晶
		周晓熙	张丽娣	彭 芳	李天宝	段伶伶	白镜敬	刘 华	朱鸿飞	罗 琼	梅 梅
		聂智樱	王银香	陈三妹	周金阳	蔡 娟	曹 阳	汪牡丹	李晓莉	任秀玲	陈 娜
		王花芹	娄华玲	兰军礼	谈永芳	王梓熙	唐 梦	俞映霞	郑 靖	陈 彦	吴翠焕
		吴燕妮	钟隽镌	陈琼云	王晶晶	史文鹏	余京华	夏 聪	徐 燕	李 欣	黄 桑
		李春艳	王 森	汤江涪	黄芝玲	周 佳	陆希冉	黄 棋	刘晓丽	王 月	赵素娟
		李亮亮	贺淑娇	罗玉红	王 盈	代丽君	陶秀英				

续表3-1

年份	人数	学位授予名单								
2011	74	李春晓	邹文琴	王红燕	傅晓金	刘柳妹	熊国林	张彦卿	王婷婷	张莹 鲁烈
		刘文佩	范黎	李娟	姚敏	罗艳	闫晓娟	熊莉	邹健	李佳莲 颉芳躁
		提凯	贾晓茜	王庆妍	王辉	王红玉	穆楠楠	韦思	陈贤妹	杨义江 张珊珊
		李丹	杨杨	杨萍	陈珊珊	孔贺芳	刘芬	谢娟玉	杨思	刘俊 曾素英
		林惠靖	杨洋	张玫倩	石红	鞠瑶	刘丹	施丽冰	李丞凤	丁慧思 王玮瑞
		刘晓萍	邓飞飞	王金	刘雨	董阳阳	高凯	张六一	姜宜君	陈浩 王娟
		李免花	张之龙	罗珊	罗琴红	贺艳	吴萍	杨同男	段娟	雒瑶 刘丽
		王燕	何姗	黄慧娟	王文梅					
2012	81	高艳莹	罗赛赛	秦晓洁	潭蓉	张传蔚	张瑜	雷阳	何晴晴	苏尧钊 韦敏顿
		黄兰青	梁让	陈颖	刘莹莹	刘禹辰	费冬雪	胡丽霞	李柳凤	苏丽 何扬
		姜鲜银	董雪	蔡虹霞	王莉	李霞	祁小玲	陈佳睿	吴海燕	赵倩倩 赖丽珍
		曾玉香	农海琳	张演	曾洁	李莎	连文琼	楚利君	李亚培	邹淑巧 梅文秀
		刘玉凤	欧美军	肖霖	剪盼	夏美玲	杨慧娟	包蕾	杨臻	黎勤 刘楠
		刘晓鑫	郑暄	师蕊婷	李家乐	孙寒丽	刘小凤	侯靖	周小良	何少玲 王媛媛
		梁凝曦	张晓芳	王静芳	陈秋荣	胡云云	罗彦嗣	陈美容	肖燕	刘萍 童萌
		沙苗	朱永光	贺婉	蒋玉立	乔媛	田婷婷	李慧文	刘欢	周顺花 纪海涛
		曾煜								
2013	15	成琴琴	赵雯	李晶晶	段应龙	闵杰	胡香	黄丽娜	黄思婷	李春兰 何珍金
		万家丽	苏彩珠	荆冬勤	李鳗鳗	林雅玲				
2014	73	陈熙	李倩	陈颖	樊景春	肖丽佳	许世铭	刘妹第	陈梦越	张玻薛 姬伟芳
		严梓毓	汪迪	苗晓慧	崔璨	段向春	赵乾	邵青青	谢惠兰	徐清香 李利
		彭操	师亚	廖晓群	薛婉彤	雷鹏	孙向荣	何明琴	张永莉	黄武峰 王琳琳
		刘娜	张白雪	闫宝铜	霍斯	赵凯丽	朱代美子	喻薇	梁冰	潘长艳 邓成强
		杨艳雪	粟丽	刘珮	周茜	袁丹	李黎	张少颖	刘美佟	贡觉德吉 韦露云
		次旦玉珍	袁麟	陈亚利	杨慧	姚爱红	尚帅	刘源	甘莉琴	张耀君 汪艳
		鲁丰华	王丹青	林郁芬	郭丹	姚亚飞	蒋军移	廖小利	张亚英	张询 许欣怡
		王红	乔小青	拉姆次仁						
2014（四年制）	70	姬书瑶	刘雅楠	王灵芝	王罡	马星	彭朝丽	耿旭	潘珊	付翠翠 何汶偿
		曾剑清	曾湘杰	白杨	谢玮	杨玉堂	陈晓露	陈瑶	梁佩云	罗雅之 许伟
		王诗瑶	陈彦妃	黄倩楠	王颖	次旦央宗	王妍	孙燕	李海英	张文汇 黄媛媛
		吴岳	刘璐	张红叶	花文哲	杨静文	程锦	周乔	刘静	彭舟媛 肖娟
		肖锦南	贺腊姑	吴玲茜	方馨悦	冯秀	普布曲尼	郭延辉	王丽丽	高群 王韵
		格桑曲珍	朱晓茜	陈灵妹	王蒙蒙	王悦	朱晓雯	沈如月	张丽	李蕾 胡男
		欧丹	宋义美	陈湘锤	张雯	刘倩宝	赵雪	陈童瑶	其米曲珍	次仁白姆 付西娜

续表3-1

年份	人数	学位授予名单
2015	58	黎 慧 赵 欣 安婧华 王丽佳 王丹丹 曲尼桑姆 米玛卓玛 刘 莉 马 霞 何程华 普布央吉 杨吉利 黄 冰 时刘敏 孙欣悦 吴云阳 靳银欣 章孟星 华清钟 关月姣 卓 玛 曹 瀛 胡 烨 闫晓晨 李信欣 茅 未 达娃曲吉 赤烈曲珍 玉 珍 邹 梁 鄢 芳 田钰聃 王晓洁 任慧子 渠佳宁 任安霁 李 瑶 侯剑媚 张 椰 陈凯月 王聪聪 杨筱雨 金 轩 雷 蕾 张丽雪 王 珍 范靓靓 戚孟雯 汤雪艳 甘 婷 杨 竹 罗静舒 黄 蓉 吴 娟 谭 倩 卢金水 史一蓝 徐雪婷
2016	48	江梦婷 赵元萍 张仕豪 石 莹 黄甜珍 郭 蕊 徐云飞 杜 冉 胡文华 冯晓芳 李竹梅 卢杨杨 钟 婕 罗雅婷 马 俊 钱 容 李 靖 张梦琴 胡胜英 黄 嵩 青 雪 高 航 李立玉 谢菲婷 冉文静 赵 雅 王 馨 王 婷 谢婉莹 李 祯 肖 雯 锁彤晖 黄航瑜 徐怡君 苏 婷 张 霞 胡文娟 李 琦 田英瑞 秦小芬 李建伟 许荷花 程宇琳 黄 婷 张苗苗 李 慧 蓝晓霞 任新琰
2017	49	潘 思 王菁菁 王梦泉 曾佳琪 王小凤 周 佳 姚 维 邓 洁 戴 婷 肖 娴 刘斯禹 谢惠芳 万凌燕 孟 叠 毛雨巷 孔晓笛 刘晓泰 黄 耳 吴小花 王 彤 王连萍 周仕霜 张 静 郭佳丽 傅乐乐 杨 琪 贺迪佳 梁 婕 周雅琴 黄雅澜 江 琴 王丽倩 赵 婷 罗佩佩 王 倩 白 华 周建宇 湛士林 管梓瑶 王 尊 李怡轩 谭芸馨 谭 行 娄 银 汪嘉琪 杨景炜 周楚仪 李 娟 滕桂佳
2018	103	陶润华 陶 晶 许雪璐 魏蓓佳 吴佳妮 吴子童 谷 莲 张亚兰 王 娟 朱懿珍 杨 晨 庹 巍 任 娇 申 艳 罗佳欣 黄 静 李巧巧 吴盛梅 刘雅婷 杨润璐 徐 瑾 陈 纯 赵 思 周飞洋 杜月先 莫春花 傅金瑶 覃 婵 关一敏 洪 琪 袁 星 蒋雁童 董丽君 赵攀红 陈 星 曹香群 廖倞诚 张友瑜 张美萍 徐潇琪 丁 灵 黄佳慧 李雪娥 钟明烨 邹婧雯 朱海莲 任 勤 刘 芮 付 熙 杨 炎 杨佳欣 高思璐 符倍源 尹曾珍 蒋丽雅 刘菡婷 李雨潇 谭 睿 张春秀 廖 铖 王紫琦 粟亚男 李真萱 代 捷 张紫璇 隆 晴 田 朴 易颖婷 严 瑾 吴礼英 梁 好 穆香颖 马燕萍 孙 倩 莫懿晗 彭 珺 石钰哲 吕晶晶 高 瑶 熊静雨 曾志豪 于思敏 当知措 王杏仪 尹苏苏 陈依平 王钟权 李思烨 董 欣 刘 宁 关静渊 胡 双 陈 映 孙佳宝 黄文臻 张 毅 许佳琪 李清娟 李敏敏 吴开美 陈诗琰 薛婉俐 谭春欢

续表3-1

年份	人数	学位授予名单									
2019	125	王雅靖	刘书娴	谭楚霞	王芷盈	钟梓晴	徐金凤	梁清	张慕蓉	雷佩瑶	肖盼盼
		刘紫馨	彭小纯	陈昕雅	王君旖	张贝宁	李丹	康生姣	杨菁	刘轻飔	周可怡
		陈雨楠	黄若曦	黄懋	梁沥丹	徐徛	吴晓雨	李思静	谢国柱	林张晗	曾骞
		向佳明	阳锦泓	彭君	闵献英	邓文与	邓文君	熊港	鲁永锦	苏义冬	陈烨
		谢佳颖	张丽辉	李清玉	颜逸霞	方依萌	王雅琴	朱盛舸	郭紫霄	李佳欣	易雅韵
		李俊蓉	杨惠霖	江海燕	章紫薇	鲁姿彤	邹阳	唐颖	胡锦晨	陈霞	杨倩
		唐楚瑶	彭晓婧	王盼	曾晓丽	苏汉扬	徐美生	陶子豪	章翰林	罗贞	柴小桠
		刘瑶	肖智子	胡思卿	胡俏俏	陈抒婕	孔敏	刘宸辰	彭晨阳	祁美玲	陈周悦
		丁墨君	李伊雨	李欣仪	罗梓瑜	刘欣蕾	扶雨露	刘婧仪	陈奥澳	官雅玲	曾淑燕
		王人龙	刘晨卉	曾婷	袁莉	廖颖姝	钟沁怡	兰往	王楠	夏代荣	周思婷
		黄嘉鑫	龙张鹏	胡锦文	郭恺文	宁妮	黄敏	岳静	王子月	刘逸姝	黎娅婷
		单冬雪	蔡颖	王牧贤	郑楠	陈无虞	刘芳	杨颖	李琛	周琦余	李萍
		陈思宇	叶扬意	田青青	钟杰呈	刘磊					
2020	77	周驰凯	寇利珍	普布拉宗	于潇宁	欧霏霖	陈曾煜	高赛钰	阳枫	谢伟熹	李泽恩
		罗晓菲	蒋忆遥	彭雯婷	朱昱桦	李晓	蒋志杰	刘奔腾	曹紫薇	邓思荷	黄蓉
		张诗琪	周嫱威	皮鑫宇	王紫萱	谢俊菊	易梦瑶	刘芳	赵霞	陈雨思	喻丹艺
		蒋文琦	刘昱众	孙爱峦	罗贵明	吴佳玲	陶镜帆	芮雪悦	杨小霞	美朵卓嘎	曾琪雅
		姚静逸	雷嫣然	张嘉洋	刘蓉	沈倩	杨云宁	樊秋容	曾毅	李慧娴	谢民蓉
		喻嵘	白珈彤	普尺	李清婷	董湘凌	唐瑶	赵洪围	樊孙杨	夏静	周雅琴
		黄奇芳	王洁	向晓萱	周奕	周海钰	陈从周	石红梅	陈星利	刘思静	潘玉凤
		刘浴琪	张蕾	危咏	向鑫	尹晨瑜	韩朱青	张友瑜			

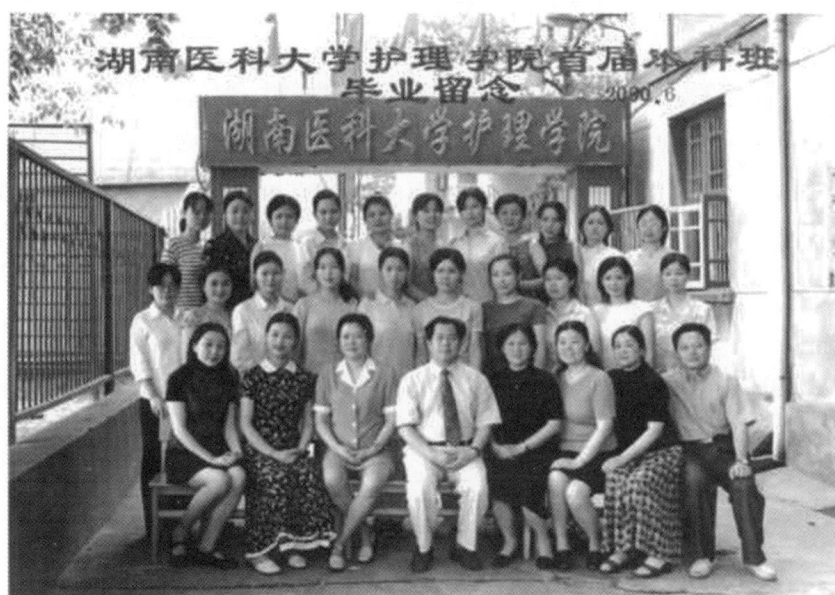

图3-1　中南大学护理学院首届(2000届)本科生毕业留影

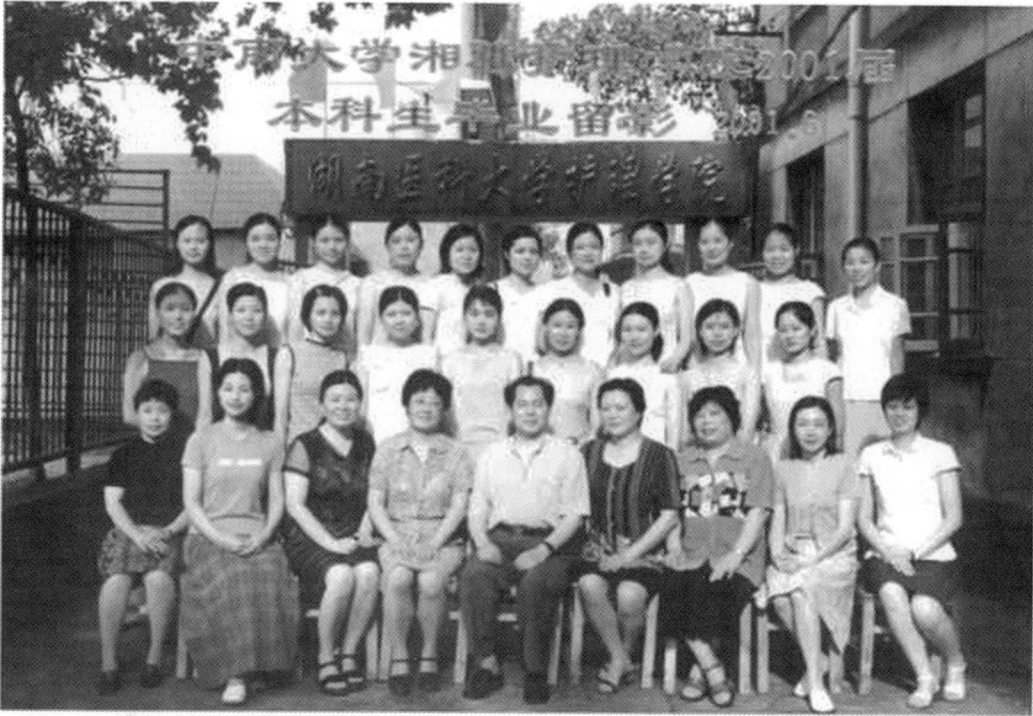

图 3-2 中南大学护理学院 2001 届本科生毕业留影

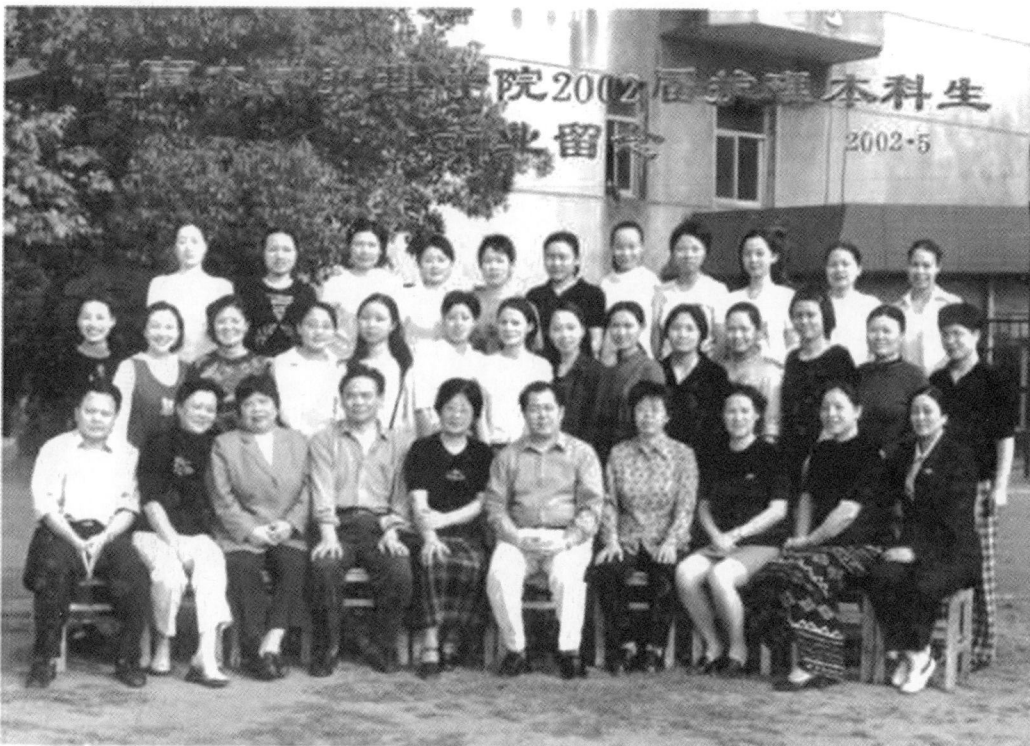

图 3-3 中南大学护理学院 2002 届本科生毕业留影

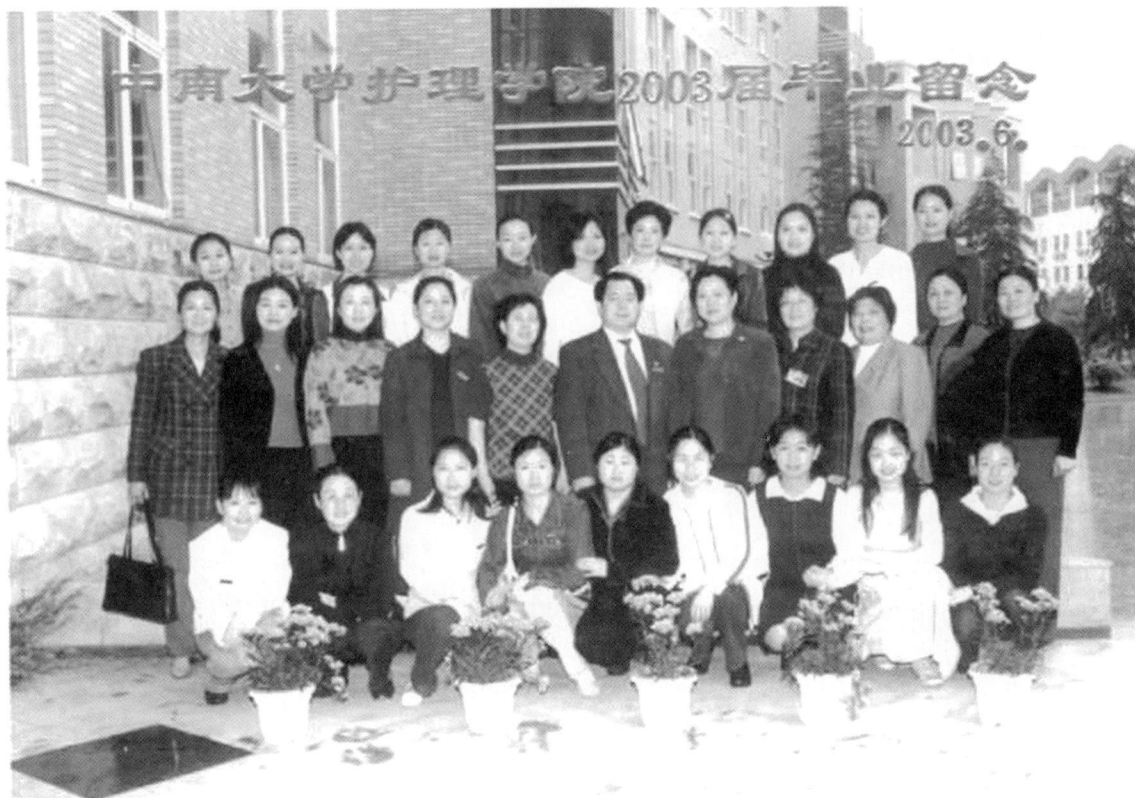

图 3-4 中南大学护理学院 2003 届本科生毕业留影

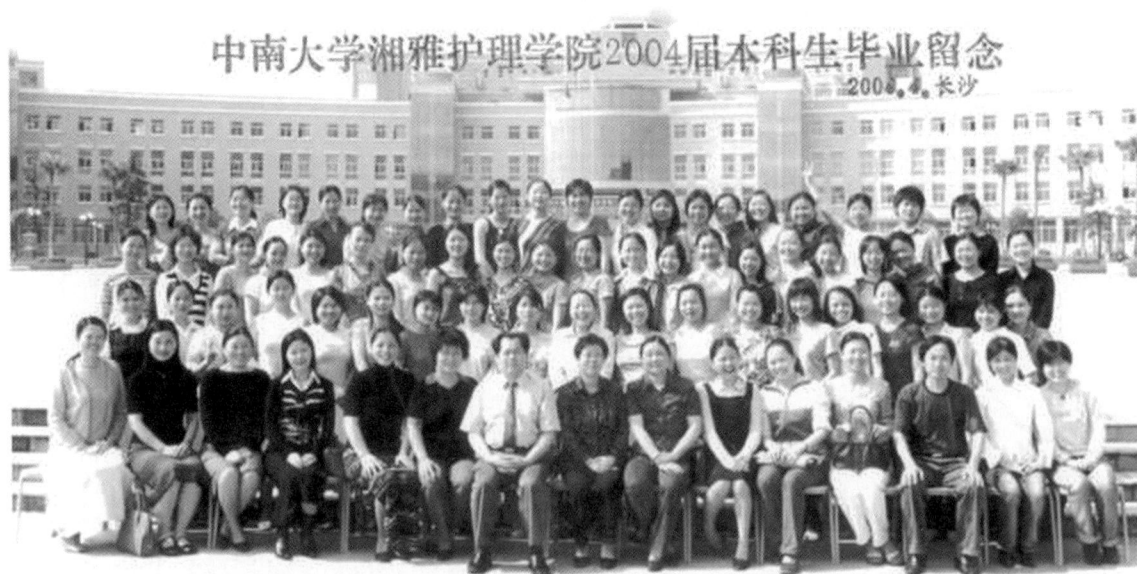

图 3-5 中南大学护理学院 2004 届本科生毕业留影

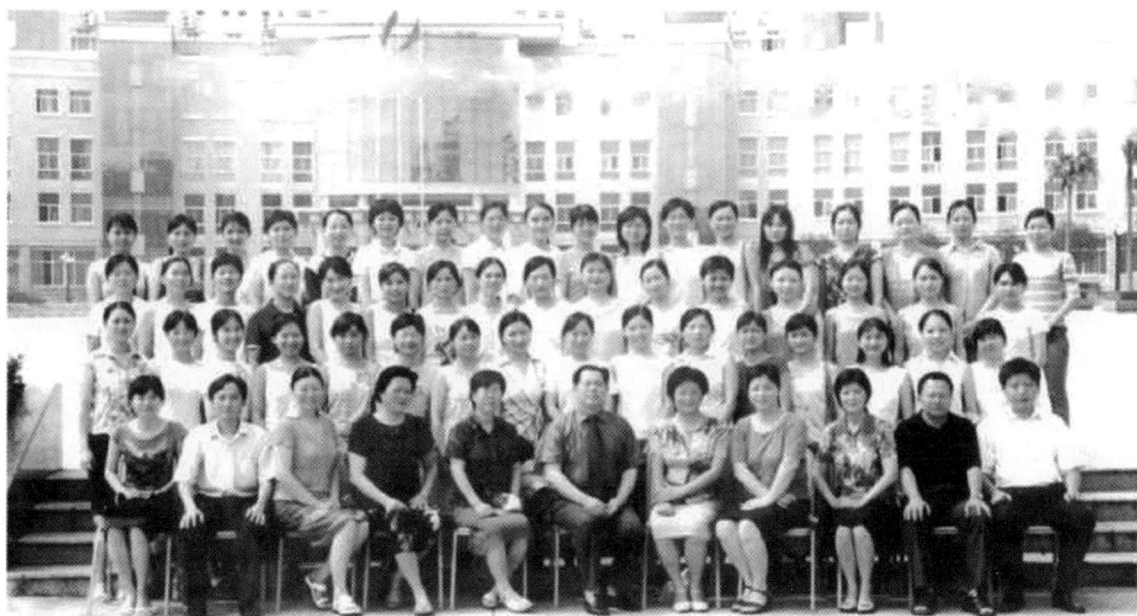

图 3-6　中南大学护理学院 2005 届本科生毕业留影

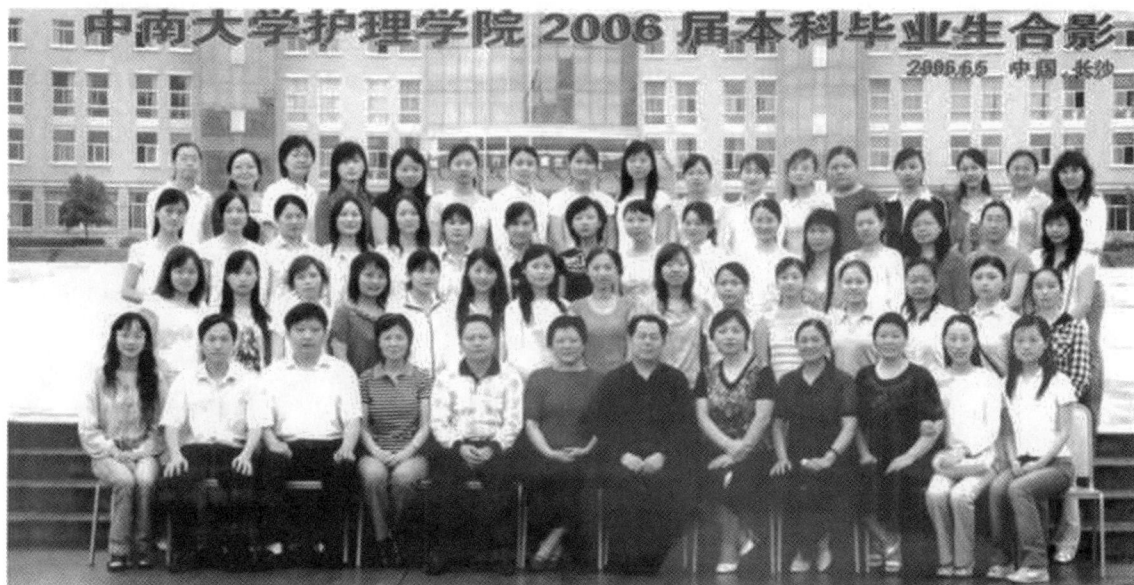

图 3-7　中南大学护理学院 2006 届本科生毕业留影

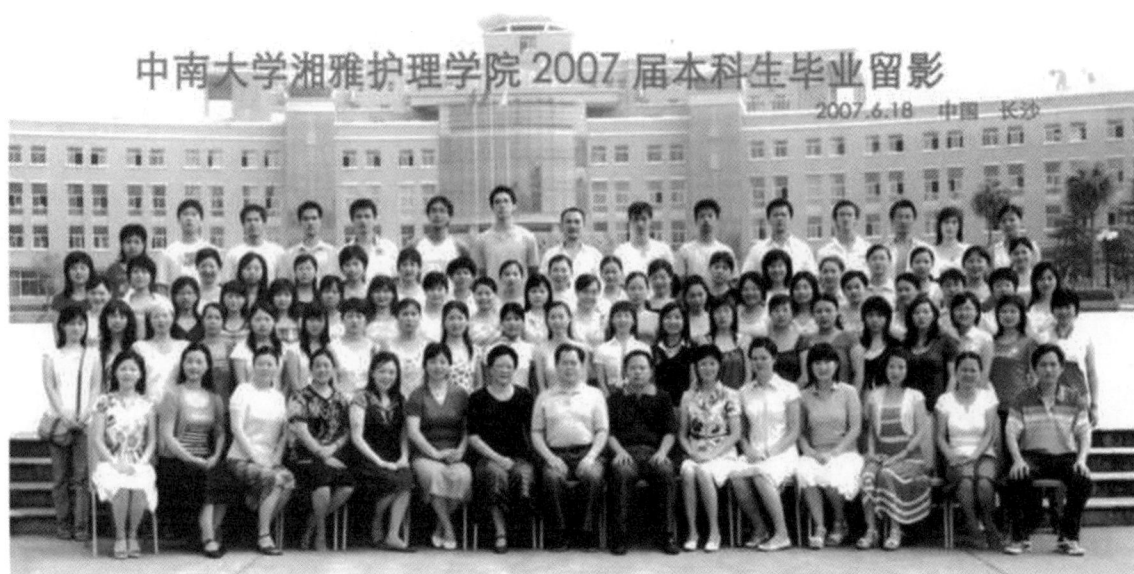

图 3-8　中南大学护理学院 2007 届本科生毕业留影

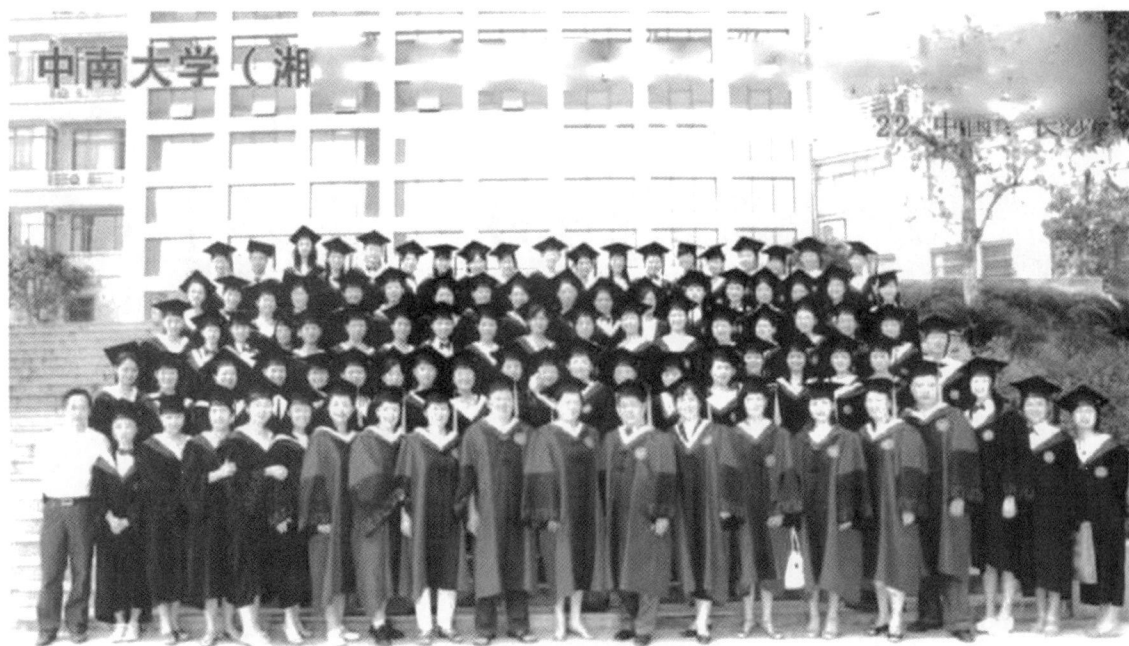

图 3-9　中南大学护理学院 2008 届本科生毕业留影

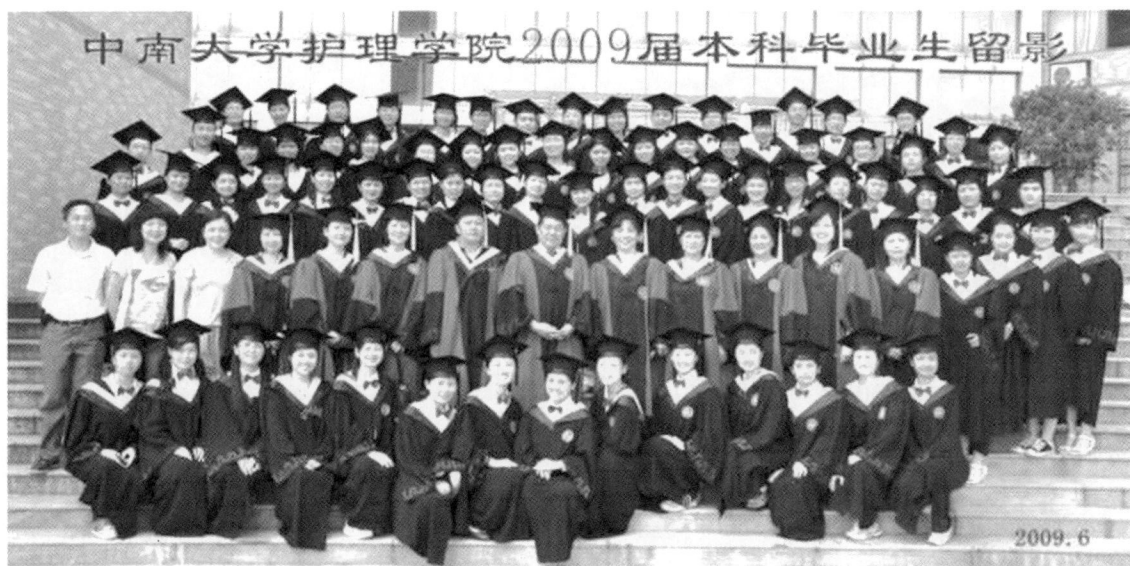

图 3-10　中南大学护理学院 2009 届本科生毕业留影

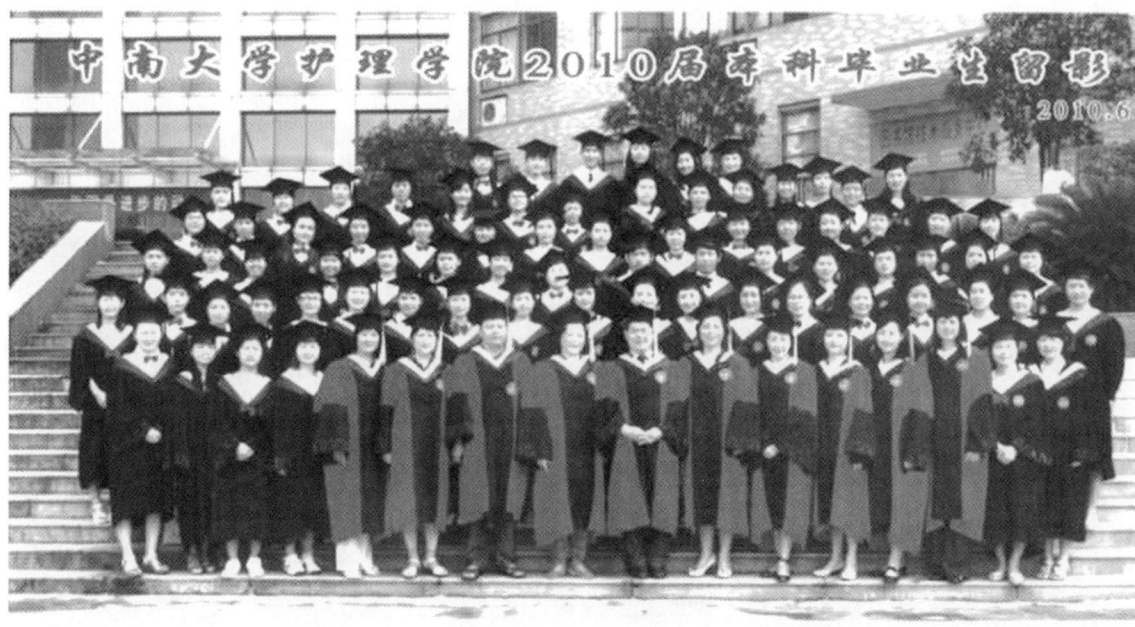

图 3-11　中南大学护理学院 2010 届本科生毕业留影

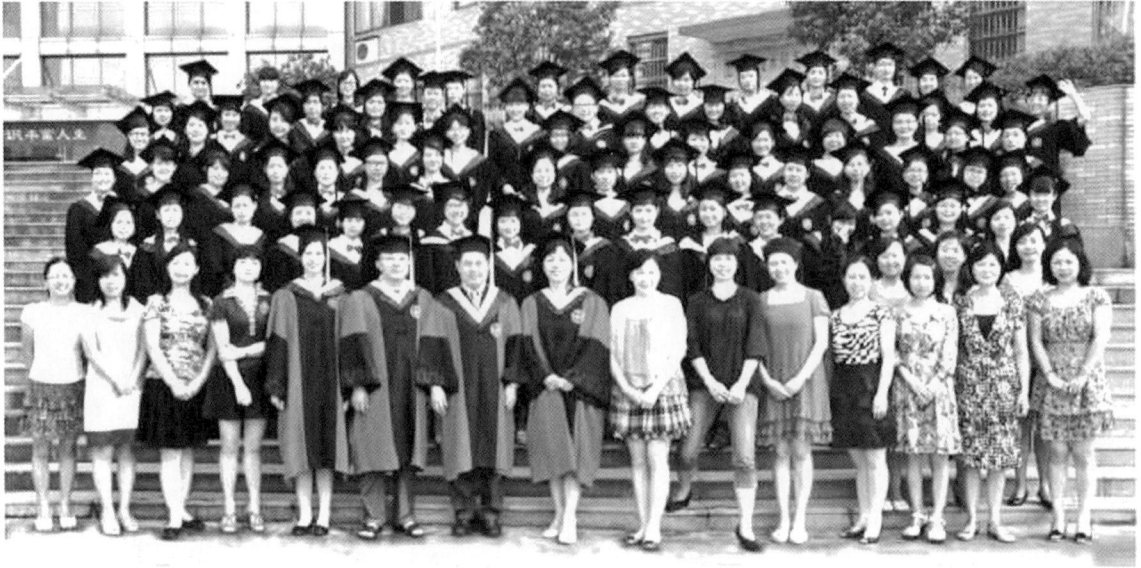

图 3-12　中南大学护理学院 2011 届本科生毕业留影

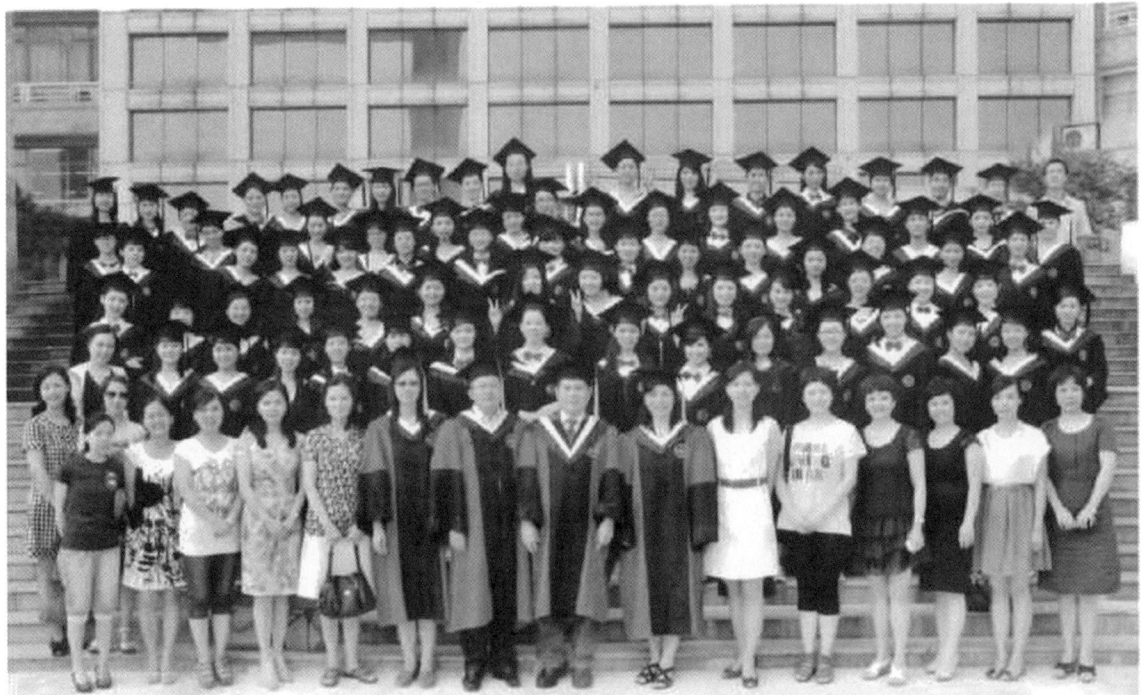

图 3-13　中南大学护理学院 2012 届本科生毕业留影

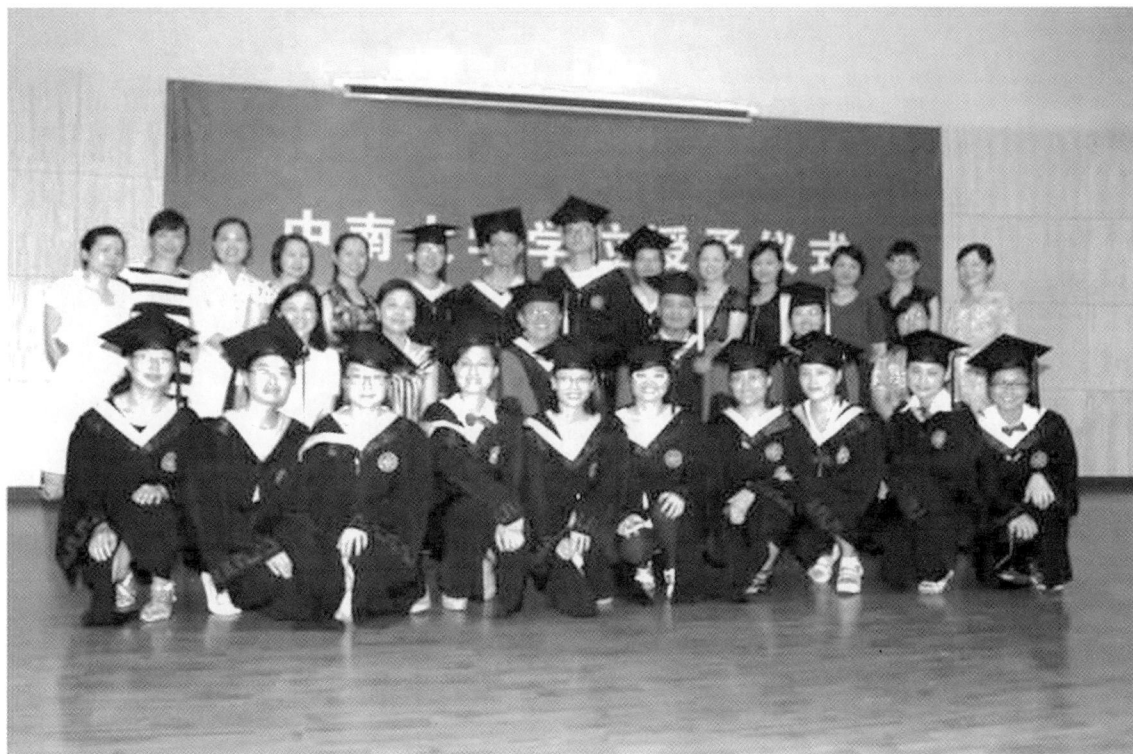

图 3-14 中南大学护理学院 2013 届本科生毕业留影

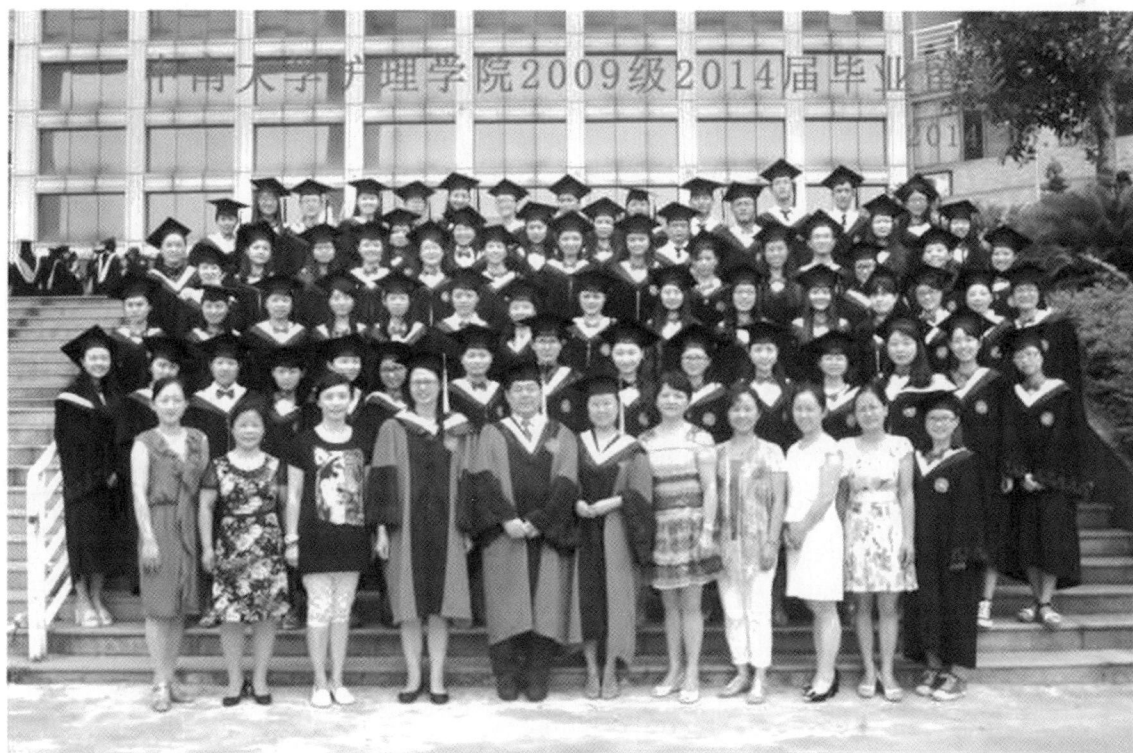

图 3-15 中南大学护理学院 2014 届本科生毕业留影

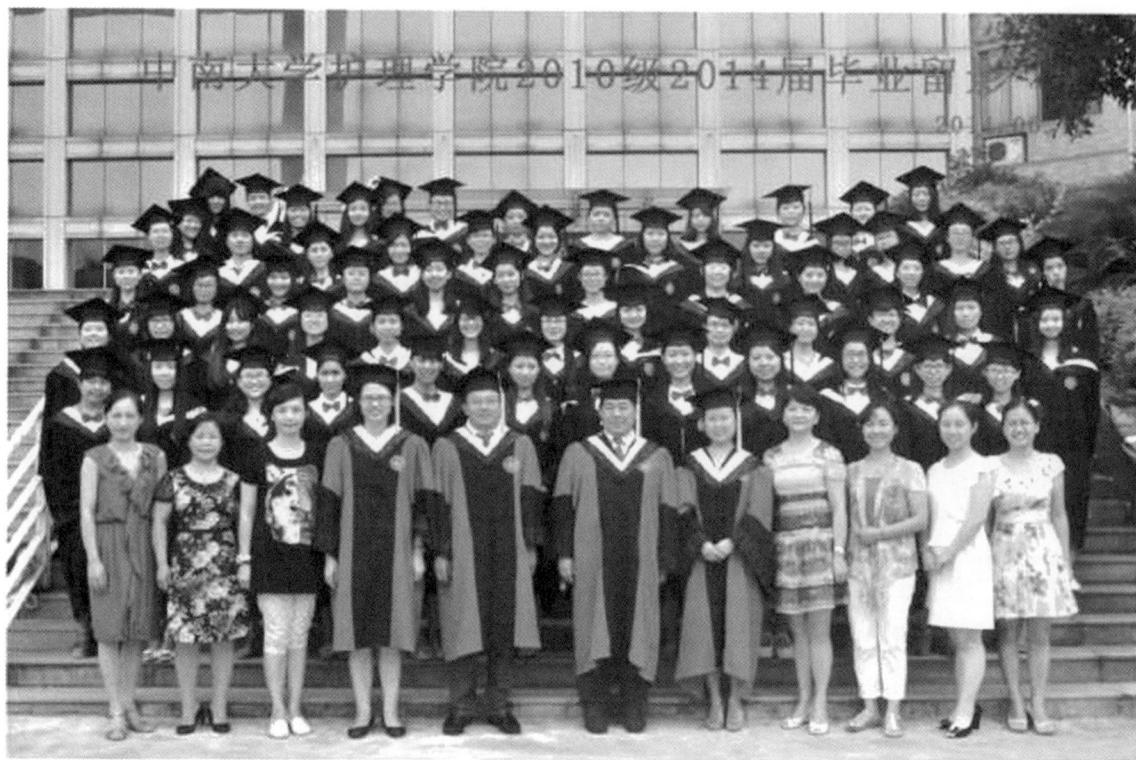

图 3-16　中南大学护理学院 2014 届本科生毕业留影

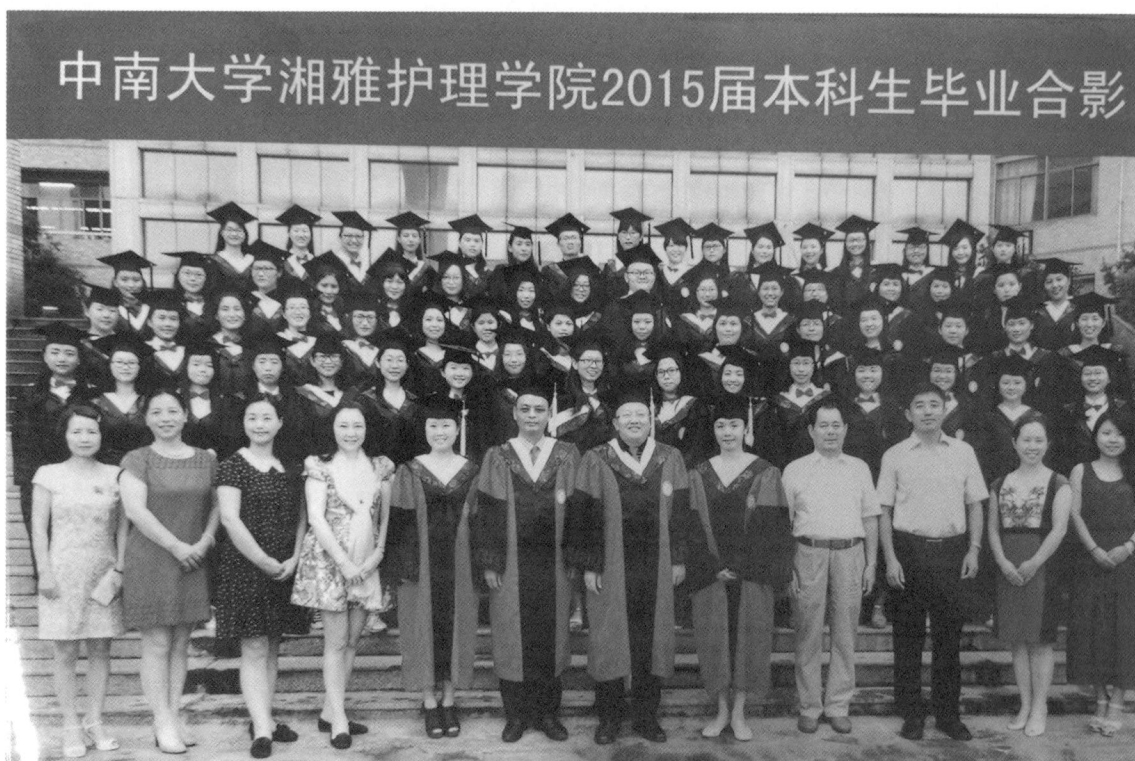

图 3-17　中南大学湘雅护理学院 2015 届本科生毕业留影

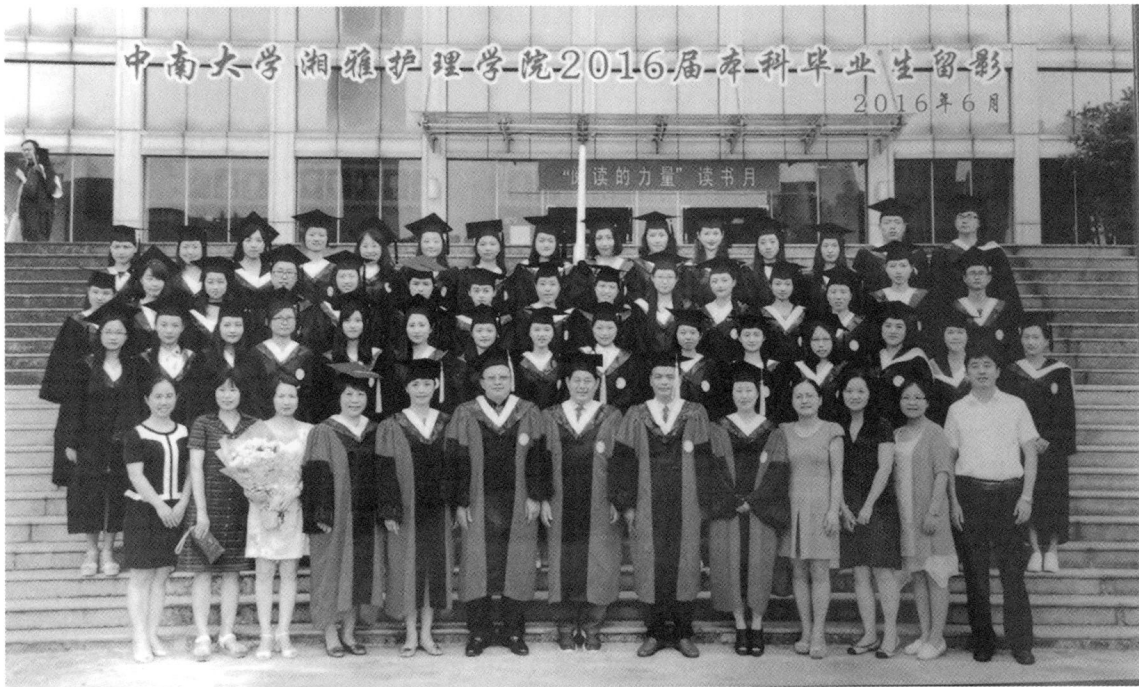

图 3-18　中南大学湘雅护理学院 2016 届本科生毕业留影

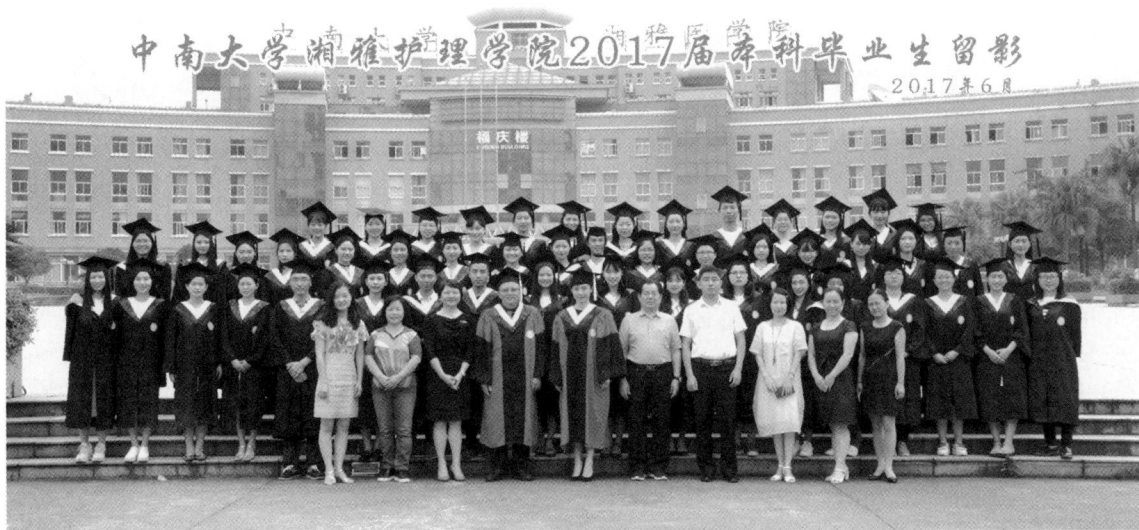

图 3-19　中南大学湘雅护理学院 2017 届本科生毕业留影

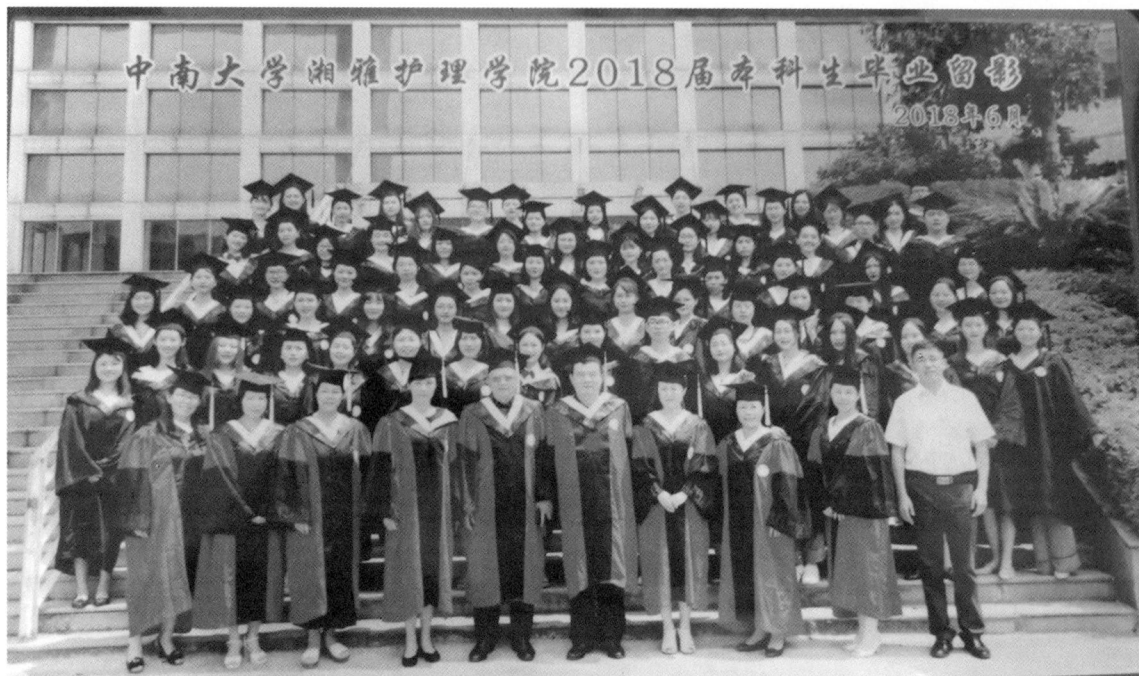

图 3-20　中南大学湘雅护理学院 2018 届本科生毕业留影

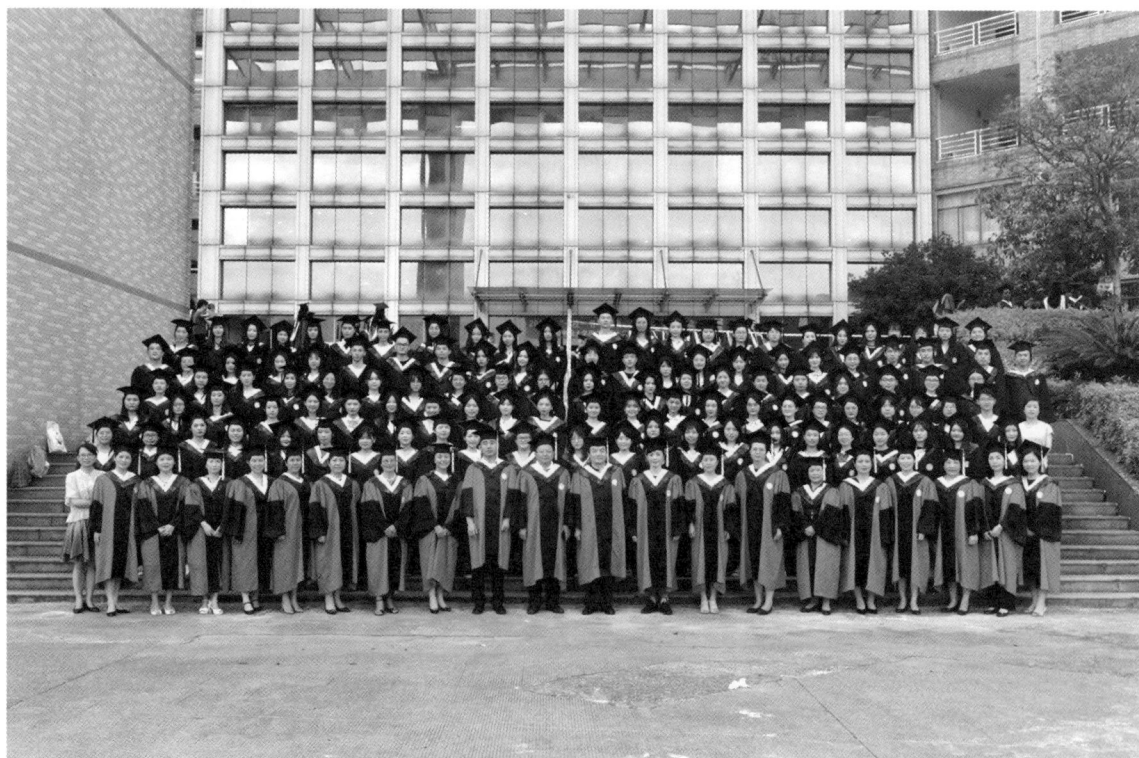

图 3-21　中南大学湘雅护理学院 2019 届本科生毕业留影

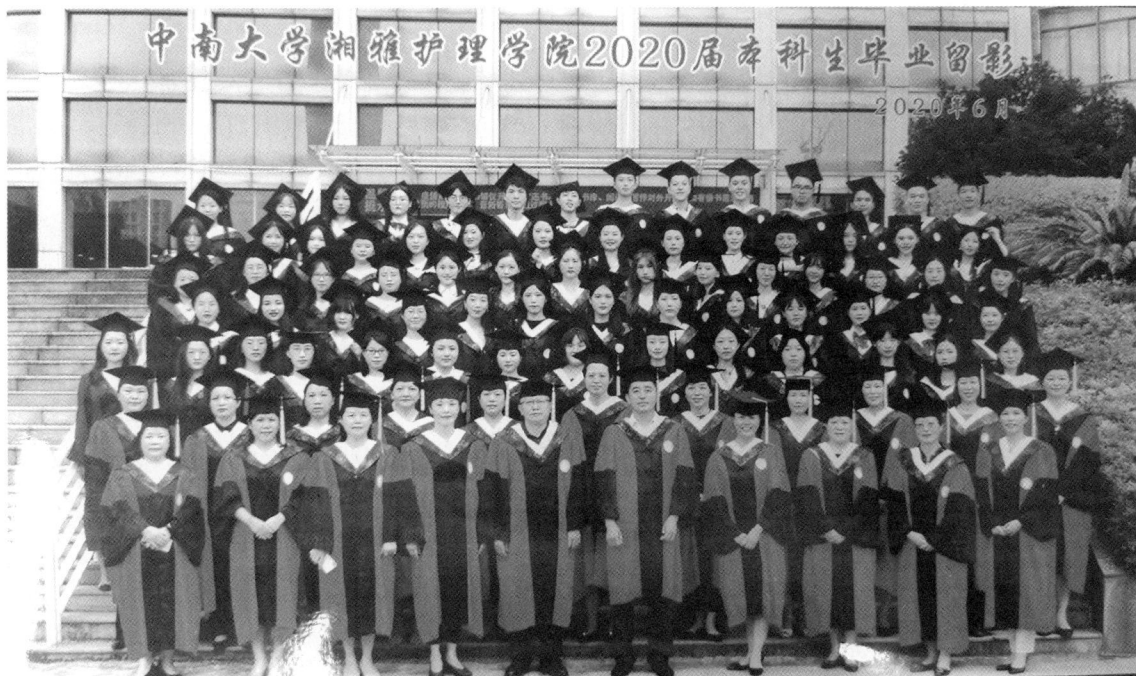

图 3-22 中南大学湘雅护理学院 2020 届本科生毕业留影

3.2 护理学硕士研究生培养情况

自 2001 年开始招收护理学硕士研究生以来,学院招生人数逐年增长,到 2020 年为止,累计招生护理学硕士研究生 1056 人,为国家医疗卫生事业特别是护理事业的发展做出了较大贡献(表 3-2、图 3-23~图 3-29)。

表 3-2 护理学专业历年硕士研究生招生名单

入学年份	人数	硕士研究生招生名单
2001	1	刘 珊
2002	5	冯 辉 沈波涌 李亚平 刘 宇 吴健珍
2003	16	张彩虹 朱诗林 谷 灿 王秀华 朱雅芝 王卫红 张银华 晏晓颖 谢日华 王 霞 旷蠹平 余晓波 唐 莹 符丽燕 康 丹 陈 丹
2004	21	吴林静 黄海珊 毛 婷 刘 丹 宋 妍 罗碧华 朱海利 邓 露 王小艳 肖美莲 于 杨 何丽芳 亓秀梅 赵晓敏 邓小梅 王 娟 李 丽 王 湘 王 琴 陈亚梅 蒋小剑

续表3-2

入学年份	人数	硕士研究生招生名单								
2005	37	张丽平	李春艳	曾 清	林 莉	刘丽华	周 阳	邹爱丽	黄笑燕	刘 虹	郭晓红
		王曙红	周乐山	柳丰萍	雷 俊	李 青	彭晓玲	蒋玉琼	廖晓春	郑悦平	曹晓霞
		岳丽青	张慧琳	林 琳	李现红	王井霞	孙水英	蒋海兰	何 倏	李 敏	刘 宇
		周建伟	李 艳	袁美莲	赖 娟	姜萍岚	肖友平	叶 曼			
2006	53	郑蔚颖	陈 华	谢似平	雷芬芳	易宜芳	苏银利	韩辉武	周秋红	雷琼琼	郭 飔
		曹 岚	李 贞	彭 华	杨 丽	易智华	于平平	吴辽芳	张礼宾	蒋晓蓉	卢敬梅
		吴 英	周 维	马文岚	尹心红	刘 静	谢伏娟	李建群	刘立芳	陈偶英	贺吉群
		蒋岳霞	陈 翊	贺丽春	张 侠	杨 卉	刘志青	韩扬扬	姜 娜	李 慧	宋春霞
		宋丽淑	王 颖	谢丽琴	杨冰香	杨 芬	杨晓敏	张开利	张莉芳	周 俊	周丽娟
		郭 佳	何 瑛	秦玉菊							
2007	47	赵竞飞	谭凤林	张 群	万晶晶	丁郭平	钟 平	刘翔宇	吕 冬	王惠平	袁素娥
		晏碧波	龙飞艳	刘 华	邓桂元	李 贞	谭小芳	彭罗方	赵丽群	李 君	邱会利
		莫 伟	黄 惠	毕瑞雪	戴旻晖	彭伶丽	廖魏魏	黄 玲	高 靖	孙 玫	刘 萌
		刘 芳	曾 凯	晋溶辰	郭巧红	焦娜娜	杨如美	徐凤娇	袁 群	李 晖	孙瑞女
		青范东	刘 琳	彭 芳	王 丽	周雯娟	陈小芳	李志辉			
2008	45	敖琴英	肖 欢	罗迎春	刘 佳	张 娟	张展筹	周昔红	向亚华	刘 雁	毛 平
		陈琼妮	彭小贝	胡佳梅	郑乐知	赵 玲	彭利军	胡红玲	陈 嘉	谌 静	谢平丽
		郑瑞双	王 青	刘立珍	许兴芳	夏杰琼	白春燕	晏春丽	朱姝娟	梁枚宁	罗 姣
		龙艳芳	刘明婷	阳晓丽	田艳珍	许景灿	熊 琼	陈井芳	高艳纳	赵会芳	程 亮
		康佳迅	王 平	张海苗	李小云	梁钟仁					
2009	54	石泽亚	易琦峰	周 雯	高 华	刘跃华	康丽阳	邹颖宇	吴橙香	黄 辉	张红辉
		谢鑑辉	吴静芬	戴薇薇	高美华	邓雪英	焦迎春	康 虹	吴 斌	冯晓敏	黎 欢
		贺采英	李琛琛	秦 楠	张 艳	李克佳	丁 燕	尹 诗	尹志科	刘风兰	任玉嘉
		周艳芳	秦 颖	张 艳	石 焜	周志红	陈 丽	向桂萍	于海静	姚 慧	黄伶智
		戴云云	蒋 志	蒋萍萍	苏 丹	焦 杰	李 灵	付 丽	段梦娟	吉彬彬	张颖新
		周丹丹	杨 姣	曾 翠	程 丽						
2010	28	蒋 芬	王 瑶	王 云	李海洋	梅 媛	孙景贤	张素霞	易容芳	陈瑞芳	张雪晴
		刘 萍	谢晓炜	陈三妹	张 娜	王国妃	彭司森	张丽娣	林 琴	周晓熙	黄树源
		荆海红	刘穗玲	吴小花	朱 莉	魏容容	唐漫漫	刘玉梅	麦 琪		
2011	47	赵 静	杨丽君	田刻平	罗 艳	张卓青	邹 健	李 倩	牛林艳	汤观秀	李 娟
		田凌云	陈 玲	吴德芳	阮 叶	曾 纯	曹 希	张 茜	王晓松	刘梦姣	张六一
		郭玉芳	张雪燕	刘亚琪	许湘华	谢建飞	秦 春	仇铁英	曹 逸	周艳红	张 莹
		李九红	刘民辉	王庆妍	熊 杨	夏晓晨	张 平	杨国莉	文莎丽	马丽丽	阿布哈
		波比	卡丽	莎克亚	莫阿奇	加 森	卡巴尼	谭金连			

续表3-2

入学年份	人数	硕士研究生招生名单									
2012	38	李腾腾	潘露	王媛媛	付冰	姜鲜银	田含章	廖昕宇	任璐	肖霖	王唯
		李贞贞	周露	唐懿芳	朱素翠	盛丽娟	李晓敏	陈思思	张岸辉	郑凤	刘万里
		孙翠芳	廖寒冰	胡进	何洁	欧美军	刘晓鑫	黎艳华	胡美玲	钱云	谭思敏
		唐婧琼	雷阳	汪健健	彭德珍	文益江	李晶	彭小贝	林清		
2013	48	吕晓凡	朱宏锐	成琴琴	王莎	杨云帆	张艳	李梦玲	李华艳	时春红	赵晓营
		丁金锋	黄重梅	师正坤	陈晓	杨洪华	张爱迪	李婷	苏盼	王安妮	张杰
		孙欣	李幸	李艳伟	刘自娜	易开桂	朱丽明	王滨琳	张欣欣	赖冰玉	王丽萍
		戴昕	卢锦阳	伍沛	刘莉	张丹	雷云霄	王璐	肖雪玲	王潇	王霞
		徐莉莉	吴萍	肖扬帆	贺海燕	尹航	李怡萱	陈佳睿	黄仕瑛		
2014	50	姬书瑶	向彦琪	张亚英	毛盼	陈文俊	刘晓黎	赵雪	李蓓	陈梦越	廖小利
		王翠雪	赵丹	李宁	白杨	刘静	张童	田冰洁	师亚	汪迪	黄玲玲
		张雯	罗媛慧	姚抒予	徐丹丹	鲁丰华	刘晓凤	段应龙	王春燕	刘鹏	余婕
		陈志红	黎吉娜	许贵如	王炎	朱肖	肖锦南	朱读伟	丁云	王月娇	邹莎
		邓艳红	费冬雪	谭莎	谢娟玉	唐俊雅	陈琦蓉	王妮娜	龙柳欣	田文静	
		席荣古丽·哈力力									
2015	61	陈玲玲	张晓夏	李瑶	胡烨	鄢芳	张椰	阮婷婷	朱冬琴	杨云霞	俞晓梅
		乔建峰	宋晓艳	王婷婷	王缃兰	刘莉	黎慧	张利卷	夏梦涵	白文辉	郭紫璆
		刘瑞红	甘婷	朱松	龙露	袁乾	肖敏	安文红	杨琛	沈志莹	蔡平平
		郭鑫	苏曼曼	刘珏	贺艳	刘雅楠	罗琴	范文文	王晓洁	肖香	彭操
		陈秀文	李辉	赵雯	鄢斌	周婷	王丽佳	卢新兵	印怡臻	杨名	闫晓晨
		周利军	方晚霞	靳银欣	陈果	唐楚蕾	任安霁	高甜甜	易近冬	周杰楠	胡晋禄
		李免花									
2016	51	许荷花	黄航瑜	陈熙	翁惠婷	郭芝华	李慧	齐梦影	胡欣	赵倩	吕萌萌
		张慈	周婧	秦小芬	石莹	王婷	葛凤	彭闵	李云霞	李欢	张霞
		李靖	欧阳煜	肖美丽	冯彩云	戴美玲	张莉	范思思	曾莹	陈羽双	徐彬斌
		马珂珂	孔珊珊	李慧媛	黄甜珍	谭哲煜	赵沛沛	林书贤	胡恒瑜	王馨	王花芹
		杨慧娟	万丽	李珍	李娟	李沐梓	谢仪佳	齐琼	姚爱红	周晴	梁蓉
		刘丹									

续表3-2

入学年份	人数	硕士研究生招生名单								
2017	120（含非全日制68）	陈明珠	赵一楠	黄一伟	周仕霜	谭行	韦丽珍	高畅	付静侠	梁和静	唐雨佳
		潘思	黄耳	管梓瑶	杨思兰	孟婧婧	王尊	李娟	宁红婷	刘玄巾	张燕
		石双姣	关玉珠	丁慧	刘莹璎	侯剑媚	刘义婷	刘明明	王璐	杨雪峰	卢璐璐
		张瑶	石晓霞	杨东琪	张婷	陈静	杨斯钰	王菁菁	程梦云	周楚仪	吴卫子
		钟静	曾佳琪	刘欢	黄瑞瑞	陆晶	孟萌	戴婷	邓洁	王丽倩	付藏媚
		杨若雪	杨军弟	雷倍美	华威	姜珊	王介文	黄敬	王红超	马梦丹	吴梅
		李敬萍	陈荟菁	廖露露	娄银	蒋萍	赵婷	张静	陈丽	黄莹	张慧霞
		周雅琴	杨丽	阳玲玲	谭芸馨	孔晓笛	黄小芳	孟叠	王彤	万凌燕	苏珊
		沈微	彭思意	吴岚岚	张晓丹	时刘敏	孙晶	刘瑶红	唐莉	李怡轩	华清钟
		胡娟	张慧	彭政	郭利敏	谭汀娜	邓珊	孙文婕	乔珍荣	马剑芳	廖竹君
		梁婕	罗果	陈冲	吕倩	黄婷	周冰	肖莉	黄小舟	丁跃芬	何玉莲
		彭瑜	周丽欢	曹李欢	孙其凤	文雯	王滢茹	袁渊	刘丽	屈宏	左曼
2018	144（含非全日制62）	陈晨	吴爽	高慧敏	王聪	于思敏	陈依平	李雨潇	陈星	董欣	黄迟
		蒋凤	罗柳玫	张爽	田朴	隆晴	谭开宇	李颖	阿拉坦嘎茹迪		张垠莹
		蒋玲	庹汪阳	赵倩	赵楠	陈希	王叶	刘梦祥	范璐	舒彤	周展
		徐琛	杨秀芬	马桂月	赵倩	洪兆晨	毛莲	陈诗皓	秦思	焦晶晶	池媛媛
		孙倩	陈慧吉	杨佳欣	吴雨晨	朱懿珍	赵思	陈星宇	金梦	罗佳欣	申艳
		张毅	莫懿晗	张鑫	孟令瑶	胡双	付熙	粟亚男	周娟	程梅	王倩
		尹曾珍	李琦	李晓莲	张露露	李孟琦	赵梅村	盛春	曾利红	龚志红	郑美贞
		林舒兰	武毅杰	马俊	谭茗惠	乔莉	贺方园	黄宇昕	李双双	侯宜萍	王凤玲
		魏玉玲	赵勋	李雨珍	钟英	付亚娟	张钰婕	尹苹	卢新	谢姣	曾志豪
		张佳	伍晶晶	雷佳玮	薛婉俐	吴开美	曾玉婷	张玻薛	刘宁	彭超	王夏子
		刘会	刘赛	田于胜	严瑾	彭惠婷	李凯	黄荣	张波	柏丽嘉	李芳
		蒋丽雅	刘艳萍	卢俐君	尹燕	谭建文	王倩	陈李英	麻秋萍	王倩	姚敏
		陈敏敏	刘浚禹	王红娟	谢慧芳	唐倩云	冯金玉	谢立	杨亚平	马欢	黄琳
		鲁朝欣	杨静静	周婷	徐金水	张树华	庄小倩	刘海微	张哲	刘小庆	陈融融
		黄亚芹	任晴晴	潘文	李明玉	辛贺					

续表3-2

入学年份	人数	硕士研究生招生名单									
2019	95（含非全日制8）	李晓阳	张 逗	邵占芳	谢 莹	吕汶聪	姜媛媛	张 坤	李奕霏	李 婕	黄 敏
		岳 静	王纯昱	吴孝琦	张玉霞	聂 敏	郑淳元	孙小草	林 盼	陶迎香	傅婷婷
		叶碧云	杨佳汇	张 畅	郭秋月	赵 地	黄玉婷	刘贝贝	李丽君	李斯妮	陈美容
		胡思卿	王子月	钟沁怡	曾 骞	刘书娴	苏义冬	彭 娟	李 莞	陈雨晴	陈 佳
		罗 革	杨秋红	李 俊	姜文婧	熊万红	郑红玲	王雪皎	樊晓辉	姚雪梅	樊 玲
		徐 林	秦 宁	林韦彤	侯天雪	胡子馨	王露露	李欣仪	张丽辉	彭晨阳	罗 贞
		谭楚霞	邓文与	李伊雨	谢佳颖	陈抒婕	柴小桠	肖盼盼	颜逸霞	聂慧宇	陈凤致
		熊礼乐	卜晓繁	吴梦秋	彭莲华	宋莉莉	梅冉冉	孙梦圆	郭咪咪	蒋雁童	梁青龙
		伍 莎	何晓婷	房 娟	樊溶榕	杨 梦	罗文静	李 畅	孔晓雅	卓珍玉	何夏婵
		钱迎春	邹诗雨	钟晨茜	罗 璐	刘玉珍					
2020	92	陈 瑶	谭 欣	李 婷	王璐瑶	南佳慧	张洪瑜	王祎雅	庞雪囡	李清婷	易梦瑶
		罗晓菲	蒋忆遥	曾 毅	王 晨	姜 燕	柴晓妮	张栩彰	罗玉茜	尤 卉	童晨希
		刘晓培	华 楠	黄姣玲	唐洋洋	胡 颖	李泽恩	董湘凌	彭岳洋	彭雯婷	李 宁
		周启迪	杨海帆	孙梦雪	谭湘敏	阳锦泓	宁 妮	唐 瑶	周可怡	黄 蓉	周 奕
		高赛钰	廖丹丹	甘 港	彭珂昕	张婷婷	周婷婷	胡 奔	林 苗	陶 颜	莫 岑
		曾宪梅	邹 洁	熊脂瑶	段云竹	郑金萍	许来雨	姚志远	郭琴琴	鲁校校	邓贤娇
		何世佳	谢琳琳	贺 婧	刘 李	皇洒洒	周冰倩	马航霞	张 纯	赵 婷	李 晓
		曹紫薇	官 玲	龙楠楠	吴灵俐	叶 莹	莫 楠	罗 园	安 然	孟令琦	马贵媛
		陈曾煜	谢 芳	梁 俐	赵洪圊	刘碧容	罗玲霞	张雅怡	严 煌	彭 程	徐雯菁
		曹 莉	唐彬密								

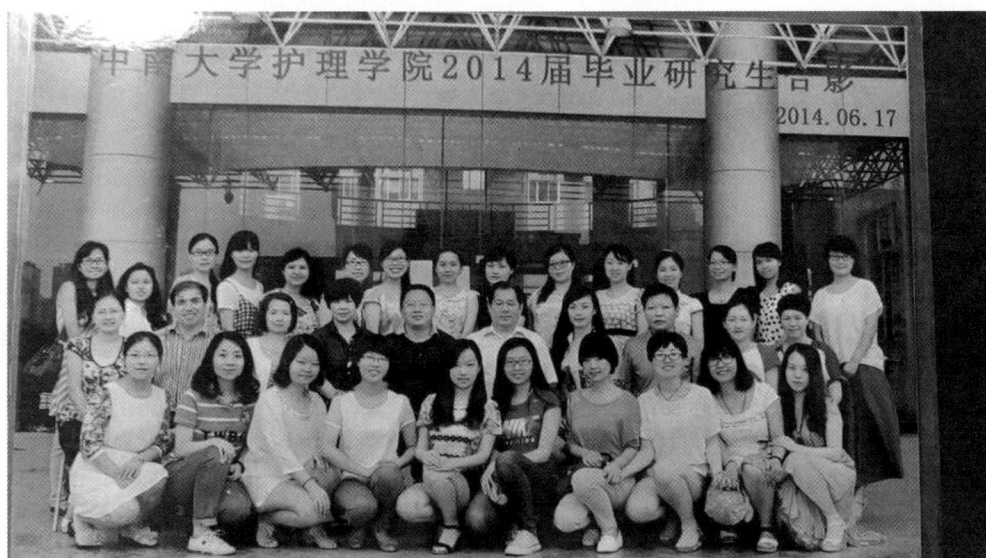

图3-23　中南大学湘雅护理学院2014届研究生毕业合影

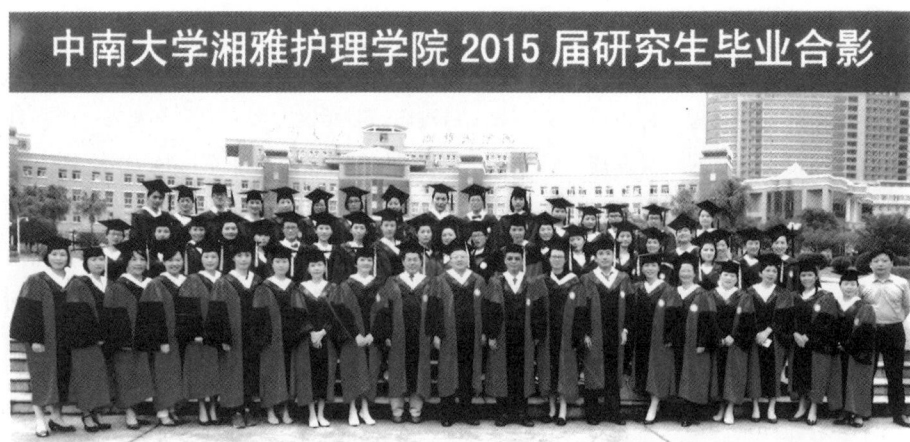

图3-24　中南大学湘雅护理学院 2015 届研究生毕业合影

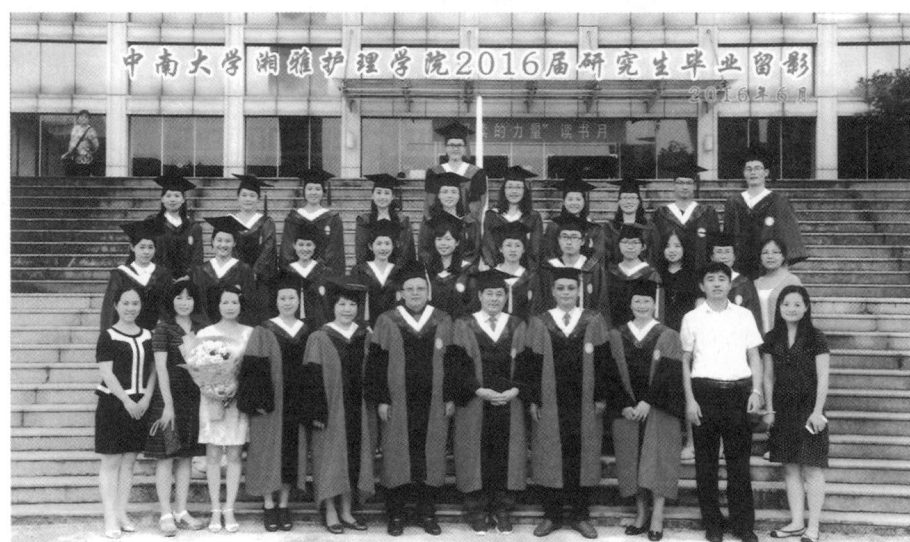

图3-25　中南大学湘雅护理学院 2016 届研究生毕业合影

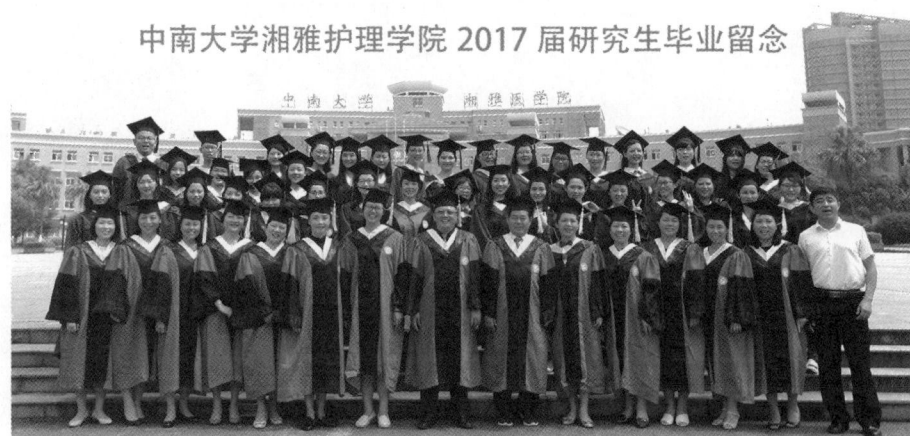

图3-26　中南大学湘雅护理学院 2017 届研究生毕业合影

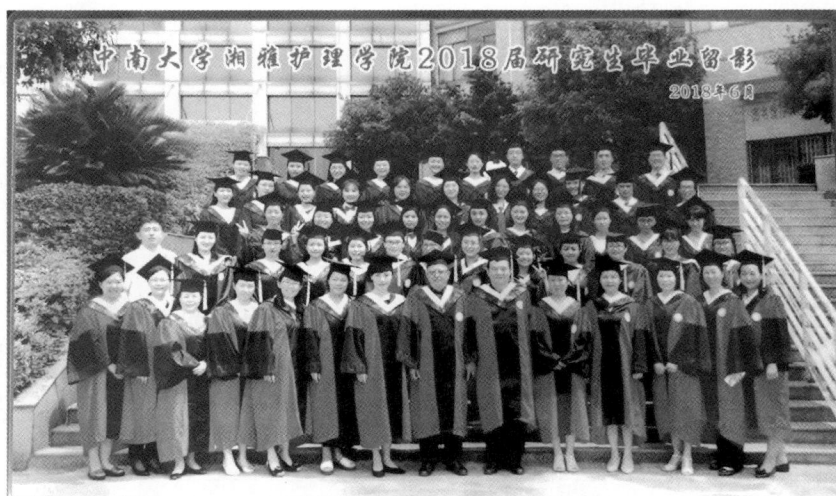

图 3-27　中南大学湘雅护理学院 2018 届研究生毕业合影

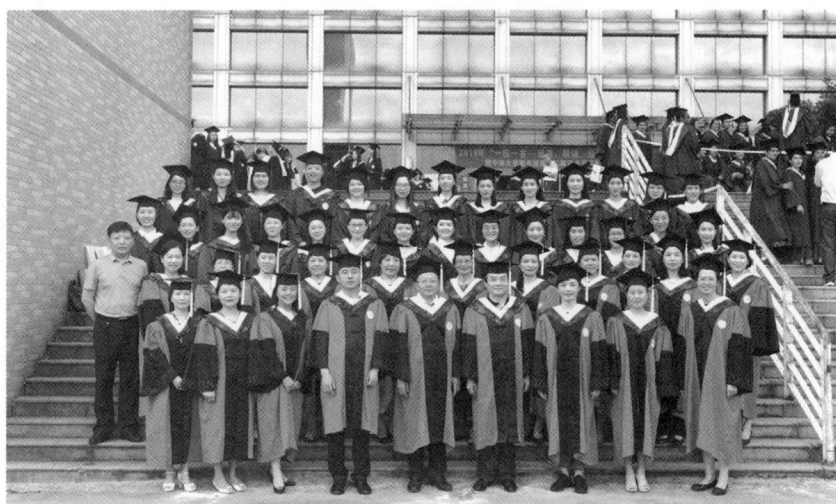

图 3-28　中南大学湘雅护理学院 2019 届研究生毕业合影

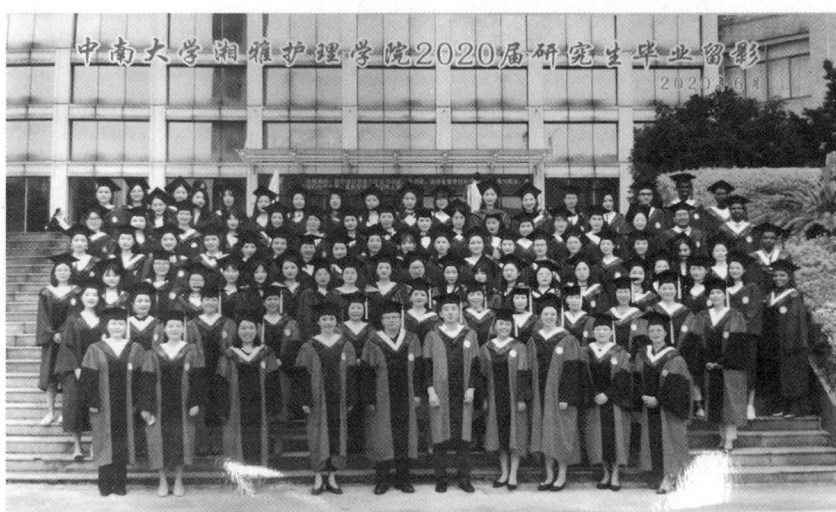

图 3-29　中南大学湘雅护理学院 2020 届研究生毕业合影

3.3 护理学博士培养情况

2004 年在全国率先招收护理学博士研究生，17 年来，我院博士招生稳步增长。截至 2020 年，共招收护理学博士研究生 117 人（表 3-3）。

表 3-3 护理学专业历年博士研究生招生名单

入学年份	人数	博士研究生招生名单									
2004	1	王红红									
2005	3	谢日华	王秀华	冯 辉							
2006	2	张彩虹	唐维维								
2007	5	刘 宇	晏晓颖	雷 俊	周乐山	李现红					
2008	4	郭 佳	罗 阳	王曙红	蒋小剑						
2009	6	任小红	王卫红	周钰娟	曾 颖	孙 玫	周雯娟				
2010	7	张银华	宋 妍	张 华	李春艳	毛 婷	叶 曼	段梦娟			
2011	4	汪惠才	王 靖	吉彬彬	陈 丹						
2012	10	王 瑶	李 强	刘 丹	林小玲	陈三妹	石泽亚	黄菲菲	张庆华	胡红娟	
2013	10	罗 艳	黄延锦	黄伶智	陈小芳	赵丽群	王井霞	李旭英	王连红	张六一	李树雯
2014	8	杨 姣	郭玉芳	张 侠	林 琳	谢建飞	张晓飞	任 璐	朱爱群		
2015	7	刘 芳	杨 帅	李金秀	秦春香	陈佳睿	陈 嘉	赵 玲			
2016	6	罗明洁	柏晓玲	陈琦蓉	周艳辉	张开利	王安妮				
2017	4	刘薇薇	王雨薇	唐楚蕾	肖雪玲						
2018	10	温彬斌	饶珊珊	赵晓敏	袁素娥	张 杰	孟艳亭	田凌云	谭思敏	刘 佳	胡恒瑜
2019	13	孟婧婧	廖小利	肖美丽	余吟吟	王 尊	李 娟	鄢 芳	安文红	胡明月	陈凤辉
		张 慈	张会敏	赵志浩							
2020	16	宁红婷	刘晴偲	赵一楠	王光鹏	赵金鑫	翟咪咪	李云霞	李 莉	林书贤	周 妹
		朱 博	陈雪蕾	印怡臻	谢伟熹	周雅琴	曾琪雅				

3.4 护理学博士后培养情况

2012 年获得护理学一级学科博士后科研流动站，2013 年开始招收博士后，2015 年出站的中国本土培养的第一个护理学博士后李亚敏，指导老师是唐四元教授（表 3-4）。

表 3-4 护理学专业历年博士后研究人员名单

入学年份	人数	博士后研究人员名单	指导老师
2013	1	李亚敏（2015 年出站）	唐四元
2015	1	刘伟（2019 年出站）	唐四元
2017	1	黄晓婷（2020 年出站）	唐四元

3.5 外籍学生硕士、博士培养情况（2015—2019 年）

外籍学生硕士、博士培养情况见表 3-5、图 3-30~图 3-32。

表 3-5 外籍学生硕士、博士人员名单

招生年份	学生姓名	来源国家	授予学位	授予时间	导师
2015	Munkhondya, Berlington	马拉维	医学博士		王红红
2015	Yusuf, Netetewfik	埃塞俄比亚	护理硕士	2017.06	杨 敏
2015	Abshoko, Assefadisassa	埃塞俄比亚	护理硕士	2017.06	张静平
2015	Gebremedhin, Ketemabizuwork	埃塞俄比亚	护理硕士	2017.06	王红红
2015	Tolera, Bokadugassa	埃塞俄比亚	护理硕士	2017.06	冯 辉
2015	Dinegde, Negaligngetahun	埃塞俄比亚	护理硕士	2017.06	李旭英
2015	Deressa, Jemberetesfaye	埃塞俄比亚	护理硕士	2017.06	罗 阳
2015	Ambo, Atheniacecilia	多米尼克	护理硕士	2017.06	黄 金
2015	Drigo, Teresakatedaily	多米尼克	护理硕士	2017.06	冯 辉
2015	Tubasi, Amernm	巴勒斯坦	护理硕士	2017.06	谷 灿
2015	Harischandra Hemantharachchige, Priyangikadarshani Thilakarathna	斯里兰卡	护理硕士	2017.06	谌永毅
2015	Garang, Peterakotmaciek	南苏丹	护理硕士	2017.06	李乐之
2015	Dalamasio, Nicolaflariyanoalexsander	南苏丹	护理硕士	2017.06	赵丽萍

续表3-5

招生年份	学生姓名	来源国家	授予学位	授予时间	导师
2015	Atu，Dakatunyibong	南苏丹	护理硕士	2017.06	李 丽
2015	Ajang，Anyiersimonmabior	南苏丹	护理硕士	2017.06	王秀华
2015	Akoang，Asmahanthuoumajok	南苏丹	护理硕士	2017.06	李现红
2015	Ruot，Johnbothpal	南苏丹	护理硕士	2017.06	李现红
2015	Alimas，Catherineabadiaali	南苏丹	护理硕士	2017.06	严 谨
2015	Aduot，Nyanrormakurmarol	南苏丹	护理硕士	2017.06	袁素娥
2015	Lako，Doggalestephenpitia	南苏丹	护理硕士	2017.06	李亚敏
2015	Yoliki，Komiadwokkur	南苏丹	护理硕士	2017.06	刘翔宇
2015	Ayubu，Franklotti	坦桑尼亚	护理硕士	2017.06	李亚敏
2015	Pokharel，Mira	尼泊尔	护理硕士	2017.06	贺连香
2016	Vicent，Bankanie	坦桑尼亚	医学博士		李映兰
2017	Tumurbaatar，Oyundelger	蒙古国	医学博士		李现红
2017	Luu，Thianhtuyet	越南	医学博士		李乐之
2017	Tamer，Roba	叙利亚	医学博士		谌永毅
2017	Kabakleh，Yasira	叙利亚	医学博士		张静平
2017	Hero，Seydtesi	埃塞俄比亚	护理硕士	2019.06	孙 玫
2017	Kamau，Johngichuru	肯尼亚	护理硕士	2019.06	周雯娟
2017	Kaloki，Jacquelinembithe	肯尼亚	护理硕士	2019.06	刘翔宇
2017	Ali，Issakhamis	坦桑尼亚	护理硕士	2019.06	冯 辉
2017	Mohamed，Saidaabuubakar	坦桑尼亚	护理硕士	2019.06	王秀华
2017	Rozale，Abbassiawassila	阿尔及利亚	护理硕士	2019.06	张京慧
2017	Mwalwanda，Susan	马拉维	护理硕士	2019.06	罗 阳
2017	Ngumu，Bernadettemwikali	肯尼亚	护理硕士	2019.06	李旭英
2017	Negesa，Beryl	肯尼亚	护理硕士	2019.06	贺连香
2017	Wagari，Endalewsanbabssa	埃塞俄比亚	护理硕士	2019.06	郭 佳
2017	Ndolo，Maria	马拉维	护理硕士	2019.06	李 丽
2017	Mabika，Melodysarudzai	津巴布韦	护理硕士	2019.06	岳丽青

续表3-5

招生年份	学生姓名	来源国家	授予学位	授予时间	导师
2017	Timalsenabasnet, Kamala	尼泊尔	护理硕士	2019.06	周乐山
2017	Pandey, Ambika	尼泊尔	护理硕士	2019.06	杨 敏
2017	Shiwakotishavitra	尼泊尔	护理硕士	2019.06	秦春香
2017	Pant, Pratimakumari	尼泊尔	护理硕士	2019.06	李乐之
2017	Sapkota, Shakuntla	尼泊尔	护理硕士	2019.06	叶 曼
2017	Khanal, Tilottama	尼泊尔	护理硕士	2019.06	钟竹青
2017	Sharma, Nirmala	尼泊尔	护理硕士	2019.06	黄 金
2017	Karkigc, Laxmi	尼泊尔	护理硕士	2019.06	雷 俊
2017	Maharjan, Gyanilaxmi	尼泊尔	护理硕士	2019.06	曾 慧
2017	Parajuli, Ramakumari	尼泊尔	护理硕士	2019.06	谌永毅
2017	Dahal, Asha	尼泊尔	护理硕士	2019.06	冯 辉
2017	Bhattaraidhakal, Achala	尼泊尔	护理硕士	2019.06	谢建飞
2017	Acharya, Tarakumari	尼泊尔	护理硕士	2019.06	李映兰
2017	Rajbhandari, Ishwari	尼泊尔	护理硕士	2019.06	周莲清
2017	Sapkota, Chandrakala	尼泊尔	护理硕士	2019.06	秦春香
2017	Thakuri, Gitasingh	尼泊尔	护理硕士	2019.06	毛 平
2017	Sharmabaidya, Shraddhakumari	尼泊尔	护理硕士	2019.06	谢建飞
2017	Pakwansuwal, Ratee	尼泊尔	护理硕士	2019.06	曾 慧
2017	Ghimire, Pushpakumari	尼泊尔	护理硕士	2019.06	孙 玫
2017	Chaudhari, Padma	尼泊尔	护理硕士	2019.06	刘 丹
2017	Basnetbista, Neelam	尼泊尔	护理硕士	2019.06	黄伶智
2017	Aryalgautam, Shardakumari	尼泊尔	护理硕士	2019.06	袁素娥
2017	Neupaneadhikari, Sarmila	尼泊尔	护理硕士	2019.06	张京慧
2017	Sigdel, Bina	尼泊尔	护理硕士	2019.06	严 谨
2017	Thapachhetry, Radha	尼泊尔	护理硕士	2019.06	彭伶丽
2017	Dhakal, Pushpa	尼泊尔	护理硕士	2019.06	王 瑶
2017	Lamsal, Sima	尼泊尔	护理硕士	2019.06	李亚敏

续表3-5

招生年份	学生姓名	来源国家	授予学位	授予时间	导师
2017	Kilambushilpakar, Gita	尼泊尔	护理硕士	2019.06	赵丽萍
2017	Rijalsimkhada, Bishnumaya	尼泊尔	护理硕士	2019.06	毛 平
2017	Kadariya, Beenu	尼泊尔	护理硕士	2019.06	欧尽南
2017	Paudel, Barsha	尼泊尔	护理硕士	2019.06	谷 灿
2017	Adhikari, Tulasadevi	尼泊尔	护理硕士	2019.06	张静平
2018	Alsmadisajedaosamafawwaz	约旦	医学硕士		孙 玫
2018	Owusuatheresah	加纳	医学硕士		秦春香
2018	Nurlyyevaaybolekk	土库曼斯坦	医学硕士		王红红
2018	Alkhatibasem	叙利亚	医学博士		李现红
2018	Adhikarighimirerajdevi	尼泊尔	医学博士		冯 辉
2018	Almhammdabdalkareem	叙利亚	医学博士		罗 阳
2018	Aldhakhri, Aishahamoodkhalfan	阿曼	护理硕士		谷 灿
2018	Acheampong, Richard	加纳	护理硕士		孙 玫
2018	Kiprotich, Karlmax	肯尼亚	护理硕士		王红红
2018	Jiya, Rachelchikondi	马拉维	护理硕士		钟竹青
2018	Manda, Susan	马拉维	护理硕士		李现红
2018	Ghambi, Annastasiamaggie	马拉维	护理硕士		曾 慧
2018	Roland, Gilbert	毛里求斯	护理硕士		李亚敏
2018	Kach, Nyangethdiuayiei	南苏丹	护理硕士		张静平
2018	Chaudhary, Mamata	尼泊尔	护理硕士		杨 敏
2018	Kapar, Jyoti	尼泊尔	护理硕士		郭 佳
2018	Mohammed, Ruzunaabdulrahim	坦桑尼亚	护理硕士		罗 阳
2018	Romerorindone, Susam	委内瑞拉	护理硕士		张京慧
2018	Khalid, Khan	巴基斯坦	护理硕士		谌永毅
2018	Qasim, Shah	巴基斯坦	护理硕士		李旭英
2018	Maugira, Alphacharles	坦桑尼亚	护理硕士		冯 辉

说明：外籍学生招生有两个渠道，一是来源于国家留学基金委，主要是招收护理博士；二是来源于商务部招收的"一带一路"国家的生源。因新冠肺炎在世界大流行，2019年、2020年两年未招生。

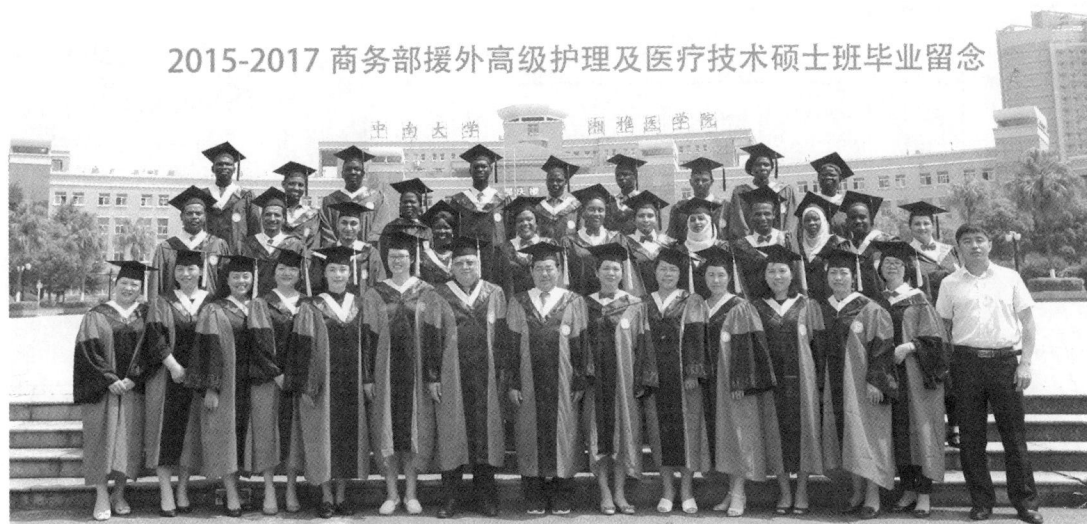

图 3-30　中南大学湘雅护理学院 **2017** 届外籍研究生毕业留影

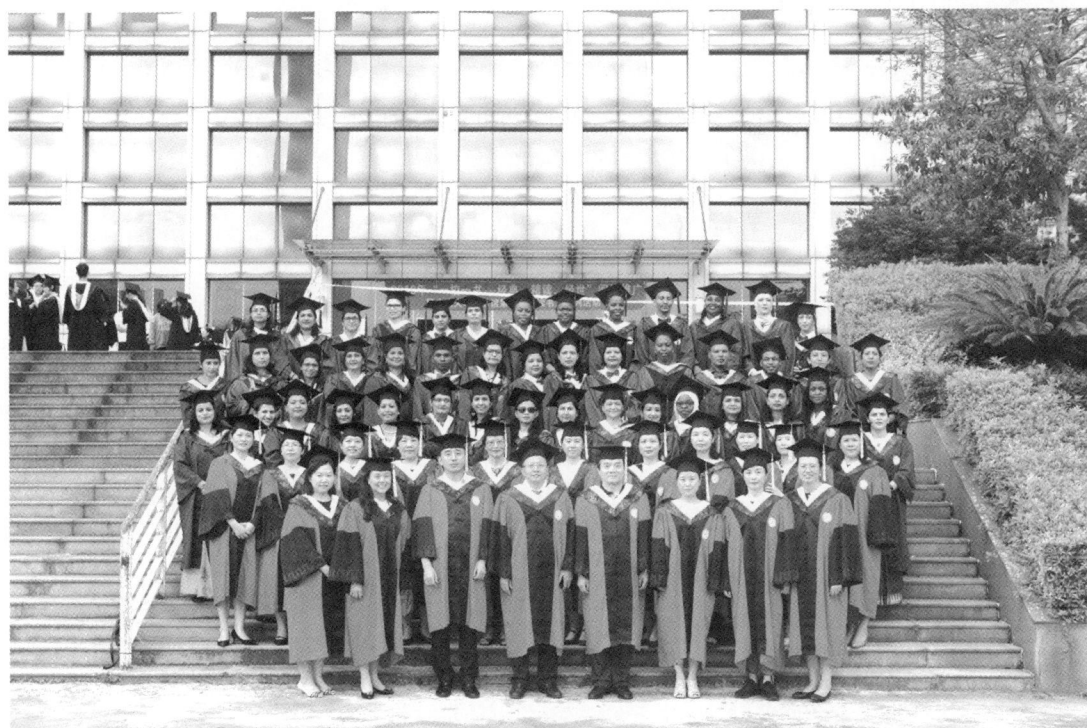

图 3-31　中南大学湘雅护理学院 **2019** 届外籍研究生毕业留影

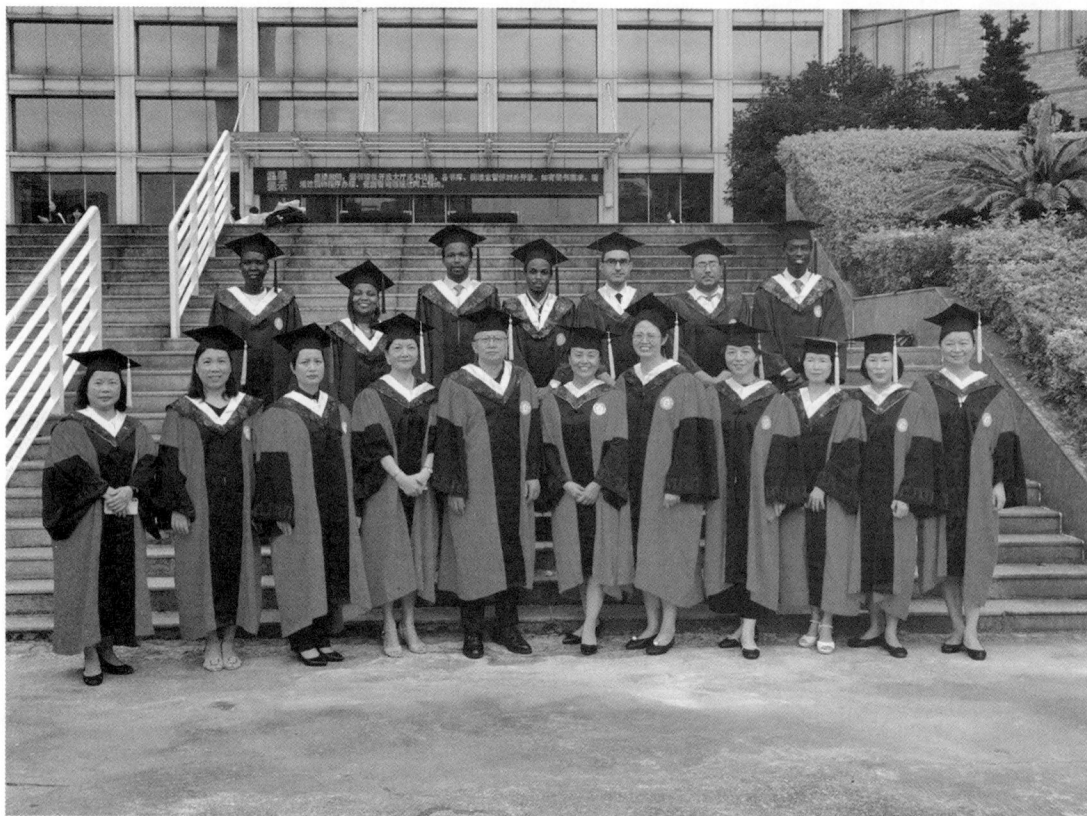

图 3-32　中南大学湘雅护理学院 2020 届外籍研究生毕业留影

4.1 国家老年疾病临床医学研究中心（湘雅）老年综合评估与管理研究所

老年综合评估与管理研究所（图4-1）成立于2019年3月，隶属国家老年疾病临床医学研究中心（湘雅医院），业务挂靠在中南大学湘雅护理学院下。研究所面向"人口老龄化"重大战略需求，致力于建设具有国际先进水平的老年综合评估研究基地、老年综合评估人才的培养基地和科普教育基地、老年综合评估关键核心技术的研发和转化基地。它的建设促进学校"双一流"建设及学科发展、国家老年疾病临床医学研究中心（湘雅）平台建设与发展。

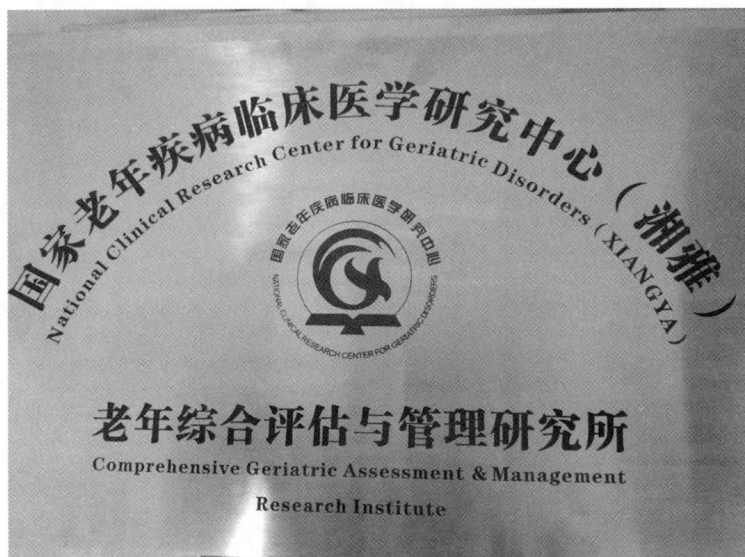

图4-1 老年综合评估与管理研究所牌匾

研究所交叉融合了中南大学护理学院、三所湘雅附属医疗机构老年病科、基础医学院、公共卫生学院、大数据研究院、计算机学院等多学科团队，以老年综合评估指标体系和信息化评估系统应用为导向，以常见老年综合征如衰弱、吞咽障碍、营养不良、认知障碍、焦虑抑郁、睡眠障碍、尿失禁等为主的防控为目标，建立综合立体的老年健康大数据研究平台，处理、分析与深度挖掘临床、社区的老年人健康信息、多组学生物信息等多元化大数据，落地解决老年失能、老年综合征、老年慢性疾病防控，以及老年长期护理等关键问题，研发系列新技术、新方法和新产品。目前，研究所承担了科技部"主动健康和老龄化科技应对"国家重点研发计划项目"老年综合征自适应家庭干预系统研究"课题（2020YFC2008602）以及"全周期老年失能预防与康复重建技术研究"课题（2020YFC2008503）2项，湖南省重点研发计划项目2项。

同时，研究所积极开展适宜技术推广，坚持科研与教育并举，出成果与出人才并重，紧密结合科研工作，培养"老年综合评估"与"老年健康管理"高级创新人才；先后被授予国家级科普基地、湖南省教育厅"老年照护创新人才培养基地"。

4.2 护理学湖南省重点实验室

护理学湖南省重点实验室（图4-2、图4-3）于2017年7月经省科技厅批准组建。它主要依托中南大学护理学科，在中南大学健康护理研究中心、中南大学湘雅护理学院护理实训中心的基础上，整合中南大学"健康中南"科普平台、中南大学湘雅医院、湘雅二医院、湘雅三医院的护理技能中心、中南大学护理学院研究生创新创业基地及金岸教育集团健康

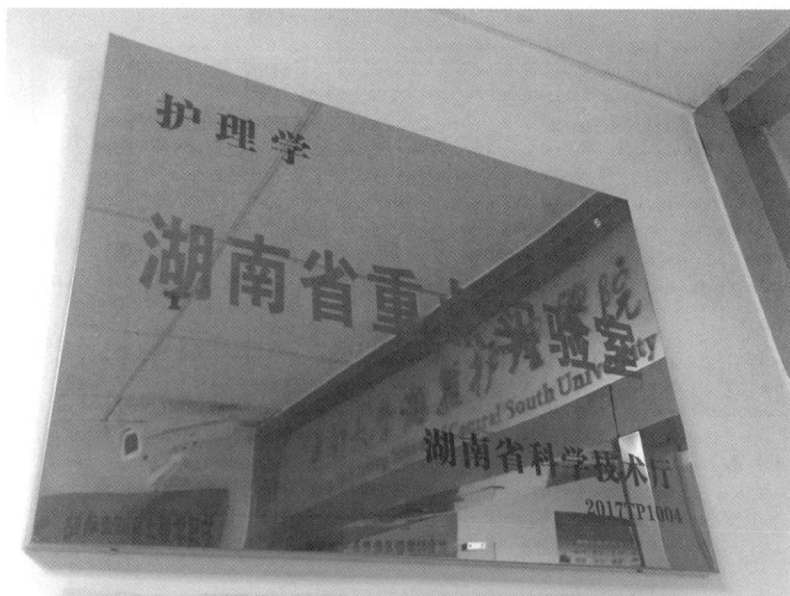

图4-2 护理学湖南省重点实验室

产业基地组建而成。实验室将护理研究和健康管理等问题作为研究重点，立足于国民对健康的需要，面向全省乃至全国，在大力开展基础原创研究的同时，注意加强并深入开展应用研究，从而增强全民的自我保健意识和自我保健能力，提高生活质量。

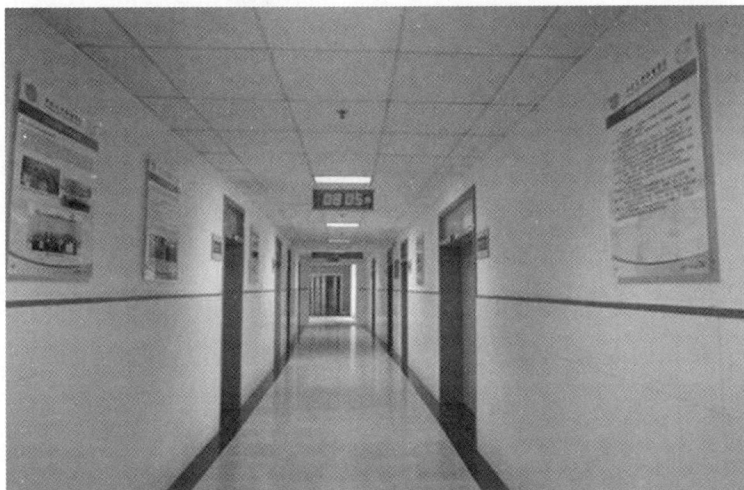

图 4-3　湖南省重点实验室

实验室由陈嘉教授担任实验室主任，北京协和护理学院绳宇教授担任学术委员会主任，现有固定人员 36 人，并建立了一支以实验室主任负责制的人才梯队。人才队伍共 61 人，含教授 28 人，副教授 33 人。其中博士后、博士生导师 11 人，硕士生导师 51 人；获得博士学位的教师 34 人，青年教师中有出站博士后 6 人，在站博士后 4 人，90%教师的具有出国进修学习经历；3 人入选美国护理科学院院士（FAAN），已引进具有国外或境外名校博士学位的青年人才 6 人以上。实验室学术带头人视野开阔、学术思想活跃、勇于创新，科研梯队结构合理。

实验室专业结构合理，涵盖基础护理、内科护理、外科护理、儿科护理、妇产科护理、老年护理、社区护理、急危重症护理等专业。涵盖六大研究方向：①慢性病基础研究与健康管理；②社区老年护理；③艾滋病防治与护理；④临床心理护理；⑤疼痛护理；⑥护理职业安全。

实验室共有 1700 m² 的实验用房，有科研仪器设备 525 台，其他设备 370 台，设备总原值 1438.5 万元。目前实验室根据六个重点研究方向，在原有实验室研究单元基础上，进行整合、优化和补充，已构建开展护理研究及健康管理的综合实验平台（图 4-4、图 4-5、图 4-6）。

2018 年实验室共承担科研项目 39 项，其中省级以上项目 14 项；国内外收录的学术论文共 70 篇，其中 SCI 论文 24 篇，CSCD 论文 25 篇；获得（图 4-4~图 4-6）省级科研奖项 2 项；获得实用新型专利 1 项；实验室固定人员主编教材 4 本，副主编教材 1 本，参编教材 2 本，其中"十三五"规划教材 5 本。

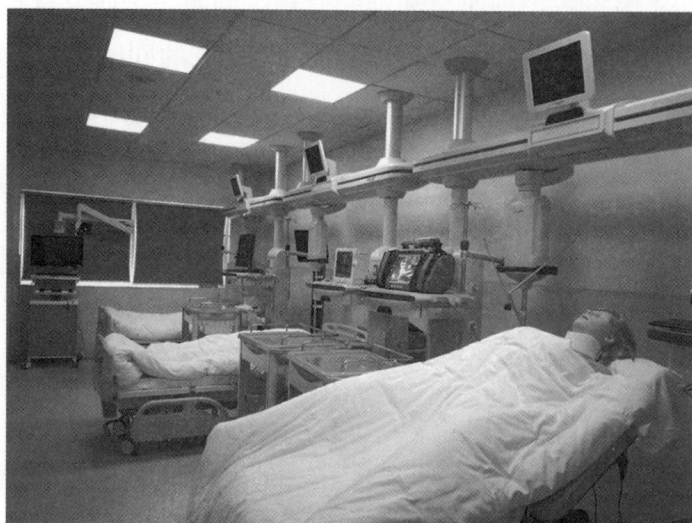

图 4-4　护理高仿实验室

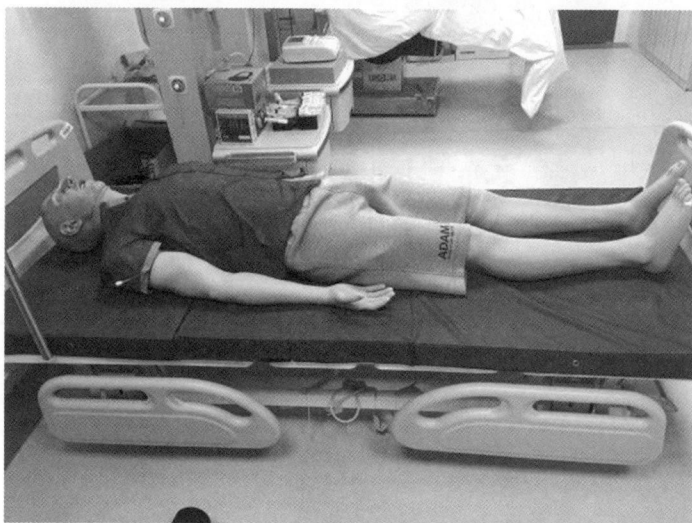

图 4-5　护理高仿实验室

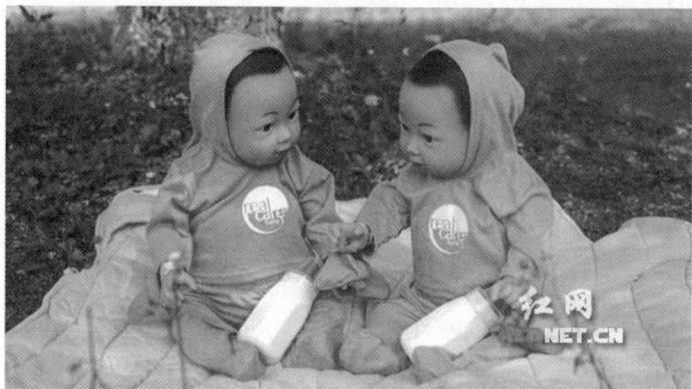

图 4-6　高仿儿童模型

2019 年实验室共承担科研项目 41 项，其中省级以上项目 21 项；国内外收录的学术论文共 85 篇，其中 SCI 论文 44 篇；获得省级科研奖项 1 项；获得实用新型专利 3 项；实验室固定人员主编教材 3 本、参编 1 本；实验室负责承办"湖南省医学本科院校护理学专业教师临床技能竞赛"，并在大赛中获一等奖（图 4-7）；获教育部高等学校护理学类专业教学指导委组织的"护理本科生临床综合技能邀请赛"一等奖（图 4-8）；获"湖南省第一届大学生护理综合技能竞赛"团体二等奖及优秀组织奖；在"中华护理学会全国护理本科院校教师临床技能竞赛"中获团体三等奖；开展 2019 年实验室开放课题组织工作。

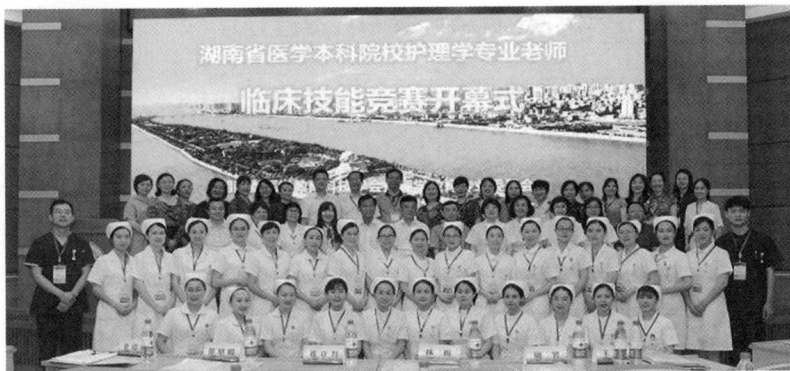

图 4-7　湖南省医学本科院校护理学专业教师临床技能竞赛

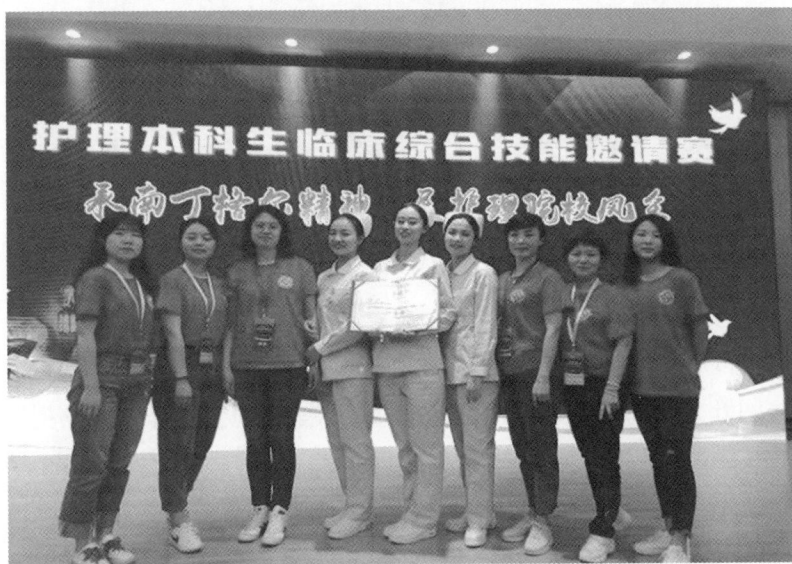

图 4-8　教育部护理教指委组织的护理本科生临床综合技能邀请赛

2020 年上半年实验室共承担科研课题 13 项，其中国家级项目 8 项，省级项目 4 项，横向课题 1 项；国内外收录学术论文共 42 篇，其中 SCI 论文 34 篇；获省级科研奖项 1 项；获得实用新型专利 2 项；主编教材 2 本。

目前实验室已构建产科护理虚拟仿真软件 20 套、助产三维虚拟现实模拟操作系统 1 套、MR 混合现实模拟操作训练系统 1 套;已增设多功能酶标仪 1 台(套);已建设仿真模拟教学实验室,用于开展仿真模拟技术实践教学。

实验室将持续不断地对护理研究及健康管理领域的前沿性、关键性、全局性问题进行研究与技术创新,为疾病的预防和患者康复提供新方法和新途径。护理学湖南省重点实验室将成为该领域科研和高层次人才培养的重要基地,成为在该领域科学研究工作水平、实验室仪器装备等方面具有国内领先、国际先进水平的护理学重点实验室。

4.3 湖南省妇女儿童健康与发展研究中心

2016 年 4 月,中南大学与湖南省妇联联合成立了"湖南省—中南大学妇女儿童健康促进与权益保障研究中心"(湘妇字〔2016〕21 号),挂靠在中南大学湘雅护理学院名下。2018 年 7 月中心重新组建中心组织结构与团队成员,更名为"湖南省妇女儿童健康与发展研究中心"。

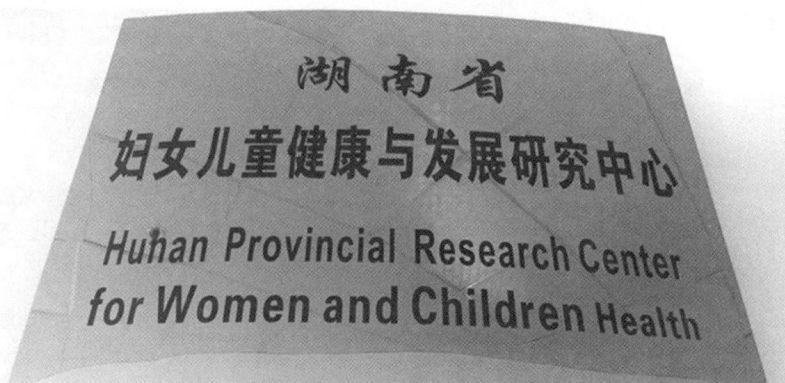

图 4-9　湖南省妇女儿童健康与发展研究中心牌匾

该中心始终坚持以习近平新时代中国特色社会主义思想和党的十九大精神为指导,以贯彻落实《湖南省妇女发展规划》和《湖南省儿童发展规划》为指南,以提高湖南省妇女儿童的健康水平为目标,打造研究与服务结合、理论与实践统一的省级"产—学—研"研究平台,力争成为国家级研究平台,争创国际一流研究平台。

该中心积极对接"健康中国 2030"等国家重大战略及社会需求,在湖南省妇联与中南大学的领导下,积极整合中南大学护理学、医学、社会学、公共卫生学、法学、文学和哲学等多学科相关研究。开展交叉性、综合性研究。该中心聚焦于老年女性健康与养老、女性生殖健康研究、妇女儿童健康与社会发展研究、妇女儿童心理健康研究、女性健康与文化研究、妇女儿童健康权益保障研究、妇女儿童安全及意外伤害预防研究等七个方向的研究,致力于服务全省乃至全国妇女与儿童健康事业。

该中心依托中南大学湘雅护理学院、公共管理学院等学院与省妇联开展了"流动妇女生殖健康调研""湖南省妇女两癌筛查""湖南省二孩生育意愿""妇联改革实践研究"等一系列研究,积极参与省妇女儿童发展规划(健康领域)的编制,为湖南省的妇女儿童健康促进做出了应有的贡献。它组建的"湘江粉红丝带俱乐部"已创建 11 年,享誉湖南乃至全国,并成立爱心病房和爱心基金,为超过 3000 名乳腺癌长期生存患者提供精准健康指导,以及为 60 名贫困患者提供了 24 万元赞助基金。中心积极对接国家"一带一路"倡议,已连续五年承办了"商务部发展中国家孕产妇保健及护理技术援外培训项目",培训了来自 38 个发展中国家的 174 名学员,涵盖非洲、亚洲和南美洲三个大洲。

4.4 中南大学湘雅泛海健康管理研究院

中南大学湘雅泛海健康管理研究院(以下简称研究院)(图 4-10)成立于 2017 年 2 月,由中南大学与泛海集团联合共建,隶属湘雅护理学院。研究所面向"人口老龄化"重大战略需求,致力于建设成为具有国际先进水平的老年健康管理及长期照护研究基地,老年护理人才培养基地和科普教育基地,关键核心技术的研发和转化基地。

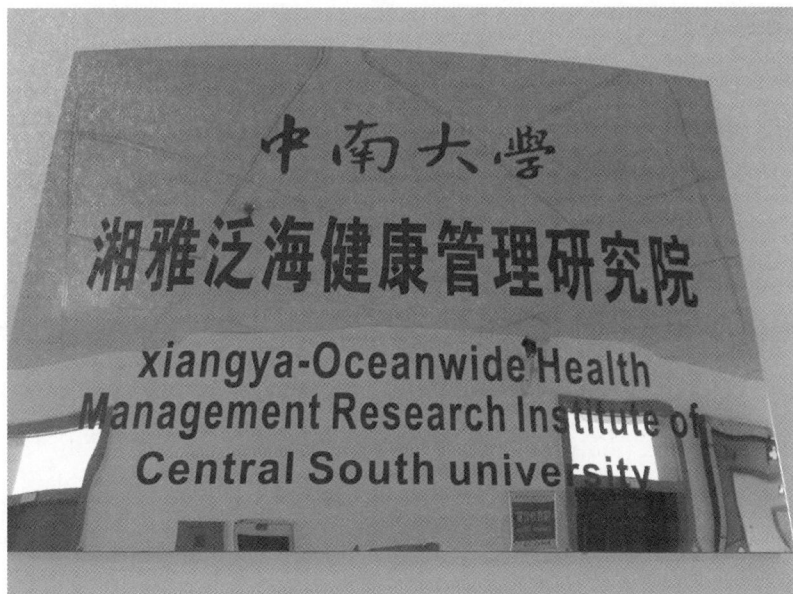

图 4-10 中南大学湘雅泛海健康管理研究院

研究院由冯辉教授担任院长,邓红文教授担任学术委员会主任,现有固定人员 9 人,其中教授 2 人,副教授 4 人,实验人员 3 人,引进国外名校博士学位的青年人才 1 人。同时,研究院交叉融合了湘雅附属医疗机构、基础医学院、公共卫生学院、大数据研究院、计算机学院等多学科团队,拥有社区慢性病管理及老年照护基础研究实验室 1 个,健康大数据与队列研究中心 1 个。研究院以老年人常见慢性病、老年综合征如衰弱、吞咽障碍、营养不良、认知障碍、焦虑抑郁、睡眠障碍、尿失禁等防控为目标，建立综合立体的老年健康大数据研究平台，处理、分析与深度挖掘临床、社区的老年人健康信息、多组学生物信息等多元化大数据，落地解决老年失能、老年综合征、老年慢性疾病防控，以及老年长期护理等关键问题，研发系列新技术、新方法和新产品。目前，研究院承担了科技部"主动健康和老龄化科技应对"国家重点研发计划项目"老年综合征智慧防控技术综合示范研究"课题"老年综合征自适应家庭干预系统研究（2020YFC2008602）"以及"中国老年失能预防与干预管理网络与技术研究"项目的课题"全周期老年失能预防与康复重建技术研究（2020YFC2008503）"2 项，国家自然科学基金项目 3 项，湖南省重点研发计划项目 2 项，民政部、美国中华医学基金会、平安养老保险股份有限公司等横向科研项目 30 余项，累计科研经费 2000 余万元。近年来，研究所共发表学术论文 90 余篇，其中 SCI 论文 50 余篇，获发明专利 6 项；获湖南省科技进步一等奖 1 项。

研究所积极开展适宜技术推广；坚持科研与教育并举，出成果与出人才并重，紧密结合科研工作，培养"老年综合评估""老年长期照护""老年健康管理"等领域高级创新人才；先后被授予国家级科普基地、湖南省教育厅"老年照护创新人才培养基地"。同时，研究所与政府、医院、基层卫生服务机构、社会养老机构等合作，形成了多领域合作共赢模式。如：共建了湖南省科技厅"健康护理协同创新中心"，开发了"健康管理产业+创新创业"特色精品课程。

研究院与国外高校研究团队，如美国霍普金斯大学、加州大学，澳大利亚蒙纳西大学、弗林德斯大学，以及国内高校研究团队，如香港中文大学、浙江大学、上海交通大学、中山大学、中国科学院医工结合研究所等，建立了稳定的沟通与研究合作。目前，研究所与澳大利亚弗林德斯大学联合培养双方共同授予博士学位的研究生 5 人，承担了国家留学基金委促进加拿大、澳大利亚、新西兰以及拉美地区科研客座与高层次人才培养项目。

科学研究

第 5 章

5.1 学科方向

本学科积极促进学科交叉融合，构建交叉学科方向，形成了公共卫生护理与疾病预防、老年护理与慢性病管理、精神卫生与心理护理、临床护理理论与技术、护理安全管理等 5 个特色交叉学科方向。本学科在艾滋病预防与疾病管理领域的研究具有国际优势，获得美国 NIH、国家自然科学基金、国家社科基金等基金支持，发表高水平论文多篇并被联合国艾滋病规划署等机构引用。本学科在老年综合征防控领域的研究具有国内优势，获国家重点研发计划支持，并与企业共建"健康管理研究院"，引资 4000 多万元；制定行业标准 6 项，形成专家共识 2 项，团队开发的老年人能力评估系统在全国近 20 个城市使用。

5.2 省部级科技成果奖励

省部级科技成果奖励见表 5-1。

表 5-1　省部级科技成果奖励情况汇总表

序号	年份	成果名称	获奖名称	获奖等级	获奖人（排名）
1	2009	湖南省护理人员对艾滋病的知识、态度及护理意愿研究分析	湖南省科学技术进步奖	三等奖	李映兰（第一）
2	2010	湖南省艾滋病综合防治策略及应用	湖南省科学技术进步奖	三等奖	何国平（第一）
3	2011	湖南省护理人员对艾滋病知识、态度及护理意愿研究分析	中华护理学会科技奖	三等奖	李映兰（第一）

续表5-1

序号	年份	成果名称	获奖名称	获奖等级	获奖人（排名）
4	2012	抗肿瘤药物性静脉炎的防护	湖南医学科技奖	二等奖	谌永毅（第一）
5	2014	Apelin/APJ在骨重建过程中的作用模式与机制	湖南省自然科学奖	二等奖	唐四元（第一）
6	2014	骨形成蛋白-2（BMP-2）在癌细胞代谢及凋亡中的作用模式与机制	湖南医学科技奖	三等奖	唐四元（第一）
7	2015	肝胆胰外科患者应激性高血糖的发生现状及重症患者的血糖控制	中华护理学会科技奖	三等奖	唐四元（第一）
8	2015	住院患者心理健康状况及心理干预系列研究	中华护理学会科技奖	二等奖	张静平（第一）
9	2018	医院安全管理模式的构建与技术推广	湖南省科学技术进步奖	三等奖	丁四清（第一）
10	2018	自闭症儿童照护者健康相关生活质量影响因素分析和对策	湖南医学科技奖	二等奖	唐四元（第一）
11	2018	身心社灵全人照护模式在癌症患者中的应用效果评价	湖南医学科技奖	三等奖	刘翔宇（第一）
12	2019	癌症患者身体、心理、社会、精神全人照护模式的构建与应用	中华护理学会科技奖	三等奖	谌永毅（第一）
13	2019	癌症患者身心社灵全人照护模式的构建与应用推广	湖南省科技进步奖	三等奖	谌永毅（第一）
14	2019	艾滋病患者抗反转录病毒治疗依从性机理及干预技术研究	湖南省自然科学奖	三等奖	王红红（第一）
15	2020	健康商数的测评及提升技术应用	湖南医学科技奖	二等奖	郭佳（第一）
16	2020	肾移植护理管理模式的构建与技术推广	湖南医学科技奖	二等奖	谢建飞（第一）
17	2020	基于互联网的信息化健康教育模式关键技术构建与应用	湖南医学科技奖	三等奖	周阳（第一）
18	2020	药物素养和用药安全管理模式的构建与技术推广	湖南医学科技奖	三等奖	钟竹青（第一）
19	2021	老年综合评估技术及干预模式的建立与应用	湖南省科学技术进步奖	一等奖	冯辉（第一）

5.3　省部级以上教学成果奖励

省部级以上教学成果奖励见表 5-2。

表 5-2　省部级以上教学成果奖励情况汇总表

序号	年份	成果名称	获奖名称	获奖等级	获奖人（排名）
1	2001	社区护理学	湖南省教育厅教学成果奖	三等奖	何国平（第一）
2	2006	护理学创新人才培养模式及实践教学体系的研究与改革	湖南省教育厅教学成果奖	三等奖	张静平（第一）
3	2008	社区护理学	国家级精品课程		何国平（第一）
4	2009	我国社区护理专业人才培养与课程体系建设的研究	湖南省教育厅教学成果奖	三等奖	何国平（第一）
5	2010	基于学生能力培养的本科护理学特色专业建设的研究与实践	湖南省教育厅教学成果奖	三等奖	张静平（第一）
6	2010	护理本科生《健康评估》实践教学的创新研究	湖南省教育厅教学成果奖	三等奖	周乐山（第一）
7	2012	社区慢性病患者的护理与管理	国家级视频公开课		唐四元（第一）
8	2013	社区护理学	国家级资源共享课		唐四元（第一）
9	2013	说课在内科护理学教学中的应用研究	湖南省教育教学改革发展优秀成果奖	三等奖	曾　慧（第一）
10	2016	社区护理学	国家级精品资源共享课		唐四元（第一）
11	2019	聚焦"内化"的全员、全程、全方位护理学专业育人模式的构建与实施	湖南省教学成果奖	二等奖	张静平（第一）
12	2020	内科护理学	国家级线上一流本科课程		张静平（第一）
13	2020	社区护理学	国家级线上一流本科课程		冯　辉（第一）
14	2020	儿科护理学	国家级线下一流本科课程		周乐山（第一）

5.4 国家发明专利授权

国家发明专利授权见表5-3。

表5-3 国家发明专利授权情况汇总表

序号	发明名称	专利号	发明人	授权年份
1	一种手术刀尖热源成像系统及其方法(国际发明专利)	2019/03831	熊　力、唐四元等	2020
2	一种PICC维护操作椅	ZL201410656395.0	胡元萍（第一）	2016
3	一种安瓿颈部消毒去屑用的含液棉式便捷取用装置	ZL201310006713.4	黄　金（第一）	2016
4	一种用于氧气与氧气湿化器之间的增湿器	ZL201610072131.X	肖　娟（第一）	2017
5	一种眼科剪眼睫毛及泪道冲洗技术护理教学模型	ZL201410120616.2	李怡萱（第一）	2016
6	一种用于安瓿瓶颈部消毒去屑棉块及提取箱	ZL201610134244.8	刘雪梅（第一）	2018
7	一种骨科辅助牵引装置	ZL201711168337.3	杨　婷（第一）	2019
8	一种烧伤用一体化消毒上药装置	ZL201710123006.1	黄琼辉（第一）	2019
9	儿童骨髓穿刺操作台	ZL201710187755.0	唐　慧（第一）	2019
10	一种手术室人员行为管理系统	ZL201711245267.7	贺吉群（第一）	2020
11	一种无线眼动仪	ZL201810704132.0	孙　玫（第一）	2020
12	皮瓣移植术后护理监控设备、系统、方法、产品及服务器	ZL201810551374.0	彭伶丽（第一）	2020
13	呼出气体采样装置	ZL201910070015.8	谢　昊（第一）	2020
14	一种可快速转院的紧急医疗移动病床	ZL201910733725.4	孙　玫（第一）	2020
15	一种双基因监控反应体系、试剂盒及其应用	ZL201910660264.2	焦晶晶（第一）	2020

5.5　国家实用新型及外形设计专利授权

自 2008 年首个实用新型专利"护理技能调压针头"获得授权后，截至 2020 年底，已经有 782 项获得国家实用新型专利授权（因数量太多未列出）。

5.6　代表性著作及教材

代表性著作及教材见表 5-4。

表 5-4　代表性著作及教材情况汇总表

序号	书名	主编/副主编	出版单位	出版年份
1	《实用护理学》	何国平　喻　坚	人民卫生出版社	2001
2	《医学分子生物学》	廖淑梅	人民卫生出版社	2001
3	《预防医学》	何国平	人民卫生出版社	2002
4	《卫生保健》	何国平	高等教育出版社	2002
5	《实用社区护理》	何国平	人民卫生出版社	2002
6	《常用护理英语词汇手册》	何国平　冯　辉	高等教育出版社	2004
7	《护理心理学》	李映兰	人民卫生出版社	2004
8	《家庭护理与保健》	何国平	高等教育出版社	2005
9	《心理与精神护理》	曾　慧	高等教育出版社	2005
10	《外科护理学》（第 4 版）（全国护理本科规范教材）	李乐之	人民卫生出版社	2006
11	《生理学》（第 2 版）（卫生部规划教材）	唐四元	人民卫生出版社	2006
12	《生理学学习指导及习题集》（全国高等学校配套教材）	唐四元	人民卫生出版社	2006
13	《精神科护理学》（第 2 版）	李凌江	人民卫生出版社	2006
14	《人际沟通学》	冷晓红	人民卫生出版社	2006
15	《卫生保健》	何国平	高等教育出版社	2007
16	《护士用药指南》	严　谨	人民卫生出版社	2008
17	《新编临床护理常规》	黄　金	人民卫生出版社	2008
18	《内科护理学》	张静平	人民卫生出版社	2009

续表5-4

序号	书名	主编/副主编	出版单位	出版年份
19	《老年护理学》（"十一五"规划本科教材）	黄金	高等教育出版社	2009
20	《现代妇产科护理模式》（第2版）	严谨	人民卫生出版社	2010
21	《精神科护理》	曾慧	高等教育出版社	2010
22	《重症监护》	王曙红	高等教育出版社	2010
23	《社区护理理论与实践》（"十二五"规划研究生教材）	何国平	人民卫生出版社	2012
24	《常用临床护理技术操作并发症的预防及处理》	李乐之	人民卫生出版社	2012
25	《外科护理学》	李乐之	人民卫生出版社	2012
26	《精神科护理学实践与学习指导》	杨敏	人民卫生出版社	2012
27	《急危重症护理学》（第3版）	李映兰	人民卫生出版社	2012
28	《生理学》（第3版）（"十二五"规划教材）	唐四元	人民卫生出版社	2012
29	《生理学学习指导及习题集》（全国高等学校配套教材，供本科护理学类专业用）	唐四元	人民卫生出版社	2012
30	《心理护理理论与实践》	张静平	人民卫生出版社	2012
31	《老年护理学》双语教材	黄金	人民卫生出版社	2012
32	《诊断学基础》	周乐山	高等教育出版社	2012
33	《精神科护理学》（第3版）	刘哲宁	人民卫生出版社	2012
34	《常用护理技术操作并发症的预防及处理》	黄金	人民卫生出版社	2013
35	《人际沟通》	冷晓红	人民卫生出版社	2015
36	《新编临床护理常规》	黄金　姜冬九	人民卫生出版社	2016
37	《母婴护理学》	罗阳	人民卫生出版社	2016
38	《生理学》（第4版）（"十三五"规划教材）	唐四元	人民卫生出版社	2017
39	《精神科护理学》（第4版）	刘哲宁	人民卫生出版社	2017
40	《护理学导论》（卫生计生委规划教材）	严谨	人民卫生出版社	2017
41	《外科护理学》（第6版）	李乐之	人民卫生出版社	2017
42	《母婴护理学》	罗阳	人民卫生出版社	2017
43	《母婴护理学学习指导教材》	罗阳	人民卫生出版社	2017
44	《护理管理理论与实践》	谌永毅	人民卫生出版社	2018

续表5-4

序号	书名	主编/副主编	出版单位	出版年份
45	《社区护理理论与实践》(第2版)	何国平	人民卫生出版社	2018
46	《护理综合实训》	李映兰	人民卫生出版社	2018
47	《导管相关感染防控最佳护理实践专家共识》	贺爱兰	人民卫生出版社	2018
48	《药疗咨询护士工作手册》	欧尽南	人民卫生出版社	2018
49	《重症护理工作标准操作流程》	李乐之　叶　曼	人民卫生出版社	2018
50	《营养管理护士临床工作手册》	黄　金	人民卫生出版社	2018
51	《糖尿病联络护士临床工作手册》	黄　金	人民卫生出版社	2018
52	《礼仪促进护士临床工作手册》	周昔红	人民卫生出版社	2018
53	《社会心理护理学》	严　谨	人民卫生出版社	2018
54	《实用护理学》(第2版)	何国平　王红红	人民卫生出版社	2018
55	《AIDS艾滋病护理实用手册》	王红红	人民卫生出版社	2018
56	《癌症防线》	邹艳辉	人民卫生出版社	2019
57	《儿科护理学》	周乐山	人民卫生出版社	2020
58	《突发急性传染病防控临床培训手册》	周秋红　李　君	人民卫生出版社	2020
59	《慢性阻塞性肺疾病患者居家肺康复》	严　谨	人民卫生出版社	2020
60	《安宁疗护专科护理》	谌永毅	人民卫生出版社	2020
61	《老年护理学》(第3版)	黄　金	高等教育出版社	2020

5.7　代表性科研项目

代表性科研项目见表5-5。

表5-5　代表性科研项目情况汇总表

序号	年份	项目编号	项目名称	项目来源	科研经费/万元	负责人
1	2005	05C0163	CCSP抗肺纤维增生的作用及机制的研究	湖南省自然科学基金	2.0	唐四元
2	2005	B2006-067	湖南省社区人群安全用药现况调查及护理网站建设	湖南省科技厅	2.0	严　谨

续表5-5

序号	年份	项目编号	项目名称	项目来源	科研经费/万元	负责人
3	2006	20060533014	我国社区护理人才培养模式及课程体系的研究	教育部"高等学校博士学科点专项科研基金"	6.0	何国平
4	2006	20070410995	Apelin/APJ在骨重建过程中的作用模式与机制研究	中国博士后科学基金	3.0	唐四元
5	2006	06JJ4045	结构方程模型在留守儿童心理健康状况中的应用研究	湖南省自然科学基金	1.0	张静平
6	2007	2007FJ3083	社区肥胖儿童生理心理状况分析及干预模式研究	湖南省科技厅	3.0	周乐山
7	2007	2007SK3045	急性疼痛对腹部手术患者心理应激水平影响与机制的研究	湖南省科技厅	8.4	李乐之
8	2008	30872708	APJ在骨代谢调控中的作用模式与机制研究（30872708）	国家自然科学基金	34.0	唐四元
9	2008	〔2008〕69	在校大学生身心健康状况调查及教育对策研究	湖南省教育厅	3.0	任小红
10	2008	2008JT3007	老年冠心病抑郁状态的心理社会因素及炎症机制的相关研究（2008JT3007）	湖南省科技厅	5.0	王秀华
11	2008	2008SK3112	探讨肾移植术后抑郁的干预模式	湖南省科技厅	3.0	雷　俊
12	2008	2008FJ3150	慢性疼痛患者疼痛与心理应激相关性及机制的研究	湖南省科技厅	2.0	李乐之
13	2008	08FJ3180	社区艾滋病信息资源的供需现状及健康教育干预效果的调研	湖南省科技厅	2.0	李映兰
14	2008	2008SK3117	健康教育对社区冠心病患者知识、态度、行为的干预效果研究	湖南省科技厅	2.0	丁四清
15	2008	08SK3106	绝经期乳癌患者生活质量的相关性研究	湖南省科技厅	2.0	王曙红
16	2008	2008SK3120	女性艾滋病毒感染、母婴传播调查及相关影响因素和干预模式研究	湖南省科技厅	3.0	罗　阳

续表5-5

序号	年份	项目编号	项目名称	项目来源	科研经费/万元	负责人
17	2009	08FJ3182	以 JNK2 接头蛋白 SH2-B 为靶分子的肥胖症治疗分子机制研究	湖南省科技厅	5.0	苏涛
18	2009	09SK3164	家庭参与的行为改变模式对城市中年男性健康促进生活方式的干预研究	湖南省科技厅	2.0	李映兰
19	2009	09JJ5013	新生儿科疼痛管理现状及疼痛管理课程教育效果的研究	湖南省自然科学基金	1.0	李乐之
20	2010	2010FJ6112	居民急救技能知信行流行病学调查及培训管理模式	湖南省科技厅	2.0	李　丽
21	2010	2010FJ3129	城市社区健康管理服务模式的构建及应用研究	湖南省科技厅	2.0	冯　辉
22	2010	2010SK3107	留置 PICC 导管对肿瘤化疗患者血液流变学影响及机制的研究	湖南省科技厅	2.0	赵丽萍
23	2010	2010YBB339	长沙市老年期痴呆的疾病负担调查与健全的社会支持系统建构研究	湖南省哲学社会科学基金	立项	曾　慧
24	2010	2010C0046	不孕症女性患者心理干预模式探讨	湖南省自然科学基金	3.0	雷　俊
25	2010	10JJ3069	吸气肌锻炼对改善 COPD 患者肺通气功能及生活质量的干预研究	湖南省自然科学基金	2.0	李映兰
26	2011	湘教通〔2010〕243 号	护理专业临床带教老师培养模式的改革研究	湖南省教育厅	1.0	张静平
27	2011	2011FJ6057	孕产妇母乳喂养认知、行为现状及影响因素和干预模式的研究	湖南省科技厅	2.0	罗　阳
28	2011	2011SK3247	湖南省留守儿童意外伤害相关因素研究	湖南省科技厅	2.0	毛　平
29	2011	11JJ6090	家庭访视反歧视干预对 HIV/AIDS 患者健康结局的综合评价	湖南省自然科学基金	2.0	李现红

续表5-5

序号	年份	项目编号	项目名称	项目来源	科研经费/万元	负责人
30	2011	11JJ5057	非药物疗法对轻度认知功能障碍老年人认知功能的影响研究	湖南省自然科学基金	1.0	曾慧
31	2012	20120162110067	网膜素-1通过调控OPG/RANKL表达拮抗血管钙化和骨质疏松的作用机制	高等学校博士学科点专项科研基金（博导类）	12.0	唐四元
32	2012	CX2012B083	自闭症儿童照顾者健康相关生活质量的行动研究	湖南省教育厅	1.0	吉彬彬
33	2012	CX2012B084	痴呆老人家庭照护者面临的挑战及对痴呆照护服务的期望	湖南省教育厅	1.0	王婧
34	2012	2012WK3058	跨理论模型在中加两国肥胖儿童生活方式改变中的应用	湖南省科技厅	3.0	周乐山
35	2012	2012SK3224	寻常痤疮患者生活质量和抑郁情绪影响因素调查与干预研究	湖南省科技厅	2.0	安如俊
36	2012	2012FJ7004	医院-社区综合管理模式对高血压患者控压效果及服药依从性的影响	湖南省科技厅	2.0	安如俊
37	2012	2012FJ3130	阿司匹林对预防肿瘤患者PICC相关纤维蛋白鞘形成及其机制研究	湖南省科技厅	2.0	赵丽萍
38	2012	2012WK3039	特发性脊柱侧凸致病及侧凸进展的微纳观机制研究	湖南省科技厅	5.0	邓露
39	2012	2012FJ3085	湿性愈合在MILES术后会阴延期愈合伤口中的研究	湖南省科技厅计划一般项目	2.0	谌永毅
40	2012	12JJ6095	提升自我效能感在肺癌术后肺康复方案中的研究	湖南省自然科学基金	3.0	张静平
41	2012	12JJ6088	儿童青少年肥胖超重BMI筛查的数学模型建立	湖南省自然科学基金	3.0	周乐山
42	2012	湘基金委字[2012]11号	内脂素在腹型肥胖中致炎的分子机理研究	湖南省自然科学基金	2.0	王秀华
43	2012	S2012J5043	湖南省农村卫生服务机构护理安全管理现状及RCA应用研究	湖南省自然科学基金	1.0	丁四清

续表5-5

序号	年份	项目编号	项目名称	项目来源	科研经费/万元	负责人
44	2012	2012M521537	1 型糖尿病合并抑郁发生中CRH-ACTH-CORT 轴的变化及其机制研究	中国博士后科学基金	10.0	郭佳
45	2013	81370974	ER-α36 介导淫羊藿素的骨保护作用	国家自然科学基金	70.0	唐四元
46	2013	13BRK010	女性流动人口生育健康公共服务均等化研究	国家社会科学基金	18.0	罗阳
47	2013	2013SK3072	产后抑郁症筛查量表研制	湖南省科技厅	4.0	罗阳
48	2013	2013FJ4077	加速度记录仪联合电话支持对初发 T2DM 患者体力活动行为改变的效果评价	湖南省科技厅	2.0	李乐之
49	2013	2013SK3055	妇科恶性肿瘤患者自杀意念的干预模式探讨	湖南省科技厅	3.0	雷俊
50	2013	12YBB283	社区老年女性健康照护服务体系的研究	湖南省哲学社科规划基金	2.0	罗阳
51	2014	14BSH137	"失独者"心理健康状况及心理弹性作用机制研究	国家社会科学基金	20.0	张静平
52	2015	128001000000165101	学历学位教育项目	中华人民共和国商务部	532.0	唐四元
53	2015	81470154	基于手机 APP 对男男性接触者行为干预的策略和机制研究	国家自然科学基金	24.0	严谨
54	2015	81402006	二烯丙基二硫阻断 Rac1 信号通路抑制结肠癌细胞 EMT 的分子机制	国家自然科学基金	18.0	周钰娟
55	2015	15CSH037	中国同妻生活质量现状及艾滋病易感性研究	国家社会科学基金	18.0	李现红
56	2015	2015SF2056	老年人远程护理及特种护理服务模式研究	湖南省科技支撑计划项目	10.0	王秀华
57	2015	144725	中国男同性恋配偶生活质量现状及相关法律问题研究	教育部	15.0	李现红
58	2016	81502901	应对技能训练项目在湖南省青少年 I 型糖尿病患者中的应用效果及其机制研究	国家自然科学基金	18.0	郭佳

续表5-5

序号	年份	项目编号	项目名称	项目来源	科研经费/万元	负责人
59	2016	81502701	基于神经网络模型的青年癌症患者心理痛苦预警与标准化沟通系统研究	国家自然科学基金	18.0	谢建飞
60	2016	81500056	BUB1 在肺纤维化中的作用及其机制研究	国家自然科学基金	18.0	刘伟
61	2016	16BSH055	老年专业照护技能社区拓展模式与策略研究	国家社会科学基金	20.0	冯　辉
62	2016	16YBA365	基于社会网络分析的大学生男性同性恋者艾滋病预防干预模式研究	湖南省哲学社会科学基金	2.0	王红红
63	2016	2016JJ6150	基于药物信息素养评价的居民自我药疗风险监测与安全管理模型构建	湖南省自然科学基金	5.0	钟竹青
64	2016	2016JJ3182	BUB1 通过调控 TGF-b 信号通路对 IPF 的影响及意义研究	湖南省自然科学基金	5.0	刘伟
65	2016		高血压病人药物素养与自我安全用药及其影响因素研究	湖南省教育厅	4.0	钟竹青
66	2016	2016ZK3020	肿瘤防治科普基地建设	湖南省科技厅创新型省份建设专项资金项目	15.0	邹艳辉
67	2016	2016ZK3021	2016 年肿瘤防治与健康同行科普宣传系列活动	湖南省科技厅创新型省份建设专项资金项目	8.0	喻新华
68	2017	71603290	高血压病人药物素养与自我用药安全的干预研究	国家自然科学基金	14.0	钟竹青
69	2017	17BSH055	癌症患者的健康关怀及医疗照护体系建构研究	国家社会科学基金	20.0	杨盛波
70	2017	17YJCZH273	性别和权力理论在女性感染 HPV 风险研究中的应用及实证	教育部社会科学司	8.0	周雯娟
71	2017	2017JJ2321	我国医院临床路径执行力评估体系的建立及其影响因素研究	湖南省自然科学基金	5.0	毛　平

续表5-5

序号	年份	项目编号	项目名称	项目来源	科研经费/万元	负责人
72	2017	2017JJ3482	lncRNANEAT1 调控 BMP2 在肾钙斑处钙化过程中的作用机制研究	湖南省自然科学基金	5.0	张小琼
73	2017	2017JJ3395	关于控制肾移植术后受者妊娠风险的相关研究	湖南省自然科学基金	5.0	万晶晶
74	2017	2017JJ3431	miR-133B 炎性乳腺癌干细胞 NOTCH 信号通路研究	湖南省自然科学基金	5.0	龚妮
75	2017	2017JJ3513	MicroRNA-4524b 作为早期宫颈癌复发危险判断因子的机制研究	湖南省自然科学基金	5.0	周雯娟
76	2017	2017JJ3466	miR-181a/b 调控癫痫持续状态神经元凋亡的机制研究	湖南省自然科学基金	5.0	龚丽娜
77	2017	2017JJ2391	血栓弹力图在肺癌患者 PICC 血栓预警及干预中的应用	湖南省自然科学基金	5.0	张京慧
78	2017	2017JJ2374	疼痛对膝关节置换患者术后康复的影响机制研究及干预模式构建	湖南省自然科学基金	5.0	周　阳
79	2017	2017JJ2344	RKIP 在鼻咽癌干性维持中的作用及其可能机制研究	湖南省自然科学基金	5.0	李　君
80	2017	17YBQ111	城市化背景下农村妇女糖尿病预防项目的开发研究	湖南省哲学社会科学基金	2.0	郭　佳
81	2017	2017SK50107	基于信息平台肩颈痛居家康复模式的建立与评价	湖南省科技厅临床医疗技术创新引导项目	10.0	袁素娥
82	2017	XJK17BGD084	试听艺术在护理本科生"健康评估"教学中的应用	湖南省教育科学"十三五"规划课题	3.0	王秀华
83	2017		在临床实习中融通住院医师规范化培训的研究与实践——以妇产科为例	湖南省教育厅	2.0	刘清
84	2017		湖南省临床路径实施效果评价指标体系的构建和应用研究	湖南省教育厅	4.0	毛　平

续表5-5

序号	年份	项目编号	项目名称	项目来源	科研经费/万元	负责人
85	2017	JG2017B018	专业型护理研究生临床沟通能力的体验式教学模式构建与实验研究	湖南省教育厅	1.0	李 丽
86	2017	2017ZK3101	海姆立克急救歌、海姆立克急救操	湖南省科技厅创新型省份建设专项资金项目	10.0	赵先美
87	2018	81703084	正念癌症康复训练对癌症患者多维度健康的干预效果及机制研究	国家自然科学基金	20.0	谷 灿
88	2018	71704191	基于医疗大数据的不良事件预警模型构建及实证研究	国家自然科学基金	18.0	秦春香
89	2018	18BSH033	少年男生同性恋身份认同影响的社会心理预研究	国家社会科学基金	20.0	严 谨
90	2018	18YJC840033	基于性别与权利理论的产后抑郁风险及相关社会因素探索性研究	教育部社会科学司	8.0	孙 玫
91	2018	2018SK21312	老年人肌少症筛查模型的构建与干预研究	湖南省科技厅	20.0	王秀华
92	2018	2018ZK4038	《远离跌倒伤害》——主题科普读本及微视频	湖南省科技厅创新型省份建设专项资金项目	10.0	欧尽南
93	2018	2018ZK4036	神经外科思维导图式健康宣教	湖南省科技厅创新型省份建设专项资金项目	10.0	何卫娥
94	2018	2018ZK4032	湖南省农村妇女糖尿病预防科普模式的构建	湖南省科技厅创新型省份建设专项资金项目	10.0	郭 佳
95	2018	2018SK50905	基于互联网技术的慢性伤口患者三级医院—基层医院—家庭全人延续护理体系构建与实践	湖南省科技厅临床医疗技术创新引导项目	10.0	谌永毅
96	2018	2018JJ2555	正念干预对妊娠期妇女担忧的影响研究	湖南省自然科学基金	5.0	罗 阳

续表5-5

序号	年份	项目编号	项目名称	项目来源	科研经费/万元	负责人
97	2018	2018JJ3711	正念癌症康复训练对术后宫颈癌患者多维度健康的干预效果及机制研究	湖南省自然科学基金	5.0	谷　灿
98	2018	2018JJ6047	基于情景学习理论的手术室专科护士培训课程重建及效果评价	湖南省自然科学基金	5.0	邓　露
99	2018	2018JJ6055	医疗不良事件大数据管理平台的构建及应用	湖南省自然科学基金	5.0	秦春香
100	2018	2018JJ6110	口腔肿瘤患者接纳与承诺干预模式构建与实证研究	湖南省自然科学基金	5.0	许湘华
101	2018	2018JJ6111	开发基于互联网技术的血管通道监控体系，建立血管通道常见并发症预警模型	湖南省自然科学基金	5.0	李旭英
102	2018	2018JJ2571	Williams 生活技能训练对抑郁症患者的干预效果及 HPA 轴的影响	湖南省自然科学基金	5.0	陈琼妮
103	2018	2018JJ2597	基于 Hadoop 技术的住院患者用药错误风险预警与干预	湖南省自然科学基金	5.0	丁四清
104	2018	2018JJ2614	孕产妇静脉血栓栓塞症的危险因素与发病风险预测的研究	湖南省自然科学基金	5.0	邓　琛
105	2018	2018JJ2615	五级急诊分诊信息系统的构建与临床应用研究	湖南省自然科学基金	5.0	黄　辉
106	2018	2018JJ2622	基于护士主导的医疗设备临床警报管理模式的构建	湖南省自然科学基金	5.0	岳丽青
107	2018	2018JJ3774	主利手、非主利手留置 PICC 对置管后并发症及患者舒适度影响的研究	湖南省自然科学基金	5.0	郭　亮
108	2018	2018JJ3714	提升肺癌患者心理弹性的病人叙述式干预方案的构建	湖南省自然科学基金	5.0	叶　曼
109	2018	2018JJ3734	柠檬酸喷雾对术后早期口渴患者唾液腺分泌功能的影响	湖南省自然科学基金	5.0	伍彩红

续表5-5

序号	年份	项目编号	项目名称	项目来源	科研经费/万元	负责人
110	2018	2018JJ3777	双色荧光3D单分子成像技术分析活细胞内TGF-β配体和受体分子结合动力学研究	湖南省自然科学基金	5.0	肖　鹏
111	2018	2018JJ3779	基于护士护理中断的知识转化干预模式构建与验证	湖南省自然科学基金	5.0	谢建飞
112	2018	2018JJ3792	聚焦解决协同OAO模式对高血压前期肥胖人群的干预研究	湖南省自然科学基金	5.0	邓玉玲
113	2018	2018JJ3793	湖南省自然科学基金青年科学基金项目灵芝多糖拮抗UVB诱导的黑素生成的机制研究	湖南省自然科学基金	5.0	康丽阳
114	2018	2018JJ3794	母音刺激对降低婴儿静脉穿刺时疼痛感的影响机理研究	湖南省自然科学基金	5.0	蔡　骞
115	2018	2018JJ6050	基于"智慧型健康小屋"精准健康管理模式在正常高值血压职业人群自我管理中的研究	湖南省自然科学基金	5.0	向亚利
116	2018	2018JJ6064	CALM3rs11083838和rs10113多态性与妇女骨质疏松易感性关系及对破骨细胞功能的影响	湖南省自然科学基金	5.0	周秋红
117	2018	2018JJ6140	有氧联合弹力带抗组运动对代谢综合征患者的干预研究	湖南省自然科学基金	5.0	韩辉武
118	2018	2018JJ6062	区域性医疗机构血源性病原体职业接触的监测研究与应用	湖南省自然科学基金	5.0	汪要望
119	2018	2018SK52606	缺血性脑卒中患者PICC相关性静脉血栓的形成与D-二聚体动态变化的相关研究	湖南省科技厅临床医疗技术创新引导项目	10.0	贺连香
120	2018	18YBA439	已婚精神分裂症患者生育现状研究	湖南省哲学社会科学基金	2.0	杨　敏
121	2018	18WTC37	基于资源整合视角的安宁疗护分级服务模式研究	湖南省哲学社会科学基金	2.0	谌永毅
122	2018	18YBA438	湖南省在华留学生性文化适应与实践的社会学研究	湖南省哲学社会科学基金	2.0	李现红
123	2018	18YBA440	基于性别、权利视角的孕产期女性所受亲密关系暴力现状及社会因素研究	湖南省哲学社会科学基金	2.0	孙　玫

续表5-5

序号	年份	项目编号	项目名称	项目来源	科研经费/万元	负责人
124	2018	18YBA441	湖南省女性生育价值观变迁的实证研究	湖南省哲学社会科学基金	2.0	罗　阳
125	2018	18YBQ128	"健康中国"北京下农村留守抑郁老年人干预项目的开发与实证研究	湖南省哲学社会科学基金	2.0	王　瑶
126	2019	2019YZ3023	引进美国脑网络分析技术探究心脏神经官能病症病因的应用研究	湖南省科技厅引智项目	6.0	刘　能
127	2019	19YBA348	青少年恶性肿瘤家庭抗逆力及其叙事干预研究	湖南省哲学社会科学基金	2.0	谷　灿
128	2019	81874267	基于围产期保健流程的多时间窗、多维度产后抑郁症风险预测研究	国家自然科学基金	25.0	雷　俊
129	2019	81873806	萝卜硫素抑制 NF-κB 信号通路调控小胶质细胞与星形胶质细胞突触修剪功能治疗 ASD 的作用及机制研究	国家自然科学基金	56.0	李亚敏
130	2019	2019SK2141	积极老龄化医护康养一体化服务技术集成与示范	湖南省科技厅	200.0	唐四元
131	2019	H201910150780001	老年长期照护服务体系研究及支撑技术开发	中国泛海控股集团横向基金	500.0	唐四元
132	2019	2019ZK4003	《不一样的成长》系列慢性病患儿身心康复绘本创作	湖南省科技厅创新型省份建设专项资金项目	10.0	李现红
133	2019	2019ZK4007	《肾移植患者自我管理指南》科普图书创作	湖南省科技厅创新型省份建设专项资金项目	10.0	吴小霞
134	2019	2019JJ80089	肿瘤患者 PICC 导管相关性静脉血栓风险预测模型的构建	湖南省自然科学基金	5.0	陈文凤
135	2019	2019JJ80049	基于保护动机理论的孕期体重管理方案构建及干预研究	湖南省自然科学基金	5.0	周昔红
136	2019	2019JJ80016	基于微信平台的团队延续性护理对改善老年痴呆患者家庭照顾者照顾负担的效果评价	湖南省自然科学基金	5.0	王娅平

续表5-5

序号	年份	项目编号	项目名称	项目来源	科研经费/万元	负责人
137	2019	2019JJ80098	急诊科护士死亡教育培训课程体系构建及实证研究	湖南省自然科学基金	5.0	张小红
138	2019	2019JJ80087	基于医联体的社区糖尿病足分级预警管理模式构建与应用	湖南省自然科学基金	5.0	许景灿
139	2019	2019JJ80023	基于个案管理的康复干预对乳腺癌术后乳房重建者家庭功能的影响研究	湖南省自然科学基金	5.0	彭翠娥
140	2019	2019JJ80091	气压治疗联合呼吸功能锻炼对肺癌术后患者静脉血栓栓塞症预防效果的研究	湖南省自然科学基金	5.0	汤新辉
141	2019	2019JJ40501	腔内心电图定位在上腔静脉阻塞化疗患者股静脉置管中的应用	湖南省自然科学基金	10.0	张京慧
142	2019	2019JJ40428	房树人测验在等待肾移植患者焦虑抑郁评估中的应用研究	湖南省自然科学基金	10.0	方春华
143	2019	2019JJ40431	基于SOP的重症监护专科护士体验式培训体系的构建与应用	湖南省自然科学基金	10.0	李乐之
144	2019	2019JJ40437	小胶质细胞与星形胶质细胞过度激活致突触修剪异常与孤独症谱系障碍的发病关联及机制研究	湖南省自然科学基金	10.0	李亚敏
145	2019	2019JJ40446	综合医院特殊岗位护理人员心理弹性测评干预技术的开发与应用	湖南省自然科学基金	10.0	张 洁
146	2019	2019JJ40469	基于移动医疗的冠心病PCI术后患者延续护理软件的构建及应用	湖南省自然科学基金	10.0	易琦峰
147	2019	2019JJ40473	乳腺组织菌群与乳腺癌发生的相关性及可能机制研究	湖南省自然科学基金	10.0	王 玲
148	2019	2019JJ40403	湖南省感染控制专科护士培训及评价体系构建与应用	湖南省自然科学基金	10.0	李映兰

续表5-5

序号	年份	项目编号	项目名称	项目来源	科研经费/万元	负责人
149	2019	2019JJ40515	慢性肾脏病患者营养治疗方式探讨及相关机制研究	湖南省自然科学基金	10.0	聂晚年
150	2019	2019JJ40527	基于 GCAD 系统的压力衣设计及增生性瘢痕精准防治的研究	湖南省自然科学基金	10.0	吴英
151	2019	2019JJ50853	芳香疗法和音乐干预对乳腺癌患者围术期应激反应中炎症因子的影响及其表观遗传学机制	湖南省自然科学基金	5.0	肖扬帆
152	2019	2019JJ50855	CD4+T 细胞 H3K9 甲基化修饰异常对 CREMα 基因表达的调控及其在系统性红斑狼疮发病中的作用	湖南省自然科学基金	5.0	张慧琳
153	2019	2019JJ50865	基于复杂网络理论的阻塞性睡眠呼吸暂停低通气综合征患者元记忆损伤的大脑机制	湖南省自然科学基金	5.0	陈华英
154	2019	2019JJ50898	胃管置入长度估算方法的系列研究	湖南省自然科学基金	5.0	杨波
155	2019	2019JJ50901	基于图式理论的脑卒中患者自我管理健康教育方案的构建及应用	湖南省自然科学基金	5.0	彭德珍
156	2019	2019JJ50903	脊髓损伤清洁间歇导尿患者自我管理能力现状及对策研究	湖南省自然科学基金	5.0	张妙媛
157	2019	2019JJ50905	基于健康教练技术的冠心病病人药物素养与自我安全用药的干预研究	湖南省自然科学基金	5.0	郑凤
158	2019	2019JJ50913	大学生 MSM 人群心理健康状况与干预研究	湖南省自然科学基金	5.0	刘艳
159	2019	2019JJ50916	认证功能评估系统新媒体 APP 的构建与应用	湖南省自然科学基金	5.0	金艳
160	2019	2019JJ50918	肾移植患者用药依从性实证研究	湖南省自然科学基金	5.0	刘佳
161	2019	2019JJ50922	减重代谢外科患者综合管理平台的建立及应用	湖南省自然科学基金	5.0	孙林丽

续表5-5

序号	年份	项目编号	项目名称	项目来源	科研经费/万元	负责人
162	2019	2019JJ50928	基于竞争风险模型的肝硬化患者轻微型肝性脑病预测研	湖南省自然科学基金	5.0	晏春丽
163	2019	2019JJ50929	糖尿病患者认知功能障碍风险预测研究	湖南省自然科学基金	5.0	曾　辉
164	2019	2019JJ50953	SOX基因介导组蛋白H3K27甲基化修饰对食管鳞状细胞癌EMT的调控机制研究	湖南省自然科学基金	5.0	陆璨
165	2019	2019JJ80088	信息整合化住院血糖管理模式的构建与应用	湖南省自然科学基金	5.0	吴辽芳
166	2019	2019JJ40479	基于物联网技术的手术室质量安全智能化协同管理研究	湖南省自然科学基金	10.0	贺吉群
167	2019	2019JJ40526	住院脑卒中患者静脉血栓栓塞症风险评估工具的应用研究	湖南省自然科学基金	10.0	郑悦平
168	2019	19YJCZH177	老龄化背景下痴呆症家庭照顾支持项目的开发研究	教育部社会科学司	8.0	王　瑶
169	2020	20BSH044	来华留学生艾滋病风险评估及相关卫生服务对策研究	国家社会科学基金	20.0	陈　嘉
170	2020	2020YFC2008600	老年综合征自适应家庭干预技术研究	国家重点研发计划	375.0	冯　辉
171	2020	71904209	基于机器学习的肾移植患者用药依从性预警模型构建及干预策略研究	国家自然科学基金	20.5	刘　佳
172	2020	2020ZK4012	嚼槟榔危害与口腔癌预防科普视频作品创作	湖南省科技厅创新型省份建设专项资金项目	5.0	陶子荣
173	2020	2020ZK4017	《"胃"你而来，非"肠"不可》科普图书创作	湖南省科技厅创新型省份建设专项资金项目	5.0	龚　妮
174	2020	2020SK53618	居民健康生活方式自我报告健康教练技术干预决策支持系统的研发	湖南省科技厅创新型省份建设专项资金项目	10.0	段应龙

续表5-5

序号	年份	项目编号	项目名称	项目来源	科研经费/万元	负责人
175	2020	2020SK53609	基于智能可穿戴设备的运动疗法对亲体肾移植供、受者生活质量的影响	湖南省科技厅创新型省份建设专项资金项目	10.0	刘　敏
176	2020	2020SK53610	内分泌科主导多学科协作下院内精细化血糖管理对围手术期高血糖患者效果研究	湖南省科技厅创新型省份建设专项资金项目	10.0	龙飞艳
177	2020	2020JJ4687	ESTEEM 心理干预模型的跨文化调试与应用效果评价：一项降低中国男男性行为人群艾滋病高危行为项目	湖南省自然科学基金	5.0	陈　嘉
178	2020	2020JJ4773	基于骨原细胞迁移理论的血管钙化	湖南省自然科学基金	5.0	唐四元
179	2020	2020JJ5791	基于机器学习理论及移动健康技术的社区产后抑郁预警模型构建与干预策略研究	湖南省自然科学基金	5.0	孙　玫
180	2020	S2020JJMSXM2760	中枢应激系统功能失衡诱导肾上腺素水平降低促成运动性支气管痉挛的发生机制	湖南省自然科学基金	10.0	彭婀敏
181	2020	2020JJ5880	基于支持向量机的 PICC 无症状深静脉血栓预测概率模型的构建	湖南省自然科学基金	10.0	刘万里
182	2020	2020JJ4885	营养与运动联合干预对胃癌术后肌肉减少症机制与应用的研究	湖南省自然科学基金	5.0	匡雪春
183	2020	2020JJ4829	基于"互联网+"的肾移植术后患者居家健康管理平台的建立与应用	湖南省自然科学基金	5.0	吴小霞
184	2020	2020JJ4866	基于任务清单的 PCI 术后患者心脏全面康复应用研究	湖南省自然科学基金	5.0	钟竹青
185	2020	2020JJ4417	基于 ANN-BNs 复合模型的安宁疗护照护质量动态评价体系的研究与应用	湖南省自然科学基金	5.0	谌永毅

续表5-5

序号	年份	项目编号	项目名称	项目来源	科研经费/万元	负责人
186	2020	2020JJ8018	乳腺癌患者 PICC 相关性血栓预警评分系统的构建及验证	湖南省自然科学基金	5.0	李旭英
187	2020	2020JJ8063	基于前瞻性队列的"宫颈癌术后淋巴水肿"的风险预测预警模型研究	湖南省自然科学基金	5.0	刘高明
188	2020	2020JJ8021	基于过程压力导向模型构建安宁疗护护理人员心理支持体系与应用研究	湖南省自然科学基金	5.0	王 英
189	2020	2020JJ8065	基于大数据的超声引导 PICC 最佳穿刺部位的分析及实证研究	湖南省自然科学基金	5.0	袁 忠
190	2020	2020JJ8087	早期临床研究中心临床试验管理信息化建设	湖南省自然科学基金	0.0	陈 勇
191	2020	2020JJ8089	两种体位下定位 PICC 导管尖端最佳位置的差异性及安全性研究	湖南省自然科学基金	0.0	林 琴
192	2020	2020JJ8090	直肠癌低位前切除术患者肛门功能"BPSS"康复体系构建及实证研究	湖南省自然科学基金	0.0	刘华云
193	2020	XSP20YBC318	湖南发展"互联网+"多元养老服务体系影响因素与对策研究	湖南省社会科学成果评审委员会	0.0	贺吉群
194	2020	2020SK3043	湖南基层地区新型冠状病毒感染的肺疫情检测和预警能力评估及其对策研究	湖南省科技厅临床医疗技术创新引导项目	5.0	谌永毅
195	2020	2020SK51106	肿瘤患者 PICC 相关性不良事件的预警模型构建系列研究	湖南省临床医疗技术创新引导项目	10.0	李旭英
196	2020	2020SK51104	开发人工智能技术平台提升湖南省癌症防治及康复水平	湖南省临床医疗技术创新引导项目	10.0	刘翔宇
197	2020	2020SK51105	癌症患者死亡焦虑机制及干预策略研究	湖南省临床医疗技术创新引导项目	10.0	许湘华
198	2020	2020SK2055	中老年人健康生活方式促进技术研究与应用示范	湖南省科技厅	50.0	冯 辉

续表5-5

序号	年份	项目编号	项目名称	项目来源	科研经费/万元	负责人
199	2020	2020SK2085	精神健康急救关键技术研发与推广	湖南省科技厅	50.0	李亚敏
200	2020	2020SK2091	居民健康生活方式评价体系及风险预警系统建设	湖南省科技厅	50.0	谢建飞
201	2020	2020SK2075	湖南省中老年人健康生活方式促进技术研发与应用示范	湖南省科技厅	50.0	周　阳
202	2020	HNKCSZ-2020-0059	儿科护理学课程思政教学改革与实践	湖南省教育厅	2.0	周乐山
203	2020	HNJG-2020-0061	基于虚拟仿真技术的老年护理实验技术改革与实践	湖南省教育厅	2.0	冯　辉
204	2020		基于迪金课程设计模型以融合思政教育的"护理伦理学"课程建设研究	湖南省教育厅	2.0	郭　佳
205	2020	HNJY-2020-0067	临床护理研究生病情早期预警教学模式研究与构建	湖南省教育厅	2.0	陶子荣
206	2020	82073409	基于性格优势和昼夜节律的青年癌症患者心理痛苦干预决策研究	国家自然科学基金	55.0	谢建飞
207	2020	72074225	面向大数据医疗的胎儿畸形围引产期抑郁智能管理体系研究	国家自然科学基金	50.0	秦春香
208	2020	72074227	基于物联网技术的糖尿病跨理论模型管理模式的构建与实证研究	国家自然科学基金	48.0	黄　金
209	2020	72074226	基于隐喻理论开展青年 MSM 人群艾滋病风险防控的效果及机制研究	国家自然科学基金	45.0	李现红
210	2020	72004237	社区老年人循证多成分跌倒预防项目本土化调适及实证研究	国家自然科学基金	24.0	刘民辉
211	2020	82003313	宫颈癌术后下肢淋巴水肿病因与风险预测：一项前瞻性队列研究	国家自然科学基金	24.0	刘高明
212	2020	72064037	新疆住院儿童患者 CRT 智慧预警管理系统医疗服务模式构建与应用	国家自然科学基金	29.0	李映兰

5.8　国际合作项目

国际合作项目见表 5-6。

表 5-6　国际合作项目情况汇总表

姓名	合作单位	项目全称	经费来源	项目起止年份
曾　慧	亚洲老年培训中心	老年慢阻患者自理能力培训	亚洲老年培训中心	2001—2002
	欧盟—国际助老协会	中国西部老年人及其社区扶贫项目	欧盟项目	2003—2006
	美国雅礼协会	健康教育和心理干预对慢性乙型肝炎患者应激水平的效果研究	雅礼协会贾氏基金	2005—2006
	美国雅礼协会	认知训练和穴位按摩对老年人认知功能的效果研究	贾氏社区扩展基金	2008—2009
	Xiangya-UCLA HIV/AIDS Nursing Research Initiative	An investigation of the cognitive functioning of older people living with HIV/AIDS and their related needs for intervention（410020015）	美国国立研究院（NIH）	2017—2018
何国平	欧盟—国际助老协会	中国西部老年人及其社区扶贫项目	欧盟项目	2003—2006
	美国中华医学基金会（CMB）	多元化途径发展湖南省社区护理教育	美国中华医学会（China Medical Board, CMB）	2008—2011
	美国中华医学基金会（CMB）	Planning Project to Develop an Innovative Practice Model on Community Nursing in China（20100927）	美国中华医学会（China Medical Board, CMB）	2009—2012
	澳大利亚弗林德斯大学	A Comparative Study of Family Caregivers' Perceived Challenges When Caring for Family Members with Dementia and Expectations of Dementia Care Services in Adelaide and Changsha	弗林德斯大学	2012—2013
	澳大利亚弗林德斯大学	Strengthening Professional Collaboration in Dementia Education and Research the Provision and Evaluation of a Dementia Train the Trainer Program	ACC	2012—2014
	美国中华医学基金会（CMB）	The Development of the Chinese Innovative Practice Model of Community Health Nursing	美国中华医学会（China Medical Board, CMB）	2012—2015

续表5-6

姓名	合作单位	项目全称	经费来源	项目起止年份
严谨	美国雅礼协会	社区精神卫生服务	美国雅礼协会贾氏基金	2006
	美国中华医学基金会(CMB)	The Effects of Hospital Outreach Intervention on Decreasing Hospitalization And Medical Cost of Patients With Copd：A Randomized Control Trial(12-115)	美国中华医学会(China Medical Board, CMB)	2012—2015
	美国中华医学基金会(CMB)	The Effects of Hospital Outreach Intervention on Decreasing Hospitalization and Medical Cost of Patients With Copd：A Randomized Control Trial(12-115)	美国中华医学会(China Medical Board, CMB)	2013—2016
杨敏	美国雅礼协会	社区老年人健康生活模式健康教育效果研究	雅礼协会贾氏社区扩展基金	2006—2008
	美国中华医学基金会(CMB)	精神疾病患者家属情感表达对其照顾负担及患者复发率影响的随访研究	CMB 护理青年教师科研基金	2012—2015
	美国 NIH	The investigation of ethical sensitivity of HIV/AIDs' health care providers	美国国立研究院(NIH)	2016
张静平	美国雅礼协会	Quality of Life and Influencing Factors in People Living with HIV/AIDS in China	雅礼协会贾氏基金	2008
李映兰	WHO	医护人员不安全注射行为的干预研究	WHO	2008
	美国爱斯本	Comparision of Inelastic and Elastic Lumbosacral Orthoses on the Prevention of Low Back Pain in Hospital Nurses	美国爱斯本医疗产品研究会	2011
黄金	美国雅礼协会	低血糖指数食物对血糖血脂代谢的影响(2008CC02S)	美国雅礼协会贾氏项目	2008
	美国雅礼协会	认知干预对长沙市及昆明市社区 2 型糖尿病患者轻度认知功能障碍的影响	美国雅礼协会贾氏基金	2013
	美国雅礼协会	认知干预对长沙市及昆明市社区 2 型糖尿病患者轻度认知功能障碍的影响(2013CC01)	美国雅礼协会贾氏基金	2013—2014
冯辉	美国雅礼协会	怀旧治疗对老年抑郁患者的干预效果研究	美国雅礼协会贾氏基金	2008—2009
	澳大利亚弗林德斯大学	发展湖南省社区基层医疗服务机构慢性病管理能力研究 11-085	澳大利亚弗林德斯大学	2013—2014
	美国中华医学基金会(CMB)	Aged Care Clinical Mentoring Model of Change in Nursing Homes in China：A Cluster Randomized Controlled Trial	美国中华医学会(China Medical Board, CMB)	2018—2020

续表5-6

姓名	合作单位	项目全称	经费来源	项目起止年份
王红红	美国耶鲁大学	Developing ART Adherence Intervention in South Central China（R34 MH 083564 -01A2）	美国国立研究院（NIH）	2009—2014
	美国加州大学洛杉矶分校	湘雅-UCLA艾滋病行为研究 Xiangya-UCLA HIV/AIDS Research Training Initiative （1D43TW009579）	美国国立研究院（NIH）	2013—2018
	耶鲁大学	艾滋病科研伦理项目 M12A11204	美国国立研究院（NIH）	2015—2016
宋 妍	美国雅礼协会	长沙市社区精神分裂症的家庭教育课程项目的研究.	美国雅礼协会和贾氏基金	2010—2012
李 丽	美国雅礼协会	Impact of a Target Intervention on Childhood Risk Taking Behavior	雅礼协会贾氏基金	2011—2012
周乐山	美国中华医学基金会(CMB)	行为改变的跨理论模型在社区肥胖儿童体重控制中的应用	CMB护理青年教师科研基金	2011—2013
刘 丹	哥伦比亚大学	Nursing Human Resources Allocation and Health Economic Analysis of the High-quality Care Demonstration Project in Hunan Province	CMB种子基金	2012—2014
李现红	美国中华医学基金会(CMB)	长沙市男男性行为人群适应性艾滋病信息干预模式研究	CMB护理青年教师科研基金	2014—2015
	美国NIH	不同性角色的男男性行为者性行为与HIV/STI比较研究	美国国立研究院（NIH）	2014—2018
	美国国立卫生署	Identifying facilitators and barriers for HIV self-testing among Chinese men who have sex with men （MSM）1 D43 TW009579	美国国立研究院（NIH）	2017—2018
	美国国立卫生研究院(NIH)	Developing efficient intervention technologies to reduce stigma-related stress, mental health problems, and HIV risk among young Chinese MSM	美国国立卫生研究院（NIH）	2020—2022
	图尔库大学	Evidence-Based Leadership in Nursing	芬兰政府	2021—2022

续表5-6

姓名	合作单位	项目全称	经费来源	项目起止年份
彭伶丽	澳大利亚弗林德斯大学	Barriers and Enablers for the Implementation of a Training Program for the National Triage Guidelines in Hunan Province, China	澳大利亚弗林德斯大学	2013—2014
	美国雅礼协会	Development of an osteoporosis education program for patients with fragility fracture in China(湘雅医院贾氏项目)	美国雅礼协会贾氏基金	2016—2017
谷　灿	美国雅礼协会	以实证和理论为基础的干预对中国大学女生 HPV 相关知识和 HPV 疫苗接受程度的影响	美国雅礼协会贾氏基金	2013—2015
	Fogarty 基金	中国南部地区 HIV 阳性女性的宫颈癌筛查行为研究(D43TW009579，子项目编号 UX2016-2)	Fogarty International Center grant	2016—2017
	美国中华医学基金会(CMB)	Feasibility, acceptability and psychosocial outcomes of a smartphone-based care support program for rural families of children with cancer：A cluster Randomized Controlled Trial(OC 项目，20-369)	美国中华医学基金会(CMB)	2021—2023
郭　佳	美国中华医学基金会(CMB)	儿童青少年 1 型糖尿病患者应对技能训练的调适与初步测试(13-168-201410)	美国中华医学会(China Medical Board, CMB)	2014—2015
	美国加州大学旧金山分校	幼儿母亲对健康的选择及对营养与运动认知的调查(N-Chan-CSU-00sc)	美国加州大学旧金山分校	2015—2016
	美国加州大学旧金山分校	与"两癌"普查整合，在农村妇女人群中开展主要慢性病筛查的模式初探	美国加州大学旧金山分校	2017—2018
	美国中华医学基金会(CMB)	2 型糖尿病预防项目：农村地区既往罹患妊娠糖尿病妇女的生活方式干预(16-256)	美国中华医学会(China Medical Board, CMB)	2017—2020
	美国加州大学旧金山分校	以智能手机为基础的针对中国女性的癌症和肥胖的预防项目(UFRA-174)	加州大学国际合作项目	2019—2021

续表5-6

姓名	合作单位	项目全称	经费来源	项目起止年份
贺连香	美国加州大学洛杉矶分校	Adaptation of White-Coat and Warm-Heart Intervention for nurses in the provincial Hospital in Changsha	美国国立研究院（NIH）	2015—2017
	美国加州大学洛杉矶分校	Evaluation of effectiveness of the adapted White-coat and Warm-heart intervention to reduce nurses' stigmatizing attitudes and behaviors toward PLWHIV in provincial hospitals in China	美国国立研究院（NIH）	2017—2018
毛婷	美国中华医学基金会	慢性阻塞性肺疾病自我管理干预模式的探讨（13-168-201509）	美国中华医学会（China Medical Board，CMB）	2015—2016
刘新春	美国中华医学基金会（CMB）	The Effects of Family-Clinician Shared Decision Making Model on Patient-Centered Care in Advanced Critical Illness：A Multicenter Randomized Control（Trial14-200）	美国中华医学会（China Medical Board，CMB）	2015—2019
孙玫	美国中华医学基金会（CMB）	基于手机App的产后抑郁高危人群认知行为训练干预研究（13-168-201606）	美国中华医学会（China Medical Board，CMB）	2016—2017
	美国南康涅格州立大学	中南大学与南康涅狄格州立大学2016中美护理调研及交流项目	美国南康涅格州立大学	2016—2017
	耶鲁大学	精神科护士伦理培训模式研究及效果评价 R25TW007700	雅礼协会	2016—2018
	美国加州大学旧金山分校	中国女性外出务工人员健康公平性研究（Z201612090780001）	加州大学旧金山分校	2017—2018
周雯娟	美国中华医学基金会（CMB）	宫颈癌患者延迟就医行为的影响因素及干预研究	CMB护理青年教师科研基金	2016—2017
黎吉娜	美国耶鲁大学	Multimedia education platform of pulmonary rehabilitation for the post-surgical lung cancer patients discharged to remote regions of Southern China（2018-CF02）	美国雅礼协会贾氏基金	2019—2020
王瑶	美国中华医学基金会（CMB）	An individualised telephone-based care support program for rural family caregivers of people with dementia：a cluster randomised controlled trial（19-344）	美国中华医学会（China Medical Board，CMB）	2020—2022

5.9 代表性论文

科研论文从数量到质量上都有显著增长。从 21 世纪初的论文发表总数为 10 篇左右（2002 年，发表首篇 SCI 期刊收录论文），发展到近十年（2011—2020 年），年均发表 CSCD/CSSCI 期刊收录论文 90 余篇，年均发表 SCI/SSCI/EI 期刊收录论文 60 余篇，其中 2020 年 SCI/SSCI/EI 期刊收录论文 180 余篇（Q1、Q2 期刊收录占比近 50%），CSCD/CSSCI 期刊收录论文 130 余篇，实现了翻倍增长。

表 5-7 SCI 期刊收录代表性论文汇总表

序号	论文名称	刊物/会议名称	第一作者或通讯作者	发表年份
1	Validity and Reliability of the Brief Version of Quality of Life in Bipolar Disorder（Bref Qol. Bd）Among Chinese Bipolar Patients	Journal of Affective Disorders	唐四元	2016
2	Gestational Exposure to Selective Serotonin Reuptake Inhibitors and Offspring Psychiatric Disorders：Need for Further Investigation	Journal of the American Academy of Child and Adolescent Psychiatry	李亚敏	2016
3	Predictors of Post Traumatic Growth Among Breast Cancer Patients in Nepal	European Journal of Cancer	张静平	2016
4	Validation of A Chinese Version of the Geriatric Anxiety Scale Among Community-Dwelling Older Adults in Mainland China	Journal of Cross-Cultural Gerontology	唐四元	2016
5	Comparison of Laparoscopic Versus Open Resection for Colorectal Liver Metastases	Surgery	蔡骞	2016
6	Up-Regulation of Microrna-183 Promotes Cell Proliferation and Invasion in Glioma By Directly Targeting Nefl	Cell Mol Neurobiol	戴旻晖	2016
7	Association Between Maternal Obesity and Autism Spectrum Disorder in Offspring：A Meta-Analysis	Journal of Autism and Developmental Disorders	李亚敏 唐四元	2016
8	Determinants of Suicidal Ideation in Gynecological Cancer Patients	Psycho-Oncology	雷俊	2016
9	Microrna-134 Functions As A Tumor Suppressor Gene in Gastric Cancer	American Journal of Translational Research	何国平	2016

续表5-7

序号	论文名称	刊物/会议名称	第一作者或通讯作者	发表年份
10	Single-Dose Intra-Articular Ropivacaine after Arthroscopic Knee Surgery Decreases Post-Operative Pain without Increasing Side Effects：A Systematic Review and Meta-Analysis	Knee Surg Sport Tr A	周 阳	2016
11	Secondhand Smoke Exposure and Mental Health in Adults：A Meta-Analysis of Cross-Sectional Studies	Social Psychiatry and Psychiatric Epidemiology	李亚敏	2016
12	Cross-Cultural Validation of the High Blood Pressure Health Literacy Scale in A Chinese Community	Plos One	张静平	2016
13	Prevalence of Depression Among Chinese University Students：A Meta-Analysis	Plos One	李亚敏	2016
14	Latent Profiles of Posttraumatic Growth and Their Relation to Differences in Resilience Among Only-Child-Lost People in China	Plos One	张静平	2016
15	Depression in Left-Behind Elderly in Rural China：Prevalence and Associated Factors	Geriatr Gerontol Int	何国平 丁四清	2016
16	Nursing Students'Knowledge and Attitudes Toward Urinary Incontinence：A Cross-Sectional Survey	Nurse Education Today	何国平	2016
17	Altered Plasma Levels of Chemokines in Autism and Their Association with Social Behaviors	Psychiatry Research	张静平	2016
18	Effect of A Hospital Outreach Intervention Programme on Decreasing Hospitalisations and Medical Costs in Patients with Chronic Obstructive Pulmonary Disease in China：Protocol of A Randomised Controlled Trial	Bmj Open	严 谨	2016
19	Effect of Borneol on the Transdermal Permeation of Drugs with Differing Lipophilicity and Molecular Organization of Stratum Corneum Lipids	Drug Development and Industrial Pharmacy	易琦峰 严 谨	2016
20	Postpartum Lifestyle Interventions to Prevent Type 2 Diabetes Among Women with History of Gestational Diabetes：A Systematic Review of Randomized Clinical Trials	Journal of Womens Health	郭 佳	2016

续表5-7

序号	论文名称	刊物/会议名称	第一作者或通讯作者	发表年份
21	Chinese Nurses'Perceived Barriers and Facilitators of Ethical Sensitivity	Nursing Ethics	张静平	2016
22	Cross-Cultural Validation of the Moral Sensitivity Questionnaire-Revised Chinese Version	Nursing Ethics	张静平	2016
23	Micro-Rna 138 in Hibits Migration and Invasion Non-Small Lung Cancer Cells By Targeting Limk1	Molecular Medicine Reports	谭彦娟	2016
24	Mir-200B Inhibits Migration and Invasion in Non-Small Cell Lung Cancer Cells Viatargeting Fscn1	Molecular Medicinereports	肖　鹏	2016
25	Upregulation of Microrna-27B Contributes to Migration and Invasion of Gastric Cancer Cells Via Inhibition of Spry2-Mediated Erk Signaling	Molecular Medicine Reports	蒋　娟	2016
26	Mir-429 Promotes the Proliferation of Non Small Cell Lung Cancer Cells Viatargeting Dlc 1	Oncology Letters	肖　鹏	2016
27	Association of Uric Acid with Traditional Inflammatory Factors in Stroke	International Journal of Neuroscience	朱爱群 张静平	2016
28	Prognostic Effect of High-Flux Hemodialysis in Patients with Chronic Kidney Disease	Braz J Med Biol Res	唐　荣	2016
29	Sexual Function in Cervical Cancer Patients：Psychometric Properties and Performance of A Chinese Version of the Female Sexual Function Index	European Journal of Oncology Nursing	谌永毅	2016
30	Type D Personality Negatively Associated with Self-Care in Chinese Heart Failure Patients	Journal of Geriatric Cardiology	王秀华	2016
31	The Effects of Acupressure Training on Sleep Quality and Cognitive Function of Older Adults：A 1-Year Randomized Controlled Trial	Research in Nursing & Health	曾　慧	2016
32	Ice Compresses Aid the Reduction of Swelling and Pain after Scleral Buckling Surgery	Journal of Clinical Nursing	王　琴	2016
33	The Effectiveness of Nurse Education and Training for Clinical Alarm Response and Management：A Systematic Review	J Clin Nurs	岳丽青	2016

续表5-7

序号	论文名称	刊物/会议名称	第一作者或通讯作者	发表年份
34	Mir-103A Targeting Piezol Is Involved in Acute Myocardial Infarction Through Regulating Endothelium Function	Cardiology Journal	李乐之	2016
35	Coffee Consumption Associated with Reduced Risk of Oral Cancer: A Meta-Analysis	Oral Surgery Oral Medicine Oral Pathology Oral Radiology	李亚敏 李乐之	2016
36	Meta-Analysis of Outcomes of the 2005 and 2010 Cardiopulmonary Resuscitation Guidelines for Adults with In-Hospital Cardiac Arrest	American Journal of Emergency Medicine	朱爱群 张静平	2016
37	Application of A Glycaemic Control Optimization Programme in Patients with Stress Hyperglycaemia	Nursing in Critical Care	唐四元	2016
38	Effects of Progressive Muscle Relaxation Intervention in Extremity Fracture Surgery Patients	Western Journal of Nursing Research	张静平	2016
39	Aldosterone Induces Nrk-52E Cell Apoptosis in Acute Kidney Injury Via Rno-Mir-203 Hypermethylation and Kim-1 Upregulation	Experimental and Therapeutic Medicine	于平平	2016
40	Mental Health and Suicidal Ideation Among Chinese Women Who Have Sex with Men Who Have Sex with Men (Msm)	Women & Health	李现红	2016
41	The Health Belief Model: A Qualitative Study to Understand High-Risk Sexual Behavior in Chinese Men Who Have Sex with Men	Janac-Journal of the Association of Nurses in Aids Care	李现红	2016
42	Survey of Cervical Cancer Survivors Regarding Quality of Life and Sexual Function	Journal of Cancer Research and Therapeutics	周雯娟	2016
43	Factors That Influence in Vitro Fertilization Treatment Outcomes of Chinese Men: A Cross-Sectional Study	Applied Nursing Research	张静平	2016
44	Motivations for Deceased Organ Donation Among Volunteers in China: A Qualitative Research Study	Annals of Transplantation	刘佳	2016

续表5-7

序号	论文名称	刊物/会议名称	第一作者或通讯作者	发表年份
45	Predictors of Mortality in Abdominal Organ Transplant Recipierts Pseudomonas Areuginosa Infections	Annals of Transplantation	苏红辉	2016
46	Reducing the Risk of Hiv Transmission Among Men Who Have Sex with Men: A Feasibility Study of the Motivational Interviewing Counseling Method	Nursing & Health Sciences	陈　嘉 李现红	2016
47	Cost-Effectiveness Analysis of Ultrasound-Guided Seldinger Peripherally Inserted Central Catheters (Picc)	Springerplus	王红红	2016
48	Occupational Exposure Among Chinese Nursing Students: Current Status, Risking Factors and Preventive Interventions	International Journal of Clinical and Experimental Medicine	黄　辉 唐四元	2016
49	Application of Peripherally Inserted Central Catheter Via Femoral Vein for Pediatric Burns	Int Clin Exp Med	夏艳萍 吴　英	2016
50	Obese Chinese Primary-School Students and Low Self-Esteem: A Cross-Sectional Study	Iranian Journal of Pediatrics	周乐山	2016
51	Environmental Risk Factors for Autism Spectrum Disorders	Der Nervenarzt	李亚敏	2016
52	Comparison of Medical Costs and Care of Appendectomy Patients Between Fee-For-Service and Set Fee for Diagnosis-Related Group Systems in 20 Chinese Hospitals	Southeast Asian Journal of Tropical Medicine and Public Health	何国平	2016
53	Identification of Gout in Unusual Sites By Dual Energy Computed Tomography	Annals of Saudi Medicine	许素清	2016
54	Design and Development of Icu Intelligent Medicine Management Systembased on Mvc	Ieee, Piscataway, Nj, Usa	唐四元	2016
55	Design of Hospital Beds Center Management Information System Based on His	2017 Ieee International Conference on Bioinformatics and Biomedicine (Bibm)	任　露 龚　妮 唐四元	2017

续表5-7

序号	论文名称	刊物/会议名称	第一作者或通讯作者	发表年份
56	Awareness of Breast Cancer Among Femal Care Givers in Tertiary Cancer Hospital, China	Asian Pacific Journal of Cancer Prevention：Apjcp	李旭英	2017
57	Maternal Obesity and Cerebral Palsy in Offspring	Jama-Journal of the American Medical Association	李亚敏	2017
58	Comment on Chen Et Al. Risk of Developing Type 2 Diabetes in Adolescents and Young Adults with Autism Spectrum Disorder：A Nationwide Longitudinal Study. Diabetes Care	Diabetes Care	李亚敏	2017
59	Association Between Antenatal Exposure to Selective Serotonin Reuptake Inhibitors and Autism：A Need for Further Anaiysis	Journal of Clinical Psychiatry	李亚敏	2017
60	Impact of Diabetes on the Risk of Bedsore in Patients Undergoing Surgery：An Updated Quantitative Analysis of Cohort Studies	Oncotarget	梁枚宁 李乐之	2017
61	Tusc3 Induces Autophagy in Human Non-Small Cell Lung Cancer Cells Through Wnt/Beta-Catenin Signaling	Oncotarget	彭 云	2017
62	Female Nurses' Burnout Symptoms：No Association with the Hypothalamic-Pituitary-Thyroid（Hpt）Axis	Psychoneuroendocrinology	张静平	2017
63	Female Nurses'Burnout Symptoms：No Association with the Hypothalamic-Pituitary-Thyroid（Hpt）Axis	Psychoneuroendocrinology	张静平	2017
64	Comment on "Maternal Ssri Exposure Increases the Risk of Autistic Offspring：A Meta-Analysis and Systematic Review"	Eur Psychiat	李 君 陈 嘉	2017
65	Workplace Violence Against Nurses：A Cross-Sectional Study	International Journal of Nursing Studies	张静平	2017

续表5-7

序号	论文名称	刊物/会议名称	第一作者或通讯作者	发表年份
66	Development and Validation of A Self-Efficacy Scale for Postoperative Rehabilitation Management of Lung Cancer Patients	Psycho-Oncology	张静平	2017
67	Autism Spectrum Disorder and Prenatal Exposure to Selective Srotonin Reuptake Inhibitors：Need for Further Analysis	Reproductive Toxicology	李亚敏	2017
68	Checking Questionable Entry of Personally Identifiable Information Encrypted By One-Way Hash Transformation	Jmir Med Inform	杨　荣	2017
69	Association Between Anthropometric Measures and Indicators for Hypertension Control Among Kazakh-Chinese Hypertension Patients in Xinjiang, China：Results From A Cross-Sectional Study	Plos One	张静平	2017
70	Can Self-Testing Increase Hiv Testing Among Men Who Have Sex with Men：A Systematic Review and Meta-Analysis	Plos One	李现红	2017
71	The Resilience Status of Empty-Nest Elderly in A Community：A Latent Class Analysis	Archives of Gerontology and Geriatrics	张静平	2017
72	Evaluation of A Nurse-Led Dementia Education and Knowledge Translation Programme in Primary Care：A Cluster Randomized Controlled Trial	Nurse Education Today	王　瑶 何国平	2017
73	A First Look at the Effects of Long Inter-Pregnancy Interval and Advanced Maternal Age on Perinatal Outcomes：A Retrospective Cohort Study	Birth-Issues in Perinatal Care	秦春香 唐四元	2017
74	The Psychological Problems and Related Influential Factors of Left-Behind Adolescents（Lba）in Hunan, China：A Cross Sectional Study	International Journal for Equity in Health.	叶　曼 张静平	2017
75	Positive Psychotherapy for Depression and Self-Efficacy in Undergraduate Nursing Students：A Randomized，Controlled Trial	International Journal of Mental Health Nursing	张静平	2017

续表5-7

序号	论文名称	刊物/会议名称	第一作者或通讯作者	发表年份
76	A Study of Sociocultural Factors on Depression in Chinese Infertile Women From Hunan Province	Journal of Psychosomatic Obstetrics & Gynecology	雷　俊	2017
77	Adaptation and Validation of A Chinese Version of Patient Health Engagement Scale for Patients with Chronic Disease	Frontiers in Psychology	冯　辉	2017
78	Latent Classes of Resilience and Psychological Response Among Only-Child Loss Parents in China	Stress and Health	张静平	2017
79	Acceptability and Efficacy of Interactive Short Message Service Intervention in Improving Hiv Medication Adherence in Chinese Antiretroviral Treatment-Naive Individuals	Patient Preference and Adherence	王红红	2017
80	Effect of Caregivers' Expressed Emotion on the Care Burden and Rehospitalization Rate of Schizophrenia	Patient Preference and Adherence	杨　敏	2017
81	Is Combined Topical and Intravenous Tranexamic Acid Superior to Intravenous Tranexamic Acid Alone for Controlling Blood Loss after Total Hip Arthroplasty? A Meta-Analysis	Medicine	何国平	2017
82	Exploring Chinese Women'S Perception of Cervical Cancer Risk As It Impacts Screening Behavior	Cancer Nursing	谷　灿	2017
83	A Prevalence Study of Psychosocial Distress in Adolescents and Young Adults with Cancer	Cancer Nursing	谢建飞	2017
84	A New Neolignan From Selaginella Moellendorffii Hieron	Nat Prod Res	曾　蔚	2017
85	Interactions Between Hematopoietic Progenitor Kinase 1 and Its Adaptor Proteins (Review)	Molecular Medicine Reports	张慧琳	2017
86	The Effects of Oral Acetylsalicylic Acid on Blood Fluidity and Infusion Speed in the Cancer Patients with Picc	Clinical Hemorheology and Microcirculation	赵丽萍	2017
87	Exploring Resilience in Chinese Nurses: A Cross-Sectional Study	Journal of Clinical Nursing	张静平	2017

续表5-7

序号	论文名称	刊物/会议名称	第一作者或通讯作者	发表年份
88	A Safety Culture Training Program Enhanced the Perceptions of Patient Safety Culture of Nurse Managers	Nurse Educ Pract	谢建飞	2017
89	Associations of Cyp4A11 Gene-Gene and Gene-Smoking Interactions with Essential Hypertension in the Male Eastern Chinese Han Population	Clinical and Experimental Hypertension	唐四元	2017
90	Forkhead Box C1 Is Targeted By Micro Rna-133B and Promotes Cell Proliferation and Migration in Osteosarcoma	Exp Ther Med	邓　露	2017
91	Microrna 9 Inhibits the Proliferation and Migration of Malignant Melanocna Cells Via Targeting Sirituin 1	Experimental and Therapeutic Medicine	卜平元	2017
92	Mir 124 Inhibits Proliferation, Migration and Invasion of Malignant Melanoma Cells Via Targeting Versican	Experimental and Therapeutic Medicine	阳　萍 李成媛	2017
93	Mir-124 Inhibits Proliferation, Migration and Invasion of Malignant Melanoma Cells Via Targeting Versican	Experimental and Therapeutic Medicine	阳　萍 李成媛	2017
94	Emergency Nurses'Knowledge and Experience with the Triage Process in Hunan Province, China	Int Emerg Nurs	彭伶丽	2017
95	Femorally Inserted Central Venous Catheter in Patients with Superior Vena Cava Obstruction: Choice of the Optimal Exit Site	J Vasc Access	张京慧	2017
96	Medication Literacy Status of Outpatients in Ambulatory Care Settings in Changsha, China	Journal of International Medical Research	钟竹青	2017
97	Understanding the Rise of Yinao in China: A Commentary on the Little Known Phenomenon of Healthcare Violence	Nursing & Health Sciences	张静平	2017
98	Examination of A Nurse-Led Community-Based Education and Coaching Intervention for Coronary Heart Disease High-Risk Individuals in China	Asian Nursing Research	何国平	2017

续表5-7

序号	论文名称	刊物/会议名称	第一作者或通讯作者	发表年份
99	Social Anxiety and Internet Addiction Among Rural Left-Behind Children: The Mediating Effect of Loneliness	Iranian Journal of Public Health	任玉嘉	2017
100	Trends in Antimicrobial Prescription for Inpatients in Changsha, China, 2003 to 2014	Iranian Journal of Public Health	何国平	2017
101	Accuracy of Tactile Assessment of Fever in Children By Caregivers: A Systematic Review and Meta-Analysis	Indian Pediatrics	周乐山	2017
102	Correlation Between Critical Thinking Disposition and Mental Self-Supporting Ability in Nursing Undergraduates: A Cross-Sectional Descriptive Study	Journal of Nursing Research	罗　阳	2017
103	Attitude and Impact Factors Toward Organ Transplantation and Donation Among Transplant Nurses in China	Transplantation Proceedings	谢建飞 刘立芳	2017
104	Cupping Therapy for Treating Knee Osteoarthritis: A Protocol for Systematic Review and Meta-Analysic of Randomized Controlled Trials	European Journal of Integrative Medicine	郭美英 张秋香	2017
105	Correlation Between Compliance in Patients with Anti-Hypertensive Therapy and Blood Pressure Control	Pak J Pharm Sci	唐四元	2017
106	Effects of Sufentanil and Fentanyl on the Recovery after Laparoscopic Cholecystectomy	Biomed Res-India	廖礼平	2017
107	Two Different Glycemic Control Ways Applied to Treat Severe Acute Pancreatitis	Biomedical Research-India	石泽亚	2017
108	Translation and Initial Psychometric Evaluation of the Chinese Version of the Partners in Health Scale	Biomedical Research-India	唐四元	2017
109	Clinical Significance of Mirna-433 Expression in Hepatocellular Carcinoma	Biomedical Research-India	李艳艳	2017
110	Patterns and Predictors of Healthcare-Seeking for Sexual Problems Among Cervical Cancer Survivors: An Exploratory Study in China	Biomedical Research	周莲清 谌永毅	2017

续表5-7

序号	论文名称	刊物/会议名称	第一作者或通讯作者	发表年份
111	Picc Broke Into Body and Taken Out By Snare：Case Report and Literature Review	Biomedical Research	李旭英 谌永毅	2017
112	3Dbody Software Experimental Platform for Course of Sports Anatomy	International Journal of Emerging Technologies in Learning	唐四元	2017
113	Improve Nursing in Evidence-Based Practice：How Chinese Nurses'Read and Comprehend Scientific Literature	International Journal of Nursing Sciences	张静平	2017
114	The Challenges That Head Nurses Confront on Financial Management Today：A Qualitative Study	International Journal of Nursing Sciences	刘　丹 唐四元	2017
115	Association Between Maternal Antidepressant Use During Pregnancy and Autism Spectrum Disorder：An Updated Meta-Analysis	Molecular Autism	周昔红 李亚敏	2018
116	Silencing of Long Non-Coding Rna Miat Sensitizes Lung Cancer Cells to Gefitinib By Epigenetically Regulating Mir-34A	Front Pharmacol	李成媛	2018
117	Development and Validation of A Brief Diabetic Foot Ulceration Risk Checklist Among Diabetic Patients：A Multicenter Longitudinal Study in China	Sci Rep	周秋红	2018
118	Effects of Pain, Insomnia, and Depression on Psychoactive Medication Supply in Older Adults with Osteoarthritis	Medical Care	刘民辉	2018
119	Inotodiol Suppresses Proliferation of Breast Cancer in Rat Model of Type 2 Diabetes Mellitus Via Downregulation of Beta-Catenin Signaling	Biomedicine & Pharmacotherapy	张静平	2018
120	Correlations Among Psychological Resilience, Self-Efficacy, and Negative Emotion in Acute Myocardial Infarction Patients after Percutaneous Coronary Intervention	Frontiers in Psychiatry	刘　能	2018
121	Evaluation of A School Entry Immunization Record Check Strategy in 4 Counties of Ningxia and Hubei Provinces, China	Vaccine	何国平	2018

续表5-7

序号	论文名称	刊物/会议名称	第一作者或通讯作者	发表年份
122	The Mediating Role of Coping Style: Associations Between Intimate Partner Violence and Suicide Risks Among Chinese Wives of Men Who Have Sex with Men	Journal of Interpersonal Violence	李现红	2018
123	Physical Frailty Is Associated with Longitudinal Decline in Global Cognitive Function in Non-Demented Older Adults: A Prospective Study	Journal of Nutrition Health & Aging	陈三妹	2018
124	Community Health Professionals'Dementia Knowledge, Attitudes and Care Approach: A Cross-Sectional Survey in Changsha, China	Bmc Geriatrics	王瑶	2018
125	Assessment of Adherence Behaviors for the Self-Reporting of Occupational Exposure to Blood and Body Fluids Among Registered Nurses: A Cross-Sectional Study	Plos One	袁素娥	2018
126	Well-Child Care Delivery in the Community in China: Related Factors and Quality Analysis of Services	Plos One	冯辉	2018
127	The Structural Equation Model on Self-Efficacy During Post-Op Rehabilitation Among Non-Small Cell Lung Cancer Patients	Plos One	张静平	2018
128	Factors in Healthcare Violence in Care of Pregnancy Termination Cases: A Case Study	Plos One	秦春香 唐四元	2018
129	Spiritual Needs and Their Associated Factors Among Cancer Patients: in China: A Cross-Sectional Study	Supportive Care in Cancer	成琴琴 谌永毅	2018
130	Exendin-4 Impairs the Autophagic Flux to Induce Apoptosis in Pancreatic Acinar Ar42J Cells By Down-Regulating Lamp-2	Biochemical and Biophysical Research Communications	李霞	2018
131	Effectiveness of A Diabetes Prevention Program for Rural Women with Prior Gestational Diabetes Mellitus: Study Protocol of A Multi-Site Randomized Clinical Trial	Bmc Public Health	郭佳	2018

续表5-7

序号	论文名称	刊物/会议名称	第一作者或通讯作者	发表年份
132	Relationship Between Information-Seeking Behavior and Innovative Behavior in Chinese Nursing Students	Nurse Education Today	钟竹青	2018
133	Career Intentions of Phd Students in Nursing: A Cross-Sectional Survey	Nurse Education Today	唐四元	2018
134	Gestational Weight Gain in Chinese Women — Results From A Retrospective Cohort in Changsha, China	Bmc Pregnancy and Childbirth	雷 俊	2018
135	Effectiveness of Self-Testing Kits Availability on Improving Hiv Testing Frequency for Chinese Men Who Have Sex with Men and Their Sexual Partners: A Protocol for A Multicenter Randomised Controlled Trial	Bmj Open	李现红	2018
136	Mir-499/Prdm16 Axis Modulates the Adipogenic Differentiation of Mouse Skeletal Muscle Satellite Cells	Human Cell	蒋 娟	2018
137	Psychometric Properties and Performance of Existing Self-Efficacy Instruments in Cancer Populations: A Systematic Review	Health and Quality of Life Outcomes	张静平	2018
138	Abilities and Barriers to Practicing Evidence-Based Nursing for Burn Specialist Nurses	Burns	岳丽青	2018
139	A Novel Selection Model of Surgical Treatments for Early Gastric Cancer Patients Based on Heterogeneous Multicriteria Group Decision-Making	Symmetry	李丹萍	2018
140	Factors Associated with Acceptance of Provider-Initiated Hiv Testing and Counseling Among Pregnant Women in Ethiopia	Patient Preference and Adherence	王红红	2018
141	Psychometric Testing of the Consequences of an Hiv Disclosure Instrument in Mandarin: A Cross-Sectional Study of Persons Living with Hiv in Hunan, China	Patient Preference and Adherence	王红红	2018

续表5-7

序号	论文名称	刊物/会议名称	第一作者或通讯作者	发表年份
142	Spontaneous Correction of Misplaced Peripherally Inserted Central Catheters	The International Journal of Cardiovascular Imaging	陈文凤	2018
143	Maternal Dietary Patterns, Supplements Intake and Autism Spectrum Disorders: A Preliminary Case-Control Study	Medicine	李亚敏 张静平	2018
144	Prevalence of Posttraumatic Stress Disorder Among Road Traffic Accident Survivors: A Prisma-Compliant Meta-Analysis	Medicine	林婉丽 龚丽娜	2018
145	Integrative Bioinformatics Analysis Reveals Potential Long Non-Coding Rna Biomarkers and Analysis of Function in Non-Smoking Females with Lung Cancer	Med Sci Monitor	乔 芳	2018
146	Aged Care Clinical Mentoring Model of Change in Nursing Homes in China: Study Protocol for A Cluster Randomized Controlled Trial	Bmc Health Services Research	冯 辉	2018
147	Microrna-125B Regulates Alzheimer'S Disease Through Sphk1 Regulation	Molecular Medicine Reports	刘 敏	2018
148	Dioscin Inhibits Ischemic Stroke-Induced Inflammation Through Inhibition of the Tlr4/Myd88/Nf-B Signaling Pathway in A Rat Model	Molecular Medicine Reports	唐四元	2018
149	Self-Care Confidence Mediates the Relationship Between Type D Personality and Self-Care Adherence in Chinese Heart Failure Patients	Heart & Lung	王秀华	2018
150	Burnout and Its Association with Resilience in Nurses: A Cross-Sectional Study	Journal of Clinical Nursing	张静平	2018
151	Therapeutic Plasma Exchange: A Prospective Randomized Trial to Evaluate 2 Strategies in Patients with Liver Failure	Transfus Apher Sci	袁素娥	2018
152	Suppressive Role of Microrna-29 in Hepatocellular Carcinoma Via Targeting Igf2Bp1	Int J Clin Exp Patho	欧阳燕兰	2018

续表5-7

序号	论文名称	刊物/会议名称	第一作者或通讯作者	发表年份
153	Sexual Roles, Risk Sexual Behaviours, and Hiv Prevalence Among Men Who Have Sex with Men Seeking Hiv Testing in Changsha, China	Current Hiv Research	王红红	2018
154	A Self-Efficacy Enhancing Intervention for Pulmonary Rehabilitation Based on Motivational Interviewing for Postoperative Lung Cancers Patients: Modeling and Randomized Exploratory Trial	Psychology Health & Medicine	张静平	2018
155	Career Decision-Making Self-Efficacy and Professional Commitment Among Master Nursing Students	Western Journal of Nursing Research	孙　玫唐四元	2018
156	Microrna 153 Functions As A Tumor Suppressor in Gastric Cancer Via Targeting Kruppel Like Factor 5	Exp Ther Med	欧阳燕兰	2018
157	The Ethical Sensitivity of Health Care Professionals Who Care for Patients Living with Hiv Infection in Hunan, China: A Qualitative Study	Janac-Journal of the Association of Nurses in Aids Care	杨　敏	2018
158	Hiv Testing and Associated Factors Among Men Who Have Sex with Men in Changsha, China	Janac-Journal of the Association of Nurses in Aids Care	李现红	2018
159	Comparison of Two Types of Catheters Through Femoral Vein Catheterization in Patients with Lung Cancer Undergoing Chemotherapy: A Retrospective Study	Journal of Vascular Access	张京慧	2018
160	Understanding the Cervical Screening Behaviour of Chinese Women: The Role of Health Care System and Health Professions	Applied Nursing Research	谷　灿	2018
161	Effect of Mindfulness-Based Stress Reduction Therapy on Work Stress and Mental Health of Psychiatric Nurses	Psychiatria Danubina	唐四元	2018
162	Distraction-Suppression Effect on Osteosarcoma	Medical Hypotheses	刘　伟	2018

续表5-7

序号	论文名称	刊物/会议名称	第一作者或通讯作者	发表年份
163	Like Mother, Like Child: The Influences of Maternal Attitudes and Behaviors on Weight-Related Health Behaviors in Their Children	Journal of Transcultural Nursing	郭 佳	2018
164	Translation and Validation of the Canadian Diabetes Risk Assessment Questionnaire in China	Public Health Nursing	郭 佳	2018
165	Pediatric Burns in South Central China: An Epidemiological Study	Int Clin Exp Med	吴 英	2018
166	An Analysis of Cytokine Gene Polymorphisms on Acute Rejection in Renal Recipients	Acta Medica Mediterranea	肖秀珍	2018
167	The Preferred Learning Styles Utilizing Vark Among Nursing Students with Bachelor Degrees and Associate Degrees in China	Acta Paulista De Enfermagem	张彩虹	2018
168	Self Reported Adherence to Antiretroviral Treatment and Correlates in Hunan Province, the Peoples Republic of China	International Journal of Nursing Sciences	王红红	2018
169	Web-Based Interventions to Improve Mental Health in Home Caregivers of People with Dementia: Meta-Analysis.	J Med Internet Res	冯 辉	2019
170	Factors Influencing the Effect of Mindfulness-Based Interventions on Diabetes Distress: A Meta-Analysis	Bmj Open Diabetes Research & Care	郭 佳	2019
171	The Characteristics and Quality of Mobile Phone Apps Targeted at Men Who Have Sex with Men in China: A Window of Opportunity for Health Information Dissemination?	Jmir Mhealth Uhealth	杨国莉	2019
172	Association Between Medication Literacy and Medication Adherence Among Patients with Hypertension	Frontiers in Pharmacology	钟竹青	2019
173	Effects of Computerised Cognitive Training on Cognitive Impairment: A Meta-Analysis	J Neurol	冯 辉	2019
174	A Multi-Criteria 2-Tuple Linguistic Group Decision-Making Method Based on Todim for Cholecystitis Treatments Selection	Ieee Access	周湘红	2019

续表5-7

序号	论文名称	刊物/会议名称	第一作者或通讯作者	发表年份
175	Superficial Synthesis of Photoactive Copper Sulfide Quantum Dots Loaded Nano-Graphene Oxide Sheets Combined with Near Infrared (Nir) Laser for Enhanced Photothermal Therapy on Breast Cancer in Nursing Care Management	Journal of Photochemistry and Photobiology B, Biology	王　玲	2019
176	Pretreatment with G-Csf Could Enhance the Antifibrotic Effect of Bm-Mscs on Pulmonary Fibrosis	Stem Cells Int	唐四元	2019
177	Antineuroinflammatory Therapy: Potential Treatment for Autism Spectrum Disorder By Inhibiting Glial Activation and Restoring Synaptic Function	Cns Spectrums	李亚敏	2019
178	Economic Burdens on Parents of Children with Autism: A Literature Review	Cns Spectrums	李亚敏	2019
179	Genetic Variants in Dicer1, Drosha, Ran, and Xpo5 Genes and Risk of Pregnancy-Induced Hypertension	Pregnancy Hypertension	雷　俊	2019
180	Depletion of the Lncrna Rp11-567G11.1 Inhibits Pancreatic Cancer Progression	Biomed Pharmacother	丑　靖	2019
181	Association Between Parental Body Mass Index and Autism Spectrum Disorder: A Systematic Review and Meta-Analysis	European Child & Adolescent Psychiatry	李亚敏	2019
182	Brain Function Network and Young Adult Smokers A Graph Theory Analysis Study	Frontiers in Psychiatry	廖魏魏	2019
183	Endoplasmic Reticulum Stress Contributes to Nmda-Induced Pancreatic β-Cell Dysfunction in A Chop-Dependent Manner	Life Sciences	黄晓婷 唐四元	2019
184	Neonatal Lipopolysaccharide Challenge Induces Long-Lasting Spatial Cognitive Impairment and Dysregulation of Hippocampal Histone Acetylation in Mice	Neuroscience	彭罗方	2019

续表5-7

序号	论文名称	刊物/会议名称	第一作者或通讯作者	发表年份
185	Comparison of Strategies for Setting Intervention Thresholds for Chinese Postmenopausal Women Using the Frax Model	Endocrine	罗碧华	2019
186	Thrombotic Risk Factors in Patients with Superior Vena Cava Syndrome Undergoing Chemotherapy Via Femoral Inserted Central Catheter	Thrombosis Research	张京慧	2019
187	Malnutrition and Its Associated Factors Among Elderly Chinese with Physical Functional Dependency	Public Health Nutrition	冯　辉	2019
188	Downregulated Mir-585-3P Promotes Cell Growth and Proliferation in Colon Cancer By Upregulating Psme3	Oncotargets Ther	李　君	2019
189	A Randomized Study on the Effect of Modified Behavioral Activation Treatment for Depressive Symptoms in Rural Left-Behind Elderly	Psychother Res	谢建飞	2019
190	Dihydroartemisinin Attenuates Lipopolysaccharide Induced Acute Lung Injury in Mice By Suppressing Nf κB Signaling in an Nrf2 Dependent Manner	International Journal of Molecular Medicine	唐四元	2019
191	Assessing Frailty in Chinese Nursing Home Older Adults：A Comparison Between the Frail-Nh Scale and Frailty Index	Journal of Nutrition, Health & Aging	刘民辉 唐四元	2019
192	Resident and Staff Perspectives of Person-Centered Climate in Nursing Homes：A Cross-Sectional Study	Bmc Geriatrics	冯　辉	2019
193	Prevalence of Hypochondriac Symptoms Among Health Science Students in China：A Systematic Review and Meta-Analysis	Plos One	陶子荣	2019
194	The Risk，Perceived and Actual，of Developing Type 2 Diabetes Mellitus for Mothers of Preschool Children in Urban China	Plos One	郭　佳	2019
195	Improving Spiritual Well-Being Among Cancer Patient：Implicaations for Clinical Care	Supportive Care in Cancer	谌永毅	2019

续表5-7

序号	论文名称	刊物/会议名称	第一作者或通讯作者	发表年份
196	Associations of Vitamin D with Novel and Traditional Anthropometric Indices According to Age and Sex：A Cross-Sectional Study in Central Southern China	Eat Weight Disord	王雅琴	2019
197	Synthetic House-Tree-Person Drawing Test：A New Method for Screening Anxiety in Cancer Patients	Journal of Oncology	赵丽萍	2019
198	Association of Synthetic House-Tree-Person Drawing Test and Depression in Cancer Patients	Biomed Research International	盛丽娟	2019
199	A Study Protocol of Mobile Phone App-Based Cognitive Behaviour Training for the Prevention of Postpartum Depression Among High-Risk Mothers	Bmc Public Health	孙 玫	2019
200	Preferences for an Hiv Prevention Mobile Phone App：A Qualitative Study Among Men Who Have Sex with Men in China	Bmc Public Health	严 谨	2019
201	Sexual Attitudes，Sexual Behaviors，and Use of Hiv Prevention Services Among Male Undergraduate Students in Hunan，China：A Cross-Sectional Survey	Bmc Public Health	王红红	2019
202	The Health Literacy Questionnaire Among the Aged in Changsha，China：Confirmatory Factor Analysis	Bmc Public Health	易巧云	2019
203	Ambient Air Pollution Exposure and Risk of Depression：A Systematic Review and Meta-Analysis of Observational Studies	Psychiatry Research	李亚敏	2019
204	Emotional and Behavioral Problems Among 3- to 5-Year-Olds Left-Behind Children in Poor Rural Areas of Hunan Province：A Cross-Sectional Study	International Journal of Environmental Research and Public Health	孙 玫	2019

续表5-7

序号	论文名称	刊物/会议名称	第一作者或通讯作者	发表年份
205	The Status of Medication Literacy and Associated Factors of Hypertensive Patients in China：A Cross-Sectional Study	Intern Emerg Med	钟竹青 沈志莹	2019
206	Knowledge and Practice of Hand Hygiene Among Hospitalised Patients in A Tertiary General Hospital in China and Their Attitudes：A Cross-Sectional Survey	Bmj Open	袁素娥	2019
207	Research Capacity in Nursing：A Concept Analysis Based on A Scoping Review	Bmj Open	唐四元	2019
208	The Efficacy of Mindfulness-Based Interventions for Patients with Copd：A Systematic Review and Metaanalysis Protocol	Bmj Open	李映兰	2019
209	The Influence of Cultural Competence of Nurses on Patient Satisfaction and the Mediating Effect of Patient Trust	J Adv Nurs	王红红	2019
210	The Mediating Effect of Coping Styles and Self-Efficacy Between Perceived Stress and Satisfaction with Quality of Life in Chinese Adolescents with Type 1 Diabetes	Journal of Advanced Nursing	郭 佳	2019
211	Perceived Stress and Self-Efficacy Are Associated with Diabetes Self-Management Among Adolescents with Type 1 Diabetes：A Moderated Mediation Analysis	J Adv Nurs	郭 佳	2019
212	Factorial Invariance of the 10-Item Connor-Davidson Resilience Scale Across Gender Among Chinese Elders	Frontiers in Psychology	李乐之	2019
213	A Systematic Review of Prevalence and Risk Factors of Postpartum Depression in Chineseimmigrant Women	Women and Birth	唐四元	2019
214	Does Previous Cesarean Section Influence Neonatal Birth Weight? A Path Analysis in China	Women and Birth	秦春香 唐四元 刘 伟	2019

续表5-7

序号	论文名称	刊物/会议名称	第一作者或通讯作者	发表年份
215	A Survey on Glycemic Control Rate of Type 2 Diabetes Mellitus with Different Therapies and Patients' Satisfaction in China	Patient Preference and Adherence	黄　金	2019
216	Feasibility and Efficacy of Nurse-Led Team Management Intervention for Improving the Self-Management of Type 2 Diabetes Patients in A Chinese Community：A Randomized Controlled Trial	Patient Preference and Adherence	刘　静	2019
217	Interactive Network Platform Improves Compliance and Efficacy of Subcutaneous Immunotherapy for Patients with Allergic Rhinitis	Patient Preference and Adherence	沈志莹 王　芳	2019
218	Adherence to Self-Monitoring of Blood Glucose in Chinese Patients with Type 2 Diabetes：Current Status and Influential Factors Based on Electronic Questionnaires	Patient Preference and Adherence	郭　佳	2019
219	Cognition，Emotion，And Behaviour in Women Undergoing Pregnancy Termination for Foetal Anomaly：A Grounded Theory Analysis	Midwifery	秦春香 唐四元	2019
220	The Relationship Between Salivary Cortisol and Perinatal Depression in Women Undergoing Termination of Pregnancy for Fetal Anomaly：A Prospective Cohort Study	Midwifery	秦春香	2019
221	Effects of Yoga on Patients with Chronic Nonspecific Neck Pain：A Prisma Systematic Review and Meta-Analysis.	Medicine（Baltimore）	袁素娥	2019
222	Weight Status in Individuals with Autism Spectrum Disorder：A Study Protocol for Systematic Review and Meta-Analysis	Medicine	李亚敏	2019
223	Pain Acceptance and Its Associated Factors Among Cancer Patients in Mainland China：A Cross-Sectional Study	Pain Research and Management	许湘华 谌永毅	2019

续表5-7

序号	论文名称	刊物/会议名称	第一作者或通讯作者	发表年份
224	Impact of an Animation Education Program on Promoting Compliance with Active Respiratory Rehabilitation in Post-Surgical Lung Cancer Patients：A Randomized Clinical Trial	Cancer Nursing	黎吉娜 李乐之	2019
225	Chinese Version of the Psychological Inflexibility in Pain Scale for Cancer Patients Reporting Chronic Pain	Cancer Nursing	谌永毅	2019
226	Internalized Stigma and Its Correlates Among Family Caregivers of Patients Diagnosed with Schizophrenia in Changsha, Hunan, China	Journal of Psychiatric and Mental Health Nursing	唐四元 孙 玫	2019
227	Nurse Researchers'Perspectives on Research Ethics in China	Nursing Ethics	谷 灿	2019
228	Access to Reproductive Health Services Among the Female Floating Population of Childbearing Age：A Cross-Sectional Study in the Changsha,China	Bmc Health Services Research	罗 阳	2019
229	Stigma Among Parents of Children with Autism：A Literature Review	Asian J Psychiatr	李亚敏	2019
230	Epiphyseal Distraction and Hybrid Reconstruction Using Polymethyl Methacrylate Construct Combined with Free Non-Vascularized Fibular Graft in Pediatric Patients with Osteosarcoma Around Knee：A Case Report	World Journal of Clinical Cases	万 军	2019
231	Human Papillomavirus Infection Increases the Risk of Breast Carcinoma：A Large-Scale Systemic Review and Meta-Analysis of Case-Control Studies	Gland Surgery	汪明明	2019
232	Catheter Dwell Time and Risk of Catheter Failure in Adult Patients with Peripheral Venous Catheter	Journal of Clinical Nursing	李旭英	2019
233	Effects of Transtheoretical Model-Based Intervention on the Self-Management of Patients with an Ostomy：A Randomized Controlled Trial	Journal of Clinical Nursing	张静平	2019

续表5-7

序号	论文名称	刊物/会议名称	第一作者或通讯作者	发表年份
234	The Effects of Resilience and Turnover Intention on Nurses' Burnout: Findings From A Comparative Cross-Sectional Study	Journal of Clinical Nursing	张静平	2019
235	The Risk Factors of Antenatal Depression: A Cross-Sectional Survey	Journal of Clinical Nursing	唐四元 孙　玫	2019
236	Using the Theory of Planned Behaviour to Predict Nurse'S Intention to Undertake Dual Practice in China: A Multicentre Survey	Journal of Clinical Nursing	唐四元	2019
237	Fertility Intentions for A Second Child Among Urban Working Women with One Child in Hunan Province, China: A Cross-Sectional Study	Public Health	罗　阳	2019
238	Research on the Resilience of Chinese Nursing Students to Workplace Vertical Violence in Clinical Practice	Nurse Education in Practice	李映兰	2019
239	Development of the National Early Warning Score-Calcium Model for Prediction Adverse Outcomes in Patients with Acute Pancreatitis	Journal of Emergency Nursing	彭伶丽	2019
240	Long Non Coding Rna Snhg12 Promotes Proliferation and Invasion of Colorectal Cancer Cells By Acting As A Molecular Sponge of Microrna 16	Exp Ther Med	刘跃华	2019
241	Cognitive Impairment Among Aging People Living with Hiv on Antiretroviral Therapy: A Cross-Sectional Study in Hunan, China	Journal of the Association of Nurses in Aids Care	曾　慧	2019
242	Perceived Facilitators and Barriers Regarding Partner Notification in People Living with Hiv in Hunan, China: A Qualitative Study From the Patient Perspective	J Assoc Nurses Aids Care	王红红	2019
243	Long-Term Training Indiabetes-Related Knowledge, Attitudes, Andself-Reported Practice Among Diabetes Liaison Nurses	Journal of International Medical Research	黄　金	2019

续表5-7

序号	论文名称	刊物/会议名称	第一作者或通讯作者	发表年份
244	An Evaluation of A Positive Psychological Intervention to Reduce Burnout Among Nurses	Arch Psychiatr Nurs	张静平	2019
245	New Compounds From the Seeds of Psoralea Corylifolia with Their Protein Tyrosine Phosphatase 1B Inhibitory Activity	Journal of Asian Natural Products Research	任　露　李亚敏　唐四元	2019
246	Comparison of Reliability and Validity of the Chinese Four-Level and Three-District Triage Standard and the Australasian Triage Scale	Emerg Med Int.	朱爱群	2019
247	Correlates of Depressive Symptoms Among Older Adults with Physical Functional Limitations: A Cross-Sectional Study in China	Res Gerontol Nurs	冯　辉	2019
248	Beliefs of Immunosuppressive Medication Among Chinese Renal Transplant Recipients, As Assessed in A Cross Sectional Study with the Basel Assessment of Adherence to Immunosuppressive Medications Scale (Bassis)	Transplantation Proceedings	夏妙娟　刘　佳	2019
249	Prevalence and Risk Factors of Work-Related Musculoskeletal Disorders Among Intensive Care Unit Nurses in China	Workplace Health & Safety	李映兰	2019
250	Fertility Desire in Kidney Transplant Recipients: A Mixed Method Study	Journal of Reproductive Medicine	杨国莉　刘　佳	2019
251	Correlations Between Expression Level of Chemokine Ccl5 and Clinicopathological Features and Prognosis in Patients with Bladder Cancer	Boletin De Malariologia Y Salud Ambiental	王　浪	2019
252	Team Management in Critical Care Units for Patients with Covid-19: An Experience From Hunan Province, China	Critical Care	赵先美	2020
253	Long Non-Coding Rna Dio3Os/Let-7D/Nf-κB2 Axis Regulates Cells Proliferation and Metastasis of Thyroid Cancer Cells	Research Article	汪明明	2020

续表5-7

序号	论文名称	刊物/会议名称	第一作者或通讯作者	发表年份
254	The Autism-Related Lncrna Msnp1As Regulates Moesin Protein to Influence the Rhoa, Rac1, and Pi3K/Akt Pathways and Regulate the Structure and Survival of Neurons	Autism Research	李亚敏	2020
255	Long-Term Outcomes of Laparoscopic Versus Open Donor Nephrectomy for Kidney Transplantation: A Meta-Analysis	America Journal Transplantation Research	王丽萍 朱 莉 方春华	2020
256	Reply to "Ct Is Not A Screening Tool for Coronavirus Disease (Covid-19) Pneumonia"	American Journal of Roentgenology	林跃丽	2020
257	Impact of Death Education Courses on Emergency Nurses' Perception of Effective Behavioral Response in Dealing with Sudden Death in China: A Quasi-Experimental Study	Nurse Eduation Today	张慧琳 李乐之	2020
258	Psychological Resilience and Related Influencing Factors in Postoperative Non-Small Cell Lung Cancer Patients: A Cross-Sectional Study	Psycho-Oncology	叶 曼	2020
259	Identification of Immune Cells and Mrna Associated with Prognosis of Gastric Cancer	Bmc Cancer	汪明明	2020
260	Anxiety Status and Influencing Factors of Rural Residents in Hunan with Corona Virus Disease 2019 A Web-Based Cross-Sectional Survey	Frontiers in Psychiatry	赵丽萍	2020
261	Resilience Process and Its Protective Factors in Long-Term Survivors after Lung Cancer Surgery: A Qualitative Study	Supportive Care in Cancer	叶 曼	2020
262	Capn1 Promotes Malignant Behavior and Erlotinib Resistance Mediated By Phosphorylation of C-Met and Pik3R2 Via Degrading Ptpn1 in Lung Adenocarcinoma	Thoracic Cancer	陈一川 刘 芳	2020
263	Workplace Violence Against Hospital Healthcare Workers in China: A National Wechat-Based Survey	Bmc Public Health	田于胜 李亚敏	2020

续表5-7

序号	论文名称	刊物/会议名称	第一作者或通讯作者	发表年份
264	Effects of A Transtheoretical Model _Based Intervention and Motivational on the Management of Depression in Hospitalized Patients with Coronay Heart Disease：A Randomized Controlled Trial	Bmc Public Health	张静平	2020
265	Incivility in Nursing Practice Education in the Operating Room	Nurse Education Today	邓露	2020
266	Factor Associated with Job Satisfaction of Frontline Medical Staff Fighting Against Covid-19：Across-Sectional Study in China	Frontiers in Public Health	禹小燕	2020
267	Association Between Diabetes Knowledge and Self-Efficacy in Patients with Type 2 Diabetes Mellitus in China：A Cross-Sectional Study	International Journal of Endocrinology	仇铁英	2020
268	The Predictive Role of Pik3Ca Mutation Status on Pi3K Inhibitors in Hr+ Breast Cancer Therapy：A Systematic Reviewand Meta-Analysis	Research Article	汪明明	2020
269	The Predictive Role of Pik3Ca Mutation Status on Pi3K Inhibitors in Hr+ Breast Cancer Therapy：A Systematic Reviewand Meta-Analysis	Biomed Res Int	汪明明	2020
270	From Best Evidence to Best Practice：Enteral Nutrition From Continuous Nasal Feeding in Stroke Patients	International Journal of General Medicine	赵丽萍	2020
271	Workplace Violence Against Hospital Healthcare Workers in China：A Nationed Wechat-Based Survey	Bmc Public Health	李亚敏	2020
272	Mental Health Care for Medical Staff in China During the Covid-19 Outbreak	Lancet Psychiatry	陈琼妮 梁敉宁	2020
273	Establishment of A Type 1 Diabetes Structured Education Programme Suitable for Chinese Patients：Type 1 Diabetes Education in Lifestyle and Self Adjustment（Telsa）	Bmc Endocrine Disorders	刘芳	2020

续表5-7

序号	论文名称	刊物/会议名称	第一作者或通讯作者	发表年份
274	Influencing Factors for Placenta Accreta in Recent 5 Years：A Systematic Review and Meta-Analysis	The Journal of Maternal-Fetal & Neonatal Medicine	周昔红	2020
275	Assessing Health-Related Quality of Life of Living Kidney Donors Using the 36-Item Medical Outcomes Short-Form-36 Questionnaire：A Meta-Analysis	Psychology，Health & Medicine	周昔红	2020
276	The 100 Top-Cited Studies in Breast Cancer Immunotherapy	Journal of Buon	金自卫	2020
277	Application of A Modified Electrocardiogram-Guided Technique for Umbilical Venous Catheterisation in Neonates：A Retrospective Trial	J Paediatr Child Health	吴丽元	2020
278	New Compounds From the Seeds of Psoralea Corylifolia with Their Protein Tyrosine Phosphatase 1B Inhibitory Activity	Journal of Asian Natural Products Research	任　璐 李亚敏 唐四元	2020
279	Clinical Application of A Special Postoperative Position Cushion for Percutaneous Nephrolithotomy	Annals of Palliative Medicine	薛　娟	2020
280	Current Status of Demoralization and Its Relationship with Medical Coping Style，Self-Efficacy and Perceived Social Support in Chinese Breast Cancer Patients	The European Journal of Psychiatry	李　娟 金自卫	2020
281	The Autistic Lncrna Msn Plans Regulates Msn Expression to Influence the Rhoa，Racl，And Pi3K/At Pathways and Regulate the Structune and Growth of Neurons	Cellular Neurobiology/Physiology	罗　婷	2020
282	Focusing on Health-Care Providers' Experiences in the Covid-19 Crisis	Lancet Global Health	熊　杨 彭伶丽	2020
283	Impact of Providing Free Hiv Self-Testing Kits on Frequency of Testing Among Men Who Have Sex with Men and Their Sexual Partners in China：A Randomized Controlled Trial	Plos Med	李现红	2020

续表5-7

序号	论文名称	刊物/会议名称	第一作者或通讯作者	发表年份
284	Fasting Before Or after Wound Injury Accelerates Wound Healing Through the Activation of Pro-Angiogenic Smoc1 and Scg2	Theranostics	唐四元	2020
285	Illness Perception, Mood State and Disease-Related Knowledge Level of Covid-19 Family Clusters	Brain, Behavior, and Immunity	叶 曼 黄 金	2020
286	Illness Perception, Mood State and Disease-Related Knowledge Level of Covid-19 Family Clusters, Hunan, China	Brain, Behavior, and Immunity	黄 金	2020
287	Galectin-1 Ameliorates Lipopolysaccharide-Induced Acute Lung Injury Via Ampk-Nrf2 Pathway in Mice	Free Radical Biology and Medicine	唐四元	2020
288	Platelet/Lymphocyte Ratio Is Superior to Neutrophil/Lymphocyte Ratio As A Predictor of Chemotherapy Response and Disease-Free Survival in Luminal B-Like Breast Cancer	Clinical Breast Cancer	胡元萍	2020
289	Crosstalk of Micrornas and Oxidative Stress in the Pathogenesis of Cancer	Oxidative Medicine and Cellular Longevity	陆 璨	2020
290	Integration of Quantitative Phosphoproteomics and Transcriptomics Revealed Phosphorylation-Mediated Molecular Events As Useful Tools for A Potential Patient Stratification and Personalized Treatment of Human Nonfunctional Pituitary Adenomas	Epma Journal	刘 丹	2020
291	Clinical Significance, Cellular Function, and Potential Molecular Pathways of Cct7 in Endometrial Cancer	Frontiers in Oncology	周 薇	2020
292	Exosomal Long Non-Coding Rnas: Emerging Players in Cancer Metastasis and Potential Diagnostic Biomarkers for Personalized Oncology	Genes & Diseases	廖竹君	2020

续表5-7

序号	论文名称	刊物/会议名称	第一作者或通讯作者	发表年份
293	Genetic Associations Between Voltage-Gated Calcium Channels and Autism Spectrum Disorder：A Systematic Review	Molecular Brain	李亚敏	2020
294	Letter to Editor News Can Predict Deterioration of Patients with Covid-19	Resuscitation	彭伶丽	2020
295	Postmortem Studies of Neuroinflam-Mation in Autism Spectrum Disorder：A Systematic Review	Molecular Neurobiology	李亚敏	2020
296	Risk Factors for Central Venous Access Device-Related Thrombosis in Hospitalized Children：A Systematic Review and Meta-Analysis	Thromb Haemost	李映兰	2020
297	Comparison of Three Screening Methods for Sarcopenia in Community-Dwelling Older Persons	Journal of the American Medical Directors Association	王秀华	2020
298	Revealing A Novel Landscape of the Association Between Blood Lipid Levels and Alzheimer'S Disease：A Meta-Analysis of A Case-Control Study	Frontiers in Aging Neuroscience	李　滨 王曙红	2020
299	Relationship Between Medication Literacy and Medication Adherence in Inpatients with Coronary Heart Disease in Changsha，China	Front Pharmacol	郑　凤 钟竹青	2020
300	The Development and Psychometric Assessment of Chinese Medication Literacy Scale for Hypertensive Patients（C-Mlshp）	Front Pharmacol	钟竹青	2020
301	Disability Prevention Program Improves Life-Space and Falls Efficacy：A Randomized Controlled Trial	Journal of the American Geriatrics Society	刘民辉	2020
302	Neuropsychiatric Symptoms As Prognostic Makers for the Elderly with Mild Cognitive Impairment：A Meta-Analysis	Journal of Affective Disorders	冯　辉	2020
303	The Short- and Long-Term Effectiveness of Mother-Infant Psychotherapy on Postpartum Depression：A Systematic Review and Meta-Analysis	J Affect Disord	雷　俊	2020

续表5-7

序号	论文名称	刊物/会议名称	第一作者或通讯作者	发表年份
304	Effectiveness of Peer Support Intervention on Perinatal Depression: A Systematic Review and Meta-Analysis	J Affect Disord	雷俊	2020
305	Associations Between Symptoms of Pain, Insomnia and Depression, and Frailty in Older Adults: A Cross-Sectional Secondary Analysis of A Prospective Cohort Study	International Journal of Nursing Studies	唐四元	2020
306	Research on Screening of Empathy Information Based on Image Recognition and Data Mining	Ieee Access	严谨	2020
307	Upregulation of Microrna-204 Improves Insulin Resistance of Polycystic Ovarian Syndrome Via Inhibition of Hmgb1 and the Inactivation of the Tlr4/Nf-Kappa B Pathway	Cell Cycle	朱姝娟	2020
308	High Expression of Mir-135B Predicts Malignant Transformation and Poor Prognosis of Gastric Cancer	Life Sci	龚妮	2020
309	Interrelationships Between Intimate Partner Violence, Coping Style, Depression and Quality of Life Among the Regular Female Sexual Partners of Men Who Have Sex with Men	Journal of Interpersonal Violence	李现红	2020
310	Potential Hiv Transmission Risk Among Spouses: Marriage Intention and Expected Extramarital Male-To-Male Sex Among Single Men Who Have Sex with Men in Hunan	Sexually Transmitted Infections	李现红	2020
311	Mir-181B Suppresses the Progression of Epilepsy By Regulation of Lncrna Znf883	Am J Transl Res	龚丽娜	2020
312	Tlr4 Inhibition Ameliorates Mesencephalic Substantia Nigra Injury in Neonatal Rats Exposed to Lipopolysaccharide Via Regulation of Neuro-Immunity	Brain Res Bull	何微	2020
313	Long Non-Coding Rna Hotair in Cervical Cancer: Molecular Marker, Mechanistic Insight, and Therapeutic Target	Advances in Clinical Chemistry	罗阳	2020

续表5-7

序号	论文名称	刊物/会议名称	第一作者或通讯作者	发表年份
314	A Pilot Cultural Adaptation of Lgb-Affirmative Cbt for Young Chinese Sexual Minority Men'S Mental and Sexual Health	Psychotherapy	李现红	2020
315	Acceptability of Vaccination Against Human Papillomavirus Among Women Aged 20 to 45 in Rural Hunan Province, China: A Cross-Sectional Study	Vaccine	罗 阳	2020
316	Independent and Synergistic Effects of Pain, Insomnia, and Depression on Falls Among Older Adults: A Longitudinal Study	Bmc Geriatrics	刘民辉	2020
317	School-Aged Children with Type 1 Diabetes Benefit More From A Coping Skills Training Program Than Adolescents in China: 12-Month Outcomes of A Randomized Clinical Trial	Pediatric Diabetes	郭 佳	2020
318	Cultural Adaptation, Validation, and Primary Application of A Questionnaire to Assess Intentions to Eat Low-Glycemic Index Foods Among Rural Chinese Women	International Journal of Environmental Research and Public Health	郭 佳	2020
319	Diet Quality Among Women with Previous Gestational Diabetes Mellitus in Rural Areas of Hunan Province Living with Hiv on Antiretroviral Therapy: A Cross-Sectional Study in Hunan, China	International Journal of Environmental Research and Public Health	郭 佳	2020
320	The Mediating Role of Resilience and Self-Esteem Between Life Events and Coping Styles Among Rural Left-Behind Adolescents in China: A Cross-Sectional Study	Frontiers in Psychiatry	张静平	2020
321	Progression to Abnormal Glucose Tolerance and Its Related Risk Factors Among Women with Prior Gestational Diabetes in Rural Communities of China	Diabetes Metabolic Syndrome Obesity	毛 平 郭 佳	2020

续表5-7

序号	论文名称	刊物/会议名称	第一作者或通讯作者	发表年份
322	Application of Artifificial Intelligence in Diabetes Education and Management：Present Status and Promising Prospect	Front. Public Health	李 娟	2020
323	Identification of Novel Functional Cpg-Snps Associated with Type 2 Diabetes and Coronary Artery Disease	Molecular Genetics and Genomics	唐四元	2020
324	Effectiveness and Economic Evaluation of Hospital-Outreach Pulmonary Rehabilitation for Patients with Chronic Obstructive Pulmonary Disease	Int J Chron Obstruct Pulmon Dis	张爱迪 严 谨	2020
325	Level of Depression，Anxiety and Stress in Patients with Intrauterine Adhesions in Hunan Province，China：A Cross-Sectional Study	Plos One	罗 阳	2020
326	Burnout and Associated Occupational Stresses Among Chinese Nurses：A Cross-Sectional Study in Three Hospitals	Plos One	张静平	2020
327	Non-Pharmacological Interventions to Reduce the Incidence and Duration of Delirium in Critically Ill Patients：A Systematic Review and Network Meta-Analysis	Journal of Critical Care	邓露茜 曹 岚	2020
328	The Mental Health of Neurological Doctors and Nurses in Hunan Province，China During the Initial Stages of the Covid-19 Outbreak	Bmc Psychiatry	宁显珺	2020
329	Systematic Review and Meta-Analysis of Effects of Acupuncture on Pain and Function in Non-Specific Low Back Pain	Acupunct Med	袁素娥	2020
330	Associations Among Menopausal Status，Menopausal Symptoms，and Depressive Symptomsin Midlife Women in Hunan Province，China	Climacteric	罗 阳	2020
331	Factors Influencing Postpartum Blood Glucose Screening Among Women with Prior Gestational Diabetes Mellitus in A Rural Community	Journal of Advanced Nursing	郭 佳	2020

续表5-7

序号	论文名称	刊物/会议名称	第一作者或通讯作者	发表年份
332	Severity of Illness and Distress in Caregivers of Patients with Schizophrenia: Do Internalized Stigma and Caregiving Burden Mediate the Relationship?	Journal of Advanced Nursing	孙 玫	2020
333	Ways of Coping Mediate the Relationship Between Self-Efficacy for Managing Hiv and Acceptance of Illness Among People Living with Hiv	Journal of Advanced Nursing	王红红	2020
334	The Psychological Symptoms of Patients with Mild Symptoms of Coronavirus Disease (2019) in China: A Cross-Sectional Study	Journal of Advanced Nursing	张静平	2020
335	Meta-Analysis- Resistance Training Improves Cognition in Mild Cognitive Impairment	Int J Sports Med	王曙红	2020
336	Community Canteen Services for the Rural Elderly: Determining Impacts on General Mental Health, Nutritional Status, Satisfaction with Life, and Social Capital	Bmc Public Health	刘民辉	2020
337	College Students Responding to the Chinese Version of Cardiff Fertility Knowledge Scale Show Deficiencies in Their Awareness: A Cross-Sectional Survey in Hunan, China	Bmc Public Health	罗 阳	2020
338	Effects of A Transtheoretical Model – Based Intervention and Motivational Interviewing on the Management of Depression in Hospitalized Patients with Coronary Heart Disease: A Randomized Controlled Trial	Bmc Public Health	张静平	2020
339	Association Between Diabetes Knowledge and Self-Efficacy in Patients with Type 2 Diabetes Mellitus in China: A Cross-Sectional Study	International Journal of Endocrinology	仇铁英 黄 金	2020

续表5-7

序号	论文名称	刊物/会议名称	第一作者或通讯作者	发表年份
340	Global Estimate of the Prevalence of Post-Traumatic Stress Disorder Among Adults Living with Hiv: A Systematic Review and Meta-Analysis	Bmj Open	王红红	2020
341	Nurses' Knowledge of Peripherally Inserted Central Catheter Maintenance and Its Influencing Factors in Hunan Province, China: A Cross-Sectional Survey	Bmj Open	张京慧	2020
342	Factors Associated with Job Satisfaction of Frontline Medical Staff Fighting Against Covid-19: A Cross-Sectional Study in China	Front Public Health	黄　金	2020
343	Application of Artifificial Intelligence in Diabetes Education and Management: Present Status and Promising Prospect	Front Public Health	李　娟	2020
344	Medication Literacy in A Cohort of Chinese Patients Discharged with Essential Hypertension	Front Public Health	钟竹青	2020
345	Genetic and Phenotypic Frequency Distribution of Cyp2C9, Cyp2C19 and Cyp2D6 in Over 3200 Han Chinese	Clin Exp Pharmacol Physiol	何　利	2020
346	Effects of Vibration Therapy on Muscle Mass, Muscle Strength and Physical Function in Older Adults with Sarcopenia: A Systematic Review and Meta-Analysis	European Review of Aging and Physical Activity	冯　辉	2020
347	Nurses' Attitudes and Knowledge of Peripherally Inserted Central Catheter Maintenance in Primary Hospitals in China: A Cross-Sectional Survey	Risk Management and Healthcare Policy	张京慧	2020
348	Assessing the Quality of Mobile Application Targeting Postpartum Depression in China	International Journal of Mental Health Nursing	孙　玫	2020
349	Patient Safety Culture and Obstacles to Adverse Event Reporting in Nursing Homes	Journal of Nursing Management	贺海燕	2020

续表5-7

序号	论文名称	刊物/会议名称	第一作者或通讯作者	发表年份
350	Anticoagulation Effect and Safety Observation of Regional Citrate Anticoagulation for Double-Filtration Plasmapheresis in Critical Patients	Blood Purification	彭小贝	2020
351	Application of Dexmedetomidine Combined with Sufentanil in Colon Cancer Resection and Its Effect on Immune and Coagulation Function of Patients	Oncol Lett	李映兰	2020
352	Nursing Home Staff Experiences of Implementing Mentorship Programmes: A Systematic Review and Qualitative Meta-Synthesis	Journal of Nursing Management	冯　辉	2020
353	Impact of Wechat-Based 'Three Good Things' on Turnover Intention and Coping Style in Burnout Nurses	Journal of Nursing Management	张静平	2020
354	A Wechat-Based "Three Good Things" Positive Psychotherapy for the Improvement of Job Performance and Self-Efficacy in Nurses with Burnout Symptoms: A Randomized Controlled Trial	Journal of Nursing Management	张静平	2020
355	Patient Safety Culture and Obstacles to Adverse Event Reporting in Nursing Homes	Journal of Nursing Management	李映兰	2020
356	The Professional Activities of Nurse Managers in Chinese Hospitals: A Cross-Sectional Survey in Hunan Province	Journal of Nursing Management	何国平	2020
357	Time Management Disposition and Related Factors Among Nursing Managers in China: A Cross-Sectional Study	J Nurs Manag	谢建飞 王　莎	2020
358	Efficacy of Companion-Integrated Childbirth Preparation for Childbirth Fear, Self-Efficacy, and Maternal Support in Primigravid Women in Malawi	Bmc Pregnancy Childbirth	王红红	2020
359	Association Between Risk of Preeclampsia and Maternal Plasma Trimethylamine-N-Oxide in Second Trimester and at the Time of Delivery	Bmc Pregnancy Childbirth	雷　俊	2020

续表5-7

序号	论文名称	刊物/会议名称	第一作者或通讯作者	发表年份
360	Different Effects of Structured Education on Glycemic Control and Psychological Outcomes in Adolescent and Adult Patients with Type 1 Diabetes: A Systematic Review and Meta-Analysis	International Journal of Endocrinology	李乐之	2020
361	Effectiveness of Exergaming in Improving Cognitive and Physical Function in People with Mild Cognitive Impairment Or Dementia: Systematic Review	Jmir Serious Games	冯　辉	2020
362	Reproductive Health Status and Related Knowledge Among Women Aged 20-39 Years in Rural China A Cross-Sectional Study	Reproductive Health	罗　阳	2020
363	Do Obesity and Low Levels of Physical Activity Increase the Risk for Developing Type 2 Diabetes Mellitus Among Women with Prior Gestational Diabetes in Rural China?	Research in Nursing & Health	毛　平 郭　佳	2020
364	Do Obesity and Low Levels of Physical Activity Increase the Risk for Developing Type 2 Diabetes Mellitus Among Women with Prior Gestational Diabetes in Rural China?	Res Nurs Health	毛　平	2020
365	Improvements of Disability Outcomes in Capable Older Adults Differ By Financial Strain Status	Journal of Applied Gerontology	刘民辉	2020
366	Diabetes Distress, Happiness, and Its Associated Factors Among Type 2 Diabetes Mellitus Patients with Different Therapies	Medicine	黄　金	2020
367	Meta-Analysis of the Clinical Efficacy and Safety of High- and Low-Dose Methylprednisolone in the Treatment of Children with Severe Mycoplasma Pneumoniae Pneumonia	Pediatr Infect Dis J	孙林丽	2020
368	Association of Problematic Martphone Use with Poor Sleep Quality, Depression, and Anxiety: A Systematic Review and Meta-Analysis	Psychiatry Research	李亚敏	2020

续表5-7

序号	论文名称	刊物/会议名称	第一作者或通讯作者	发表年份
369	Urinary Incontinence Status and Risk Factors in Women Aged 50-70 Years: A Cross-Sectional Study in Hunan, China	International Urogynecology Journal	罗　阳	2020
370	Caring Behaviors Perceived By Elderly Residents and Their Associated Factors in Nursing Homes in Zhengzhou City of China: A Qualitative Study	Health & Social Care in the Community	刘民辉	2020
371	The Nurse Outcomes and Patient Outcomes Following the High-Quality Care Project	International Nursing Review	刘　丹 唐四元	2020
372	Interleukin-22 Attenuates Renal Tubular Cells Inflammation and Fibrosis Induced By Tgf-β1 Through Notch1 Signaling Pathway	Renal Failure	唐　荣	2020
373	Evaluation of Quality Improvement Intervention with Nurse Training in Nursing Homes: A Systematic Review	J Clin Nurs	冯　辉	2020
374	Relationship Between Critical Thinking Disposition and Research Competence Among Clinical Nurses: A Cross-Sectional Study	Journal of Clinical Nursing	唐四元	2020
375	The Relationship Between Resilience, Anxiety and Depression Among Patients with Mild Symptoms of Covid-19 in China: A Cross-Sectional Study	Journal of Clinical Nursing	张静平	2020
376	Feasibility of Brief Distress Screening for Family Caregivers of Adults Diagnosed with Schizophrenia in Changsha, Hunan, China	Journal of Psychiatric and Mental Health Nursing	孙　玫 唐四元	2020
377	Quality of Life in Family Caregivers of Adolescents with Depression in China: A Mixed-Method Study	Patient Preference and Adherence	杨　敏	2020
378	Effect of Parenting Training on Neurobehavioral Development of Infants	Med Sci Monit	姜　梅	2020
379	Comparative Efficacy of Therapeutics for Traumatic Musculoskeletal Pain in the Emergency Setting: A Network Meta-Analysis	American Journal of Emergency Medicine	尹新博	2020

续表5-7

序号	论文名称	刊物/会议名称	第一作者或通讯作者	发表年份
380	Parent-Child Relationship Quality As A Mediator of the Association Between Perceived Stress and Diabetes Self-Management in Adolescents with Type 1 Diabetes	Journal of Family Nursing	郭　佳	2020
381	The Impact of Pregnancy on Postoperative Outcomes Among Obese Women Who Underwent Bariatric Surgery：A Systematic Review and Meta-Analysis	European Journal of Obstetrics & Gynecology and Reproductive Biology	周乐山	2020
382	Resilience in Patients with Lung Cancer：Structural Equation Modeling	Cancer Nursing	张静平	2020
383	Retrospective Analysis of the Clinical Characteristics of Adefovir Dipivoxil-Induced Fanconi'S Syndrome in the Chinese Population	J Clin Pharm Ther	孙林丽	2020
384	A Comparative Study of Dementia Knowledge，Attitudes and Care Approach Among Chinese Nursing and Medical Students	Bmc Medical Education	王　瑶	2020
385	Tai Chi Is Effective in Delaying Cognitive Decline in Older Adults with Mild Cognitive Impairment：Evidence From A Systematic Review and Meta-Analysis	Evid Based Complement Alternat Med	王曙红	2020
386	Barriers and Facilitators of Self-Monitoring of Blood Glucose Engagement Among Women with Gestational Diabetes Mellitus in China：A Mixed-Methods Study	Midwifery	郭　佳孙　玫	2020
387	Frequency of Depressive Symptoms Among Female Migrant Workers in China：Associations with Acculturation，Discrimination，and Reproductive Health	Public Health	孙　玫	2020
388	Nurses'Knowledge，Attitudes，and Behaviors Related to Pressure Injury Prevention：A Large-Scale Cross-Sectional Survey in Mainland China	J Clin Nurs	李　丽	2020

续表5-7

序号	论文名称	刊物/会议名称	第一作者或通讯作者	发表年份
389	Genetic Variation in Nrg 1 Gene and Risk of Post-Traumatic Stress Disorders in Patients with Hepatocellular Carcinoma	J Clin Lab Anal	李 丽	2020
390	Somatization Disorder Mediates the Association of Depression and Anxiety with Functional Impairment in Patients with Heart Failure	Psychology, Health & Medicine	欧尽南	2020
391	Distinct Clusters of Older Adults with Common Neuropsychological Symptoms: Findings From the National Health and Aging Trends Study	Geriatric Nursing	刘民辉	2020
392	Depression As A Risk Factor for Developing Heart Failure: A Meta-Analysis of Prospective Cohort Studies	J Cardiovasc Nurs	欧尽南	2020
393	Effects of Mindfulness-Based Interventions on Dementia Patients: A Meta-Analysis	Western Journal of Nursing Research	王曙红	2020
394	Demands of Experiential Training for Icu Nurses in Hunan of China	International Journal of Nursing Sciences	李乐之	2020
395	Abortion is Associated with Knee Osteoarthritis Among Older Women in China	Medicine	罗 阳	2020
396	A Bibliometric Analysis of Publications on Venous Thromboembolism in Children From 1988 to 2019	Medicine (Baltimore)	李映兰	2020
397	Manual Lymphatic Drainage for Lymphedema in Patients after Breast Cancer Surgery: A Systematic Review and Meta-Analysis of Randomized Controlled Trials	Medicine	梁籹宁 李乐之	2020
398	Diabetes Distress, Happiness, and Its Associated Factors Among Type 2 Diabetes Mellitus Patients with Different Therapies	Medicine	黄 金	2020
399	Risk Assessment of Deep Venous Thrombosis and Its Influencing Factors in Burn Patients	Journal of Burn Care & Research	高红梅	2020
400	Cognitive Impairment Among Aging People Living with Hiv on Antiretroviral Therapy: A Cross-Sectional Study in Hunan, China	Journal of the Association of Nurses in Aids Care	曾 慧	2020

续表5-7

序号	论文名称	刊物/会议名称	第一作者或通讯作者	发表年份
401	"I' Ll Change His Sexual Orientation，I Don' T Think About Hiv"：A Qualitative Study to Explore Attitudes，Behaviors，and Experiences Among Wives of Men Who Have Sex with Men in Mainland China	Janac	李现红	2020
402	Facilitators and Barriers of Hiv Self-Testing Among Chinese Men Who Have Sex with Men：A Qualitative Study	Journal of the Association of Nurses in Aids Care	李现红	2020
403	Internalized Gay-Related Stigma Is Associated with Hiv Testing Behavior Among Chinese Men Who Have Sex with Wen：A Cross-Sectional Study	Journal of the Association of Nurses in Aids Care	李现红	2020
404	Adaptation and Feasibility Testing of A Coping Skills Training Program for Chinese Youth with Type 1 Diabetes	Journal of Pediatric Nursing	郭　佳	2020
405	Epidemiology of Pediatric Eye Injuries Requiring Hospitalization in Rural Areas of Wenzhou and Changsha，China：A 10-Year Retrospective Study	Bmc Ophthalmology	戴旻晖	2020
406	Physician Awareness and Attitudes Regarding Early Warning Score Systems in Mainland China：A Cross-Sectional Study	Singapore Medical Journal	彭伶丽	2020
407	Gender Differences in Attitudes Toward Death Among Chinese College Students and Implication for Death Education Courses	Journal of Death and Dying	孙　玫	2020
408	Development and Validation of A Self-Management Scale of Type 1 Diabetes for Chinese Adults	Journal of International Medical Research	李乐之	2020
409	Reframing the Meaning of Life and Professional Values：A Theoretical Framework of Facilitating Professional Care for Dying Patients By Chinese Nurses	Nursing and Health Sciences	李现红	2020

续表5-7

序号	论文名称	刊物/会议名称	第一作者或通讯作者	发表年份
410	The Application of Intracavitary Electrocardiogram for Tip Location of Femoral Vein Catheters in Chemotherapy Patients with Superior Vena Cava Obstruction	The Journal of Vascular Access	张京慧	2020
411	Impact of Arm Choice for Peripherally Inserted Central Catheter (Picc) Insertion on Patients：A Cross-Sectional Study	Contemporary Nurse	郭　亮	2020
412	Community Readiness Assessment for Disseminating Evidence-Based Physical Activity Programs to Older Adults in Changsha, China：A Case for Enhance ⓇFitness	Global Health Promotion	刘民辉	2020
413	Physician Awareness and Attitudes Regarding Early Warning Score Systems in Mainland China：A Cross-Sectional Study	Singapore Medical Journal	熊　杨 彭伶丽	2020
414	Sleep Quality and Psychosocial Factors in Liver Transplant Recipients at an Outpatient Follow-Up Clinic in China	Ann Transplant	朱　肖 毛　平	2020
415	Risk Factors for Work-Related Musculoskeletal Disorders Among Intensive Care Unit Nurses in China：A Structural Equation Model Approach	Asian Nursing Research	李映兰	2020
416	Relationships Among Character Strengths, Self-Efficacy, Social Support, Depression and Psychological Well-Being in Hospital Nurses	Asian Nurs Res (Korean Soc Nurs Sci)	谢建飞 张小红	2020
417	Erbb4 Promotes the Progression of Inflammatory Breast Cancer Through Regulating Pdgfra	Translational Cancer Research	龚　妮	2020
418	What Types of Physical Function Predict Program Adherence in Older Adults?	Rehabilitation Nursing	刘民辉	2020
419	A New Co(Ⅱ)-Based Coordination Polymer：Crystal Structure and Treatment Activity on Alzheimer'S Disease By Reducing the Accumulation of Aβ	Inorganic and Nano-Metal Chemistry	颜萍萍	2020

续表5-7

序号	论文名称	刊物/会议名称	第一作者或通讯作者	发表年份
420	Observation on the Effect of Sedative and Analgesic Drugs on Patients with Severe Craniocerebral Injury and Analysis of Nursing Effect	Acta Microscopica	杨 艳 何志萍	2020
421	Prevalence and Factors Associated with Depressive Symptomatology Among Women Before Termination of Pregnancy for Fetal Anomaly	Journal of Psychosocial Nursing	秦春香	2020
422	Insulin Upregulated Alveolar Epithelial Na,K-Atpase A1/B1 Expression Via Ndrg2	Acta Medica Mediterranea	余 晓	2020
423	Postpartum Depression and Its Correlates in Middle-Class Women in Hunan, China.	Asian Social Work and Policy Review.	唐四元	2020
424	Evaluating Surgical Risk Using Fmea and Multimoora Methods Under A Single-Valued Trapezoidal Neutrosophic Environment	Risk Manag Healthc Policy.	贺吉群	2020
425	Huaier Granule Combined with Tegafur Gimeracil Oteracil Potassium Promotes Stage Iib Gastric Cancer Prognosis and Induces Gastric Cancer Cell Apoptosis By Regulating Livin	Biomed Research International	谢伏娟	2020
426	Primary Mucinous Adenocarcinoma of the Renal Pelvis Misdiagnosed As Calculous Pyonephrosis：A Case Report and Literature Review	Transl Androl Urol	谢伏娟	2020
427	The Correlation Analysis Between the Appearance Anxiety and Personality Traits of the Medical Staff on Nasal and Facial Pressure Ulcers During the Novel Coronavirus Disease	Nursing Open	贺连香	2020
428	Effects of Gut Microbial-Based Treatments on Gut Microbiota, Behavioral Symptoms, and Gastrointestinal Symptoms in Children with Autism Spectrum Disorder：A Systematic Review	Psychiatry Research	李亚敏	2020

续表5-7

序号	论文名称	刊物/会议名称	第一作者或通讯作者	发表年份
429	Nrf2 Activators As Dietary Phytochemicals Against Oxidative Stress, Inflammation, and Mitochondrial Dysfunction in Autism Spectrum Disorders: A Systematic Review	Frontiers in Psychiatry	李亚敏	2020
430	Knowledge, Attitude and Practice Regarding Nursing Interruptions Among Chinese Nurses: A Nationwide Cross-Sectional Survey	Int J Nurs Sci	谢建飞	2020
431	Spiritual Care Competence and Its Relationship with Self-Efficacy: An Online Survey Among Nurses in Mainland China	Journal of Nursing Management	成琴琴	2020

表 5-8　CSCD/Medline 期刊收录代表性论文汇总表

序号	论文名称	刊物/会议名称	第一作者或通讯作者	发表年份
1	1 例家族性淀粉样变性周围神经病患者行肝移植的护理	中华护理杂志	何国平	2016
2	美国护理财务管理的现状和启示	中华护理杂志	唐四元	2016
3	社区护士糖尿病知识的调查分析	中华护理杂志	赵　芳	2016
4	护理中断事件管理的实践与成效	中华护理杂志	谢建飞	2016
5	护理中断事件管理改进的实践与成效	中华护理杂志	谢建飞	2016
6	护理管理人员的岗位培训现状及培训期望研究	中华护理杂志	周　阳 李映兰	2016
7	综合重症监护病房结构化病情交班模式的设计及应用	中华护理杂志	彭小贝 虞玲丽	2016
8	慢性伤口细菌生物膜相关微环境的研究进展	中华护理杂志	李乐之	2016
9	翻身操作引起护士职业性腰背痛的研究进展	中华护理杂志	袁素娥	2016

续表5-8

序号	论文名称	刊物/会议名称	第一作者或通讯作者	发表年份
10	综合安全项目在控制院内感染和建立安全文化中的应用现状	中华护理杂志	丁四清	2016
11	1例骨髓移植术后行肾移植患者的护理	中华护理杂志	龚丽娜 谢建飞	2016
12	正念减压疗法在乳腺癌患者护理中应用的研究进展	中国护理管理	雷 俊	2016
13	基于认知行为疗法的自助干预对门诊首发抑郁症患者心理健康水平影响的研究	中国护理管理	杨 敏	2016
14	血液净化专科护士胜任力指标体系的构建	中国护理管理	刘晓鑫 李乐之	2016
15	湖南省不同职称临床护理管理者对管理岗位培训需求的调查分析	中国护理管理	周 阳	2016
16	湖南省三级甲等医院血液净化护士胜任力现状及其影响因素分析	中国护理管理	李乐之	2016
17	湖南省血液净化专科护士离职意愿与工作满意度的相关性研究	中国护理管理	董巧亮 黄 金	2016
18	糖尿病患者健康素养研究进展	中国护理管理	吴辽芳 周秋红	2016
19	"非暴力沟通"在护患沟通中的应用	中国护理管理	刘 雁	2016
20	输液器材质对输注药物吸附作用的研究进展	中国护理管理	赵丽萍	2016
21	糖尿病患者同伴支持研究的文献计量学分析	中国护理管理	丁四清	2016
22	出院患者法华林用药安全知识与能力水平调查及分析	中国护理管理	钟竹青	2016
23	ICU后认知损害发生的相关因素及干预措施的研究进展	中国护理管理	钟竹青	2016
24	长沙市专科护生实习前心理韧性及其影响因素研究	中国护理管理	许景灿	2016
25	老年人心血管疾病预警症状与危险因素认知情况调查分析	中国护理管理	何国平	2016

续表5-8

序号	论文名称	刊物/会议名称	第一作者或通讯作者	发表年份
26	护士核心能力研究进展	护理学杂志	欧尽南	2016
27	全身麻醉术后苏醒期并发症发生情况调查分析	护理学杂志	廖礼平 王曙红	2016
28	慢性伤口清创术的研究进展	护理学杂志	王红红	2016
29	视频化健康教育在脊柱外科手术患者的应用	护理学杂志	杨　驰 易思敏	2016
30	"133"新护士培训方案应用效果研究	护理学杂志	刘自娜 丁四清	2016
31	营养支持护理专科小组的临床实践效果	护理学杂志	曹　岚 李　君	2016
32	基于结构方程模型的护理本科生自主学习能力影响因素研究	护理学杂志	罗　阳	2016
33	分阶段教育及分级随访对腹膜透析患者生活质量的影响	护理学杂志	聂晚年 高红梅	2016
34	1 例达芬奇机器人膀胱癌根治、子宫全切及右肾盂取石术患者的手术配合	护理学杂志	郭东华 刘卫红	2016
35	古典音乐在心脏介入治疗患者术后首次排尿中的应用	护理学杂志	黄伶智 李乐之	2016
36	大面积烧伤患者瘢痕皮肤经超声导入 PICC 置管护理	护理学杂志	卜平元 阳　萍	2016
37	护生护理信息能力量表的编制及信效度检验	护理学杂志	李乐之	2016
38	长沙市男男性行为者异性性行为特征及影响因素分析	护理学杂志	李现红	2016
39	自我药疗行为与相关用药安全问题的分析与对策	护理学杂志	丁四清	2016
40	长沙市 2 型糖尿病患者医学营养治疗教育与执行现状调查	护理学杂志	刘顺英 黄　金	2016
41	脊柱手术患者 Time-out 前期病房安全核查的实施	护理学杂志	赵兴娥 谭晓菊	2016

续表5-8

序号	论文名称	刊物/会议名称	第一作者或通讯作者	发表年份
42	非体外循环冠状动脉旁路移植同期胸腔镜下肺叶切除手术的护理配合	护理学杂志	姚晓霞	2016
43	颅底肿瘤患者集束化健康教育方案的实施	护理学杂志	李映兰	2016
44	外科手消毒管理长效机制的建立与效果评价	护理学杂志	刘卫红 王惠平	2016
45	胃旁路手术患者术前胰岛素钳夹试验的护理配合	护理学杂志	孙林丽	2016
46	关于"问题患者"的特征和成因的质性研究.	护理学杂志	叶　曼 沈若玲	2016
47	静脉输液对同侧肢体毛细血管血糖测量值的影响	护理学杂志	潘　露 黄　金	2016
48	孕妇产前抑郁社会心理因素及护理干预的研究进展	解放军护理杂志	雷　俊	2016
49	对中学生实施参与式急救培训的效果分析	解放军护理杂志	贺连香	2016
50	教育环境对护理本科生评判性思维倾向的影响	解放军护理杂志	罗　阳	2016
51	护士建言行为与主动性人格的相关性研究	解放军护理杂志	丁四清	2016
52	情境领导理论在护理人员管理中的应用与进展	解放军护理杂志	丁四清	2016
53	社区中老年女性尿失禁患者心理干预的研究进展	解放军护理杂志	何国平	2016
54	慢性心力衰竭患者同伴支持的研究现状	解放军护理杂志	丁四清	2016
55	排舞对健康促进作用的研究进展	解放军护理杂志	黄　金	2016
56	经外周静脉置入中心静脉导管专科护士核心能力的影响因素	解放军护理杂志	刘万里 贺连香	2016
57	Psychometric properties of the Chinese version of the Infertility Self-Efficacy Scale	International Journal of Nursing Sciences	付　冰 雷　俊	2016

续表5-8

序号	论文名称	刊物/会议名称	第一作者或通讯作者	发表年份
58	我国内地烧伤循证护理文献的计量学分析	中华烧伤杂志	岳丽青	2016
59	老年患者呼吸机相关性肺炎高危因素 meta 分析	中华医院感染学杂志	李映兰	2016
60	某三级甲等综合医院多药耐药菌监测与预防控制研究	中华医院感染学杂志	陈玉华	2016
61	动机访谈术结合同伴参与方式在青少年肥胖健康管理中的应用效果	中国当代儿科杂志	吴健珍 戴旻晖	2016
62	直面埃博拉病毒病患者 53 天无次代传播的护理体会	中国感染控制杂志	邓桂元	2016
63	长沙市家长儿童上呼吸道感染抗生素使用知识与行为调查	中国公共卫生	孙玫	2016
64	长沙市老年公寓老年人主观幸福感及影响因素	中国老年学杂志	王秀华	2016
65	2 型糖尿病运动疗法研究进展	中国老年学杂志	李乐之	2016
66	健康服务业与养老服务业人才培养	中国老年学杂志	何国平	2016
67	血糖异常与糖尿病患者认知障碍关系研究进展	中国老年学杂志	黄金	2016
68	医护人员老年性痴呆照护胜任力	中国老年学杂志	何国平	2016
69	失独老人社区护理研究进展	中国老年学杂志	何国平	2016
70	社会支持对精神分裂症患者生活质量和康复的影响.	中国临床心理学杂志	陈琼妮 李亚敏	2016
71	含透明质酸的保湿护肤品治疗面部脂溢性皮炎的临床研究	中国皮肤性病学杂志	李霞	2016
72	社区 2 型糖尿病患者认知功能现状及其影响因素研究	中国全科医学	黄金	2016
73	口服葡萄糖耐量试验不同时间点血糖水平对妊娠期糖尿病诊断结果的差异及妊娠结局的影响研究	中国全科医学	王丽萍 黄金	2016

续表5-8

序号	论文名称	刊物/会议名称	第一作者或通讯作者	发表年份
74	老年人健康评估量表研究现状及进展	中国全科医学	王秀华	2016
75	中药足浴对维持性血液透析患者睡眠质量和症状困扰的影响研究	中国全科医学	李九红	2016
76	不同温度清洗液对糖尿病足创口表面细菌清洁率和创口愈合率的影响研究	中国全科医学	仇铁英	2016
77	住院患者糖尿病教育效果评价指标体系的初步构想	中国现代医学杂志	吴辽芳	2016
78	慢性乙型肝炎患者的心理韧性	中国心理卫生杂志	严 谨	2016
79	长沙市男男性行为人群 rushpoppers 使用与 HIV 感染情况及其影响因素	中国预防医学杂志	李现红	2016
80	基于 CDIO 的重复授课法在民营医院护士在职培养中的应用	基础医学与临床	戴旻晖	2016
81	流动女性人口生殖健康均等化服务质性研究	第十二届中国软科学学术年会论文集（下）	罗 阳	2016
82	球囊辅助 TACE 术治疗肝癌 1 例	介入放射学杂志	林跃丽	2016
83	长沙市社区高血压前期流行病学调查及危险因素分析	中南大学学报（医学版）	周 辉	2016
84	药物素养评估量表的编译与评价	中南大学学报（医学版）	郑 凤 钟竹青	2016
85	T4 交感神经干切断术治疗原发性手足多汗症对足汗的影响	中南大学学报（医学版）	肖 鹏	2016
86	多不饱和脂肪酸、维生素 D 及同型半胱氨酸与产后抑郁关系的研究进展	中南大学学报（医学版）	雷 俊	2016
87	湖南省耳鼻喉科内镜清洗消毒现况调查与分析	中南大学学报（医学版）	王 芳 罗 丹	2016
88	Knowledge for unintentional injury and risky behavior among the school-age children in Changsha city of China	中南大学学报（医学版）	吴 英	2016
89	口腔颌面部尤文肉瘤的影像学和病理学特点	中南大学学报（医学版）	黄伶智 李乐之	2016

续表5-8

序号	论文名称	刊物/会议名称	第一作者或通讯作者	发表年份
90	骨水泥充填技术治疗胸腰椎爆裂性骨折	中南大学学报(医学版)	谭晓菊	2016
91	临床专业实习生疼痛管理知识和态度调查分析	中南大学学报(医学版)	姚晓霞	2016
92	患者版个性化护理量表的汉化及信效度评价	中华护理杂志	丁四清	2017
93	临终患者真实体验质性研究的系统评价	中华护理杂志	唐四元	2017
94	多学科糖尿病照护团队建设与实践的研究进展	中华护理杂志	赵 雪 黄 金	2017
95	精神分裂症患者家属居家照护体验质性研究的系统评价	中华护理杂志	唐四元	2017
96	文化调适在跨文化健康行为干预中的应用进展	中华护理杂志	杨 敏	2017
97	患者参与医疗保健及其影响因素的研究进展	中华护理杂志	冯 辉	2017
98	护士职业认同、职业倦怠对离职意愿影响的研究	中国护理管理	肖益彩	2017
99	ICU医护人员对机械通气患者早期活动认知、态度及临床实践现况调查	中国护理管理	田刻平 余 晓	2017
100	新护士团队成组情景模拟BLS急救技能培训效果的研究	中国护理管理	张欣欣 贺连香	2017
101	医患共同决策的研究进展	中国护理管理	张静平	2017
102	根据产前生物—心理—社会因素预测产后抑郁的研究现状	中国护理管理	雷 俊	2017
103	湖南省血液净化专科护士工作满意度现状调查与分析	中国护理管理	董巧亮 黄 金	2017
104	长沙市三级甲等综合医院护士道德困境现状及其影响因素分析	中国护理管理	沈志莹 丁四清	2017
105	初产孕妇和"二孩"孕妇妊娠压力的现状及对比分析	中国护理管理	张利卷 刘 清 颜平萍	2017

续表5—8

序号	论文名称	刊物/会议名称	第一作者或通讯作者	发表年份
106	关键绩效指标在护理绩效管理中的应用进展	中国护理管理	万晶晶	2017
107	产前抑郁干预措施的研究进展	中国护理管理	雷　俊　晏春丽	2017
108	护士工作投入的研究进展	中国护理管理	张静平	2017
109	急性冠脉综合征出院患者药物素养的现状调查及护理对策	中国护理管理	郑　凤　钟竹青	2017
110	国外老年谵妄护理管理现状	中国护理管理	严　谨	2017
111	我院护士人文精神培养 Sunshine 模式的实践与成效	中国护理管理	汪健健　赵丽萍	2017
112	国外 ICU 后门诊的发展现状	中国护理管理	丁四清	2017
113	危重患者临终决策的研究现状	中国护理管理	余　晓　田刻平	2017
114	COPD 患者拒绝肺康复治疗影响因素的质性研究	护理学杂志	朱素翠	2017
115	多学科糖尿病管理团队对联络护士培训的中期效果评价	护理学杂志	黄　金	2017
116	1M3S 护理管理模式在心血管外科 ICU 的实践	护理学杂志	谢　霞　李乐之	2017
117	三级甲等医院护理员配置及职业知识技能现状调查	护理学杂志	李乐之	2017
118	标准作业程序在手术室工人管理中的应用	护理学杂志	谢伏娟	2017
119	肺部肿瘤围术期呼吸功能锻炼宣教动画片的制作与评价.	护理学杂志	黎吉娜　李乐之	2017
120	1M3S 管理体系在围术期患者交接中的应用	护理学杂志	刘卫红　申海艳	2017
121	门诊患者的药物素养现状调查	护理学杂志	郑　凤　钟竹青	2017

续表5-8

序号	论文名称	刊物/会议名称	第一作者或通讯作者	发表年份
122	异基因造血干细胞移植患者术后并发脑脓肿的护理	护理学杂志	唐　琪 李成媛	2017
123	围绝经期妇女血管舒缩症状测量方法综述	护理学杂志	罗　阳	2017
124	不同类型医院护理管理人力职称、学历的调查及分析	解放军护理杂志	李映兰	2017
125	长沙市某区失能老人家庭照护者照护知识和技能现状及需求研究	解放军护理杂志	雷　俊	2017
126	PRECEDE 模式对改善慢性心力衰竭患者生活质量的干预效果研究	解放军护理杂志	唐湘铧	2017
127	居家喘息服务研究进展	解放军护理杂志	唐四元	2017
128	临床警报的研究进展	解放军护理杂志	岳丽青	2017
129	湖南省医院手术室专科护士离职意愿及其影响因素	解放军护理杂志	李乐之	2017
130	护理给药错误事件 156 例分析	解放军护理杂志	钟竹青 丁四清	2017
131	长沙市肾移植受者健康素养现状及其影响因素	解放军护理杂志	龙　检 刘　佳	2017
132	基于层次分析法的主管护师能力模糊综合评价	解放军护理杂志	秦春香 肖益彩	2017
133	危重婴幼儿股静脉留置耐高压双腔 PICC 的应用研究	解放军护理杂志	胡红玲 周　霞	2017
134	瑜伽干预与糖尿病相关性的研究进展	解放军护理杂志	王丽萍 黄　金	2017
135	短信干预对糖尿病患者血糖控制效果的 Meta 分析	解放军护理杂志	严　谨	2017
136	湖南省临床护理管理者岗位任职及其认知现状	解放军护理杂志	周　阳	2017
137	同一肢体正反放置袖带测量上臂肱动脉血压值的比较	解放军护理杂志	张　平 徐　灿	2017

续表5-8

序号	论文名称	刊物/会议名称	第一作者或通讯作者	发表年份
138	糖尿病足患者生活质量水平及其影响因素	解放军护理杂志	仇铁英	2017
139	2011—2015年我国精神科护理研究的热点	中国心理卫生杂志	唐四元	2017
140	痴呆知识测评量表评述	中国心理卫生杂志	王 瑶	2017
141	不同康复方法对手部深度烧伤保留变性真皮并移植大张自体皮患者手功能及焦虑心理的影响	中华烧伤杂志	岳丽青	2017
142	高校学生的生育意识现状调查分析	中华生殖与避孕杂志	罗 阳	2017
143	677例多药耐药菌医院感染病例分析	中华医院感染学杂志	张 莹	2017
144	手术室层流通风系统的国内外应用现状	中华医院感染学杂志	刘卫红	2017
145	启动子区H3K27me3修饰异常促使系统性红斑狼疮患者CD4~+T细胞CREMα过表达.	南方医科大学学报	张慧琳	2017
146	口腔黏膜下纤维性变病损黏膜下曲安奈德联合丹参酮液注射方法及疗效探讨	上海口腔医学	肖益彩	2017
147	医务人员针刺伤的危害、预防与管理	中国感染控制杂志	贺海燕 李映兰	2017
148	优化流程规范连台手术预防性抗菌药物的用药时机	中国感染控制杂志	贺吉群 聂志芳	2017
149	临终关怀教育和培训研究进展	中国老年学杂志	唐四元	2017
150	积极心理学视野下促进失独老人心理健康的研究进展	中国老年学杂志	张静平	2017
151	女性压力性尿失禁运动治疗研究进展	中国老年学杂志	黄 金	2017
152	中国离退休老人心理健康	中国老年学杂志	张静平	2017
153	中文版心理弹性量表在社区空巢老人中应用信效度	中国老年学杂志	张静平	2017

续表5-8

序号	论文名称	刊物/会议名称	第一作者或通讯作者	发表年份
154	多学科团队诊疗模式在糖尿病足诊治中的应用	中国普通外科杂志	周秋红	2017
155	中国 HIV/AIDS 患者持续参与治疗现状及多层级影响因素分析	中国全科医学	李现红	2017
156	网络信息化在急诊分诊的应用现状和评价	中国循证医学杂志	朱爱群 张静平	2017
157	冠心病患者心脏康复信息需求现状及影响因素	中南大学学报（医学版）	李乐之	2017
158	参与住院医师规范化培训的医师抑郁现状及与自我效能感的关系	中南大学学报（医学版）	杨 敏	2017
159	诱发炎症性肠病的环境危险因素	中南大学学报（医学版）	彭 艳 刘新春	2017
160	失独者自我效能感在社会支持和抑郁情绪间的中介作用	中南大学学报（医学版）	张静平	2017
161	基于文献计量学视角下我国自我药疗的研究现状	中南大学学报（医学版）	钟竹青	2017
162	先天性心脏病患儿术前营养状况及影响因素	中南大学学报（医学版）	秦春香 唐四元	2017
163	微创经皮肾镜取石术后气囊导尿管作肾造瘘管的优势	中南大学学报（医学版）	张小琼	2017
164	托珠单抗治疗重症活动性类风湿关节炎的疗效	中南大学学报（医学版）	姚晓霞	2017
165	护理中断事件管理的研究进展	中华护理杂志	谢建飞	2018
166	骨科专科护士资质培训期望及培养策略的调查研究	中华护理杂志	苏曼曼 周 阳	2018
167	护士多点执业平台应用情况的调查研究	中华护理杂志	任安霁 李现红	2018
168	有源医疗器械相关不良事件的发生原因分析及建议	中华护理杂志	岳丽青	2018
169	三级甲等医院护士反艾滋病歧视培训方案的改编及应用研究	中华护理杂志	杨 名 贺连香	2018

续表5-8

序号	论文名称	刊物/会议名称	第一作者或通讯作者	发表年份
170	1 例肝肾序贯联合移植患者的护理	中华护理杂志	谢建飞	2018
171	化疗并发症预警模型在乳腺癌患者中的应用研究	中华护理杂志	李旭英 谌永毅	2018
172	护士遭遇工作场所暴力后发生应激障碍现状及其影响因素的研究进展	中华护理杂志	黄 辉	2018
173	肾移植术后妊娠及生育健康教育的研究进展	中华护理杂志	刘 佳	2018
174	急诊预检分诊护士核心能力评价指标体系的构建	中国护理管理	李 君	2018
175	护理安全文化研究现状	中国护理管理	李映兰	2018
176	妇科住院患者手术室护理服务体验现状及影响因素分析	中国护理管理	周 薇	2018
177	护士职业性肌肉骨骼损伤的研究进展	中国护理管理	李映兰	2018
178	多学科团队合作医疗设备临床警报管理模式的建立与实践	中国护理管理	邓桂元 岳丽青	2018
179	基于案例分析的思维导图法在本科实习护生急症护理教学中的应用	中国护理管理	易琦峰	2018
180	基于扎根理论的胎儿畸形引产女性认知反应模型研究	中国护理管理	秦春香	2018
181	居民药物素养的国内外研究现状及进展	中国护理管理	钟竹青	2018
182	湖南省基层医院护士 PICC 维护现状及影响因素分析,中国护理管理杂志	中国护理管理	张京慧	2018
183	症状引导下的思维导图在心内科临床护理教学中的应用	护理学杂志	易琦峰 黄 辉	2018
184	高血压患者服药自我效能的研究现状和进展	护理学杂志	沈志莹 丁四清	2018
185	肾移植受者心理体验的研究进展	护理学杂志	万晶晶	2018

续表5-8

序号	论文名称	刊物/会议名称	第一作者或通讯作者	发表年份
186	护士对 HIV 感染者和 AIDS 患者歧视的干预研究进展	护理学杂志	杨 名 贺连香	2018
187	护士安全文化认知现状及影响因素分析	护理学杂志	李 丽	2018
188	基于信息系统的急性胸痛患者分诊流程设计与应用	护理学杂志	向林军	2018
189	肾移植术后反复腹泻患者粪菌移植的护理	护理学杂志	黄 辉	2018
190	糖尿病患者低血糖防治材料的编制与应用	护理学杂志	吴辽芳 李传姣	2018
191	医院噪声对护理人员的职业危害及管理对策	护理学杂志	袁素娥	2018
192	知识转化理论及其在护理安全管理中的研究进展	护理学杂志	谢建飞	2018
193	给药中断事件现状及管理对策的研究进展	护理学杂志	谢建飞	2018
194	护理文书书写中断管理模型的构建及应用	护理学杂志	谢建飞 刘 佳	2018
195	护士临床警报知识、态度和行为问卷的编制与考评	护理学杂志	邹 莎 岳丽青	2018
196	乳腺癌患者配偶心理反应量表的构建及信效度检验	护理学杂志	谭思敏 谭小芳	2018
197	低年资护士临床沟通能力自评和护士长评价的比较研究	护理学杂志	李 丽	2018
198	护士长循证式疼痛管理实践水平现状调查	护理学杂志	苏曼曼 周 阳	2018
199	泌尿系结石住院患者健康教育微模式探究	护理学杂志	薛 娟	2018
200	应用信息技术辅助控制连台手术前预防性抗生素用药时间	护理学杂志	贺吉群 闫晓晨	2018
201	免疫抑制剂对肾移植患者母乳喂养影响的研究进展	护理学杂志	万晶晶	2018

续表5-8

序号	论文名称	刊物/会议名称	第一作者或通讯作者	发表年份
202	永久性心脏起搏器植入术后患者心理体验的质性研究	解放军护理杂志	沈志莹 肖益彩	2018
203	创伤后成长心理干预措施的研究进展	解放军护理杂志	严 谨	2018
204	护士道德困境与职业认同的相关性研究	解放军护理杂志	沈志莹 丁四清	2018
205	糖尿病足早期预防干预措施的研究进展	解放军护理杂志	易琦峰	2018
206	冠状动脉硬化性心脏病患者延续性护理现状及对策	解放军护理杂志	丁四清	2018
207	重症监护护士对临床报警认知的质性研究	解放军护理杂志	岳丽青	2018
208	智能化轻度认知功能障碍评估系统的初步研制与用户接受度检验	解放军护理杂志	汤观秀 颜萍平	2018
209	学龄儿童意外伤害危险行为的体验式干预研究	中国临床心理学杂志	李 丽	2018
210	下肢不同血管通道在上腔静脉阻塞化疗患者中的应用	介入放射学杂志	张京慧	2018
211	在校护理大专生艾滋病相关知识与护理意愿的调查	中国艾滋病性病	刘立芳	2018
212	HIV/STDs 相关手机应用软件的系统回顾	中国艾滋病性病	杨国莉 龙 检	2018
213	中国不同地区 12 所三甲综合医院护士静脉采血职业防护现状	中国感染控制杂志	李映兰	2018
214	隐蔽式现场观察器官移植医务人员手卫生的依从性	中国感染控制杂志	刘 欢 刘 佳	2018
215	儿童性安全教育现状及干预研究进展	中国公共卫生	周乐山	2018
216	糖尿病足危险因素的多中心筛查及原因分析	中国老年学杂志	周秋红	2018
217	Development and Evaluation of an Online Training System for Home Caregivers	Studies in Health Technology and Informatics	汤观秀 雷 俊	2018

续表5-8

序号	论文名称	刊物/会议名称	第一作者或通讯作者	发表年份
218	超声辅助四步法鼻空肠管置入在 ICU 中的应用	肠外与肠内营养	曹　岚	2018
219	沉默 HOXA13 基因对肝癌 HepG2 和 QGY-7703 细胞恶性表型的影响	吉林大学学报(医学版)	杨小会	2018
220	HOXA7 促进宫颈癌细胞体外增殖的实验研究	中国细胞生物学学报	杨小会	2018
221	癫痫发病中突触机制的研究进展	中南大学学报(医学版)	肖秀珍	2018
222	1849 例泌尿系结石种类及其与患者临床特征的关系	中南大学学报(医学版)	薛　娟	2018
223	临床路径实施效果评价体系应用研究——以自然临产阴道分娩为例	中南大学学报(医学版)	毛　平	2018
224	学龄儿童非故意伤害危险行为干预方案的研制与应用	中南大学学报(医学版)	李　丽	2018
225	临床护理科研小组分层培训的效果研究	中华护理杂志	谢建飞	2019
226	良性对称性脂肪瘤病合并脑卒中偏瘫患者围手术期的护理	中华护理杂志	王　芳	2019
227	化疗不良反应预警系统的构建及应用进展	中华护理杂志	李旭英　谌永毅	2019
228	家庭功能和孕期生活事件对孕晚期"二孩"孕妇的影响	中华护理杂志	肖美丽　雷　俊	2019
229	老年患者术后肺部并发症早期识别及护理干预研究进展	中华护理杂志	李　丽	2019
230	青年癌症患者运动疗法实施策略的研究进展	中华护理杂志	谢建飞	2019
231	数据挖掘在护理不良事件管理中的应用进展	中华护理杂志	丁四清　秦春香	2019
232	数字化健康干预在青年癌症患者心理康复中的应用进展	中华护理杂志	谢建飞	2019
233	基于知识内化的教学策略在内科护理学中的应用	中华护理教育	毛　婷　张静平	2019

续表5-8

序号	论文名称	刊物/会议名称	第一作者或通讯作者	发表年份
234	围产期抑郁干预方法的研究进展	中国护理管理	雷　俊	2019
235	围产期抑郁评估的研究进展	中国护理管理	雷　俊	2019
236	FRAIL-NH 量表和 Tilburg 衰弱量表对养老机构老年人衰弱评估比较	中国护理管理	唐四元	2019
237	HIV 阳性女性宫颈癌筛查现状及其影响因素的研究进展	中国护理管理	谷　灿	2019
238	ICU 护士专业生活品质对工作投入的影响.	中国护理管理	李乐之	2019
239	标准化随访清单在慢性病患者中应用的研究进展	中国护理管理	丁四清	2019
240	急危重症护士工作环境对道德困境影响的研究	中国护理管理	李乐之	2019
241	临床警报相关不良事件发生的影响因素及对策	中国护理管理	岳丽青	2019
242	新生儿跌倒及其防范管理的研究进展	中国护理管理	周乐山	2019
243	养老护理员吞咽障碍管理知识与技能的调查研究	中国护理管理	冯　辉	2019
244	孕期正念干预的研究进展	中国护理管理	罗　阳	2019
245	早产儿出院家庭准备度的研究进展	中国护理管理	罗　阳	2019
246	护理实习生灵性照顾能力及培训需求调查	中国护理管理	易琦峰	2019
247	父亲在母乳喂养中的作用及相关干预研究进展	中国护理管理	罗　阳	2019
248	头颈部肿瘤放疗患者的多学科营养管理实践	护理学杂志	曾巧苗 陈文凤	2019
249	ICU 护理中断事件的发生现状及其管理对策	护理学杂志	谢建飞	2019

续表5-8

序号	论文名称	刊物/会议名称	第一作者或通讯作者	发表年份
250	高血压患者药物素养促进计划的制订与实施	护理学杂志	沈志莹 钟竹青	2019
251	回授法对住院糖尿病患者低血糖防治及药物知识的影响	护理学杂志	吴辽芳 胡　婷	2019
252	基于新媒体的肾移植患者健康教育方案的构建	护理学杂志	刘　佳 谢建飞	2019
253	颅内动脉瘤介入术后患者基于遗忘曲线的延续护理	护理学杂志	肖美丽 雷　俊	2019
254	肾移植术后育龄女性受者孕前风险评估指标构建	护理学杂志	万晶晶	2019
255	声带息肉术后患者声休方案的研究现状	护理学杂志	晏　婷 王　芳	2019
256	手术室医辅人员任务智能分配的抢单模式管理	护理学杂志	贺吉群 聂志芳	2019
257	危重患者决策代理人心理体验及干预的研究进展	护理学杂志	李乐之	2019
258	难治型多发性骨髓瘤患者 2 次 CAR-T 细胞治疗的护理	护理学杂志	阳聪聪 李成媛	2019
259	ICU 护士道德困境现状及影响因素分析	护理学杂志	李乐之	2019
260	儿童居家用药安全的研究进展	护理学杂志	钟竹青	2019
261	某三级甲等医院肺癌住院患者生活质量及其影响因素	解放军护理杂志	封艳辉	2019
262	正念饮食的国外研究进展	解放军护理杂志	周乐山	2019
263	基于 Web of Science 居家护理研究热点分析	解放军护理杂志	付藏媚 贺连香	2019
264	基于聚类分析探讨护理学硕士研究生学位论文选题热点	解放军护理杂志	王红红	2019
265	漫画及绘本艺术在儿童健康管理中的应用研究进展	解放军护理杂志	李现红	2019

续表5-8

序号	论文名称	刊物/会议名称	第一作者或通讯作者	发表年份
266	糖尿病足患者居家自我管理认知及体验的质性研究	解放军护理杂志	易琦峰	2019
267	音乐疗法改善癌症患者身心结局的应用进展	解放军护理杂志	谢建飞	2019
268	出院计划对精神疾病患者康复效果的 meta 分析	中国心理卫生杂志	杨　敏	2019
269	湖南省围绝经期女性抑郁症状现况及相关因素	中国心理卫生杂志	罗　阳	2019
270	湖南省青春期女性焦虑、抑郁现状调查及其影响因子的预测分析	中华疾病控制杂志	罗　阳	2019
271	基于微信的同伴教育对肝移植受者服药依从性及生活质量的影响	中华器官移植杂志	刘　佳 严　谨	2019
272	压力疗法治疗增生性瘢痕患者有效性的荟萃分析	中华烧伤杂志	张　莹	2019
273	人工流产女性伴侣生殖健康知信行现状及影响因素	中华生殖与避孕杂志	朱　肖 毛　平	2019
274	中文版 Cardiff 生育知识量表在育龄人群中的信效度评价	中华生殖与避孕杂志	罗　阳	2019
275	视觉艺术在医学教育中的应用与思考	中华医学教育探索杂志	王秀华	2019
276	探讨舌鳞状细胞癌转移淋巴结包膜外浸润的相关因素及对预后的影响	临床口腔医学杂志	李乐之	2019
277	阻生智牙拔除术后不同医嘱告知模式对患者术后并发症的影响	上海口腔医学	陆　璨	2019
278	宫腔镜诊治早期输卵管间质部妊娠 9 例临床分析	现代妇产科进展	朱姝娟	2019
279	艾滋病相关医务人员伦理敏感性现状及影响因素	中国艾滋病性病	杨　敏	2019
280	2008-2017 年国外性教育研究热点的共词聚类分析	中国艾滋病性病	周乐山	2019
281	50 岁以上 HIV 感染者心理体验的质性研究	中国艾滋病性病	曾　慧	2019

续表5-8

序号	论文名称	刊物/会议名称	第一作者或通讯作者	发表年份
282	互联网对青少年同性恋身份认同发展的影响研究进展	中国艾滋病性病	张爱迪 严　谨	2019
283	基于社会生态学模型的男男性行为者高危性行为的影响因素及干预模式	中国艾滋病性病	陈　嘉	2019
284	母亲声音刺激对缓解住院新生儿操作性疼痛的影响	中国当代儿科杂志	谭彦娟	2019
285	母亲声音刺激对缓解住院新生儿操作性疼痛的效果观察	中国当代儿科杂志	周乐山	2019
286	预防剖宫产患者手术部位感染的研究进展	中国感染控制杂志	严　谨	2019
287	吞咽障碍筛查工具在养老服务中的应用进展	中国康复医学杂志	冯　辉	2019
288	Tinetti 平衡与步态量表在移动及平衡能力评估中的应用进展	中国康复医学杂志	王秀华	2019
289	老年人内在能力现状分析及研究进展	中国老年学杂志	冯　辉	2019
290	环状 RNA FBLIM1 在肝细胞癌中生物学功能的初步研究	中国普通外科杂志	彭婀敏	2019
291	农村地区妇女"两癌筛查"项目实施中的问题与对策	中国全科医学	周雯娟	2019
292	心理弹性在中晚期非小细胞肺癌患者自我感受负担与抑郁情绪间的中介作用	中华行为医学与脑科学杂志	张静平	2019
293	淫羊藿素预防小鼠血管钙化	中南大学学报(医学版)	任　璐 唐四元	2019
294	不同自我管理水平糖尿病前期患者的糖尿病知识现状和需求	中南大学学报(医学版)	曾　晖 夏妙娟	2019
295	基于多中心的中国糖尿病足患者临床资料分析	中南大学学报(医学版)	许景灿 周秋红	2019
296	曲安奈德联合丹参酮液治疗软腭黏膜下纤维性变的疗效评价	中南大学学报(医学版)	陆　璨	2019
297	唾液皮质醇与围引产期抑郁的相关性	中南大学学报(医学版)	张小红 秦春香	2019

续表5-8

序号	论文名称	刊物/会议名称	第一作者或通讯作者	发表年份
298	异质 VIKOR 方法在 1 例直肠癌患者手术方案选择中的应用	中南大学学报（医学版）	贺吉群	2019
299	抑郁发生与肺癌患者生存结局关系的研究进展	中南大学学报（医学版）	毛 婷	2019
300	儿童静脉血栓栓塞症风险评估模型的研究进展	中华护理杂志	李映兰	2020
301	新型冠状病毒肺炎重症病房的管理实践	中华护理杂志	彭小贝	2020
302	新型冠状病毒流行期湖南省 158 所医院手术室净化空调系统的现状调查	中华护理杂志	贺吉群 陈秀文	2020
303	重症新型冠状病毒肺炎住院患者焦虑抑郁状态的现状调查	中华护理杂志	吴 宇	2020
304	口腔颌面外科新型冠状病毒肺炎感染预防的护理管理	中华护理杂志	王噹噹 杨荣红	2020
305	新型冠状病毒肺炎疫情下全喉切除术后患者的气道防护措施的制订和应用	中华护理杂志	李 苗 彭 霞	2020
306	肝移植受者衰弱的研究进展	中华护理杂志	李乐之	2020
307	晚期慢性阻塞性肺疾病患者姑息照护的研究进展	中华护理杂志	李亚敏	2020
308	青年癌症患者生育相关心理痛苦的研究进展	中华护理杂志	谢建飞	2020
309	正念干预在护士负性情绪中的应用进展	中华护理杂志	谢建飞	2020
310	冠心病患者药物素养的研究进展	中华护理杂志	郑 凤	2020
311	冠心病吸烟患者戒烟干预方法的研究进展	中华护理杂志	沈志莹	2020
312	妊娠期糖尿病孕妇自我管理评价量表的研制及信效度检验	中华护理杂志	万晶晶	2020
313	我国护理管理信息化的研究进展	中华护理杂志	张秋香	2020

续表5-8

序号	论文名称	刊物/会议名称	第一作者或通讯作者	发表年份
314	新型冠状病毒肺炎疫情下基于互联网平台的慢性伤口居家照护体系构建与实践	中华护理杂志	朱小妹 谌永毅	2020
315	伤口造口失禁专科护士培训体系的构建	中华护理杂志	韦 迪 李旭英	2020
316	虚拟现实技术在乳腺癌患者症状管理中的应用进展	中华护理杂志	刘翔宇	2020
317	外周静脉留置针不同拔管时机的随机对照研究	中华护理杂志	李旭英	2020
318	肿瘤专科医院护士工作投入现状及其影响因素研究	中华护理杂志	许湘华 谌永毅	2020
319	新型冠状病毒肺炎疫情下乳腺肿瘤住院患者的护理	中华护理杂志	陈 晓 夏 凡	2020
320	新型冠状病毒爆发期间居家器官移植受者情况的调查	中华护理杂志	刘 敏 刘 佳	2020
321	护理本科生护理信息能力的调查研究	中华护理教育	朱望君 陈秀文	2020
322	护理实习生自我同一性的现况调查	中华护理教育	黄 敬 王曙红	2020
323	心理资本和社会支持对三级医院感染病科护士职业生涯状况影响的路径分析	中华护理教育	袁素娥	2020
324	新生儿护理研究热点分析	中华护理教育	付藏媚 贺连香	2020
325	死亡教育对急诊科护士的死亡态度和死亡焦虑的影响研究	中华护理教育	马明丹 张慧琳	2020
326	非暴力沟通在精神科护患交流中的应用	中华护理教育	向彦琪 陈琼妮	2020
327	基于目标教学理论急诊科护士死亡教育培训内容的构建	中华护理教育	张小红 肖 涛	2020
328	护理实习生正念水平在死亡焦虑和临终关怀态度之间的中介效应	中华护理教育	黄 辉	2020
329	喉癌术后患者疾病感知与创伤后成长的纵向研究	中华护理教育	宋小花	2020

续表5-8

序号	论文名称	刊物/会议名称	第一作者或通讯作者	发表年份
330	高等医学院校安宁疗护教育的发展现状	中华护理教育	李旭英	2020
331	安宁疗护专科护士培训内容的构建	中华护理教育	李旭英	2020
332	基于核心能力的麻醉科护士培训实践	中华护理教育	谭艳 李旭英	2020
333	英国淋巴水肿训练学院护士专业培训模式及启示	中华护理教育	刘高明	2020
334	3119名护士新型冠状病毒肺炎相关知识现况调查与分析	中华护理教育	李小云 黄金	2020
335	儿童早期预警评分电子病历系统的设计与应用效果评价	中国护理管理	李映兰	2020
336	重症监护室呼吸机警报管理研究进展	中国护理管理	岳丽青	2020
337	综合口腔护理干预对预防儿童龋齿的临床效果探讨	中国护理管理	谌静	2020
338	心脏术后危重患者家属需求调查及影响因素研究	中国护理管理	谢霞 李九红	2020
339	重症监护室护士实施身体约束决策影响因素的研究进展	中国护理管理	陈琼妮	2020
340	COPD患者吸入制剂用药信念现状及影响因素分析	中国护理管理	王艳 何志萍	2020
341	基于SBAR沟通模式危急重症患者交班软件的开发与应用	中国护理管理	郭美英 肖涛	2020
342	高血压患者服药依从性自我效能量表修订版的汉化及信度效度评价	中国护理管理	沈志莹 丁四清	2020
343	家庭参与式护理在缓解NICU早产儿操作性疼痛中的应用	中国护理管理	谭彦娟 周乐山	2020
344	儿童静脉血栓栓塞预测工具的研究进展	中国护理管理	彭思意 李旭英	2020
345	乳腺癌患者配偶夫妻沟通影响因素与干预研究现状	中国护理管理	李金花	2020

续表5-8

序号	论文名称	刊物/会议名称	第一作者或通讯作者	发表年份
346	线上线下康复干预对改善乳腺癌术后乳房重建者上肢功能和体像自评的效果	中国护理管理	彭翠娥	2020
347	重症监护外展服务研究进展	中国护理管理	曾立云	2020
348	护士职业性腰背痛现状及影响因素调查分析	护理学杂志	李映兰	2020
349	下咽癌术后患者吞咽障碍的影响因素分析	护理学杂志	岳丽青	2020
350	新型冠状病毒肺炎隔离区医护人员心理应激援的分析及处理（知网为查到）	护理学杂志	李　丽	2020
351	新型冠状病毒肺炎疫情期间综合医院手术室的规范化管理	护理学杂志	闫晓晨	2020
352	近10年肺康复研究热点共词聚类分析	护理学杂志	李乐之	2020
353	综合医院药物治疗联络护理专业小组的构建与实施	护理学杂志	王小艳	2020
354	ICN 灾害护理核心能力2.0版的介绍与启示	护理学杂志	曾立云	2020
355	安宁疗护护士循证式疼痛管理实践现状及影响因素分析	护理学杂志	申海艳	2020
356	ICU 丧亲者心理支持研究进展	护理学杂志	李亚敏	2020
357	老年人认知衰弱评估研究进展	护理学杂志	马彩莉	2020
358	基于安全心理学的护理中断事件现状分析及启示	护理学杂志	谢建飞	2020
359	Dyspnoea-12量表的汉化与信效度检验	护理学杂志	杨国莉 龙　检	2020
360	吸烟患者经皮冠状动脉介入术后复吸及影响因素研究进展	护理学杂志	沈志莹	2020
361	五级分诊标准信息系统用于急诊患者的信效度研究	护理学杂志	黄　辉	2020

续表5-8

序号	论文名称	刊物/会议名称	第一作者或通讯作者	发表年份
362	微信群同伴教育对喉癌术后患者疾病感知和创伤后成长的影响	护理学杂志	宋小花	2020
363	复杂胸部肿瘤切除胸壁重建术患者的康复护理	护理学杂志	蔡歆 石柳	2020
364	永久性肠造口患者健康素养量表的编制	护理学杂志	颜运英 周莲清	2020
365	乳腺癌日间化疗患者基于信息化平台的预住院管理	护理学杂志	陈婕君	2020
366	肿瘤医院淋巴水肿康复护理中心运行实践	护理学杂志	刘高明 李旭英	2020
367	新型冠状病毒肺炎疫情下医护人员医疗器械相关皮肤损伤现状及防护	解放军护理杂志	贺爱兰	2020
368	中国热带海岛患者营养相关指标与压力性损伤风险的相关性研究 160.	解放军护理杂志	文雯 王曙红	2020
369	护士组织氛围感知对第二受害者经历与支持的影响	解放军护理杂志	李亚敏	2020
370	儿童重症监护病房和新生儿重症监护病房死亡患儿父母心理干预研究进展	解放军护理杂志	李亚敏	2020
371	医护人员对ICU日记认知和态度的质性研究	解放军护理杂志	李亚敏	2020
372	精神分裂症患者病耻感的研究进展	解放军护理杂志	李亚敏	2020
373	造血干细胞移植患者疲乏、心理弹性与抑郁的相关性研究	解放军护理杂志	刘欢	2020
374	造血干细胞移植后长期幸存者生活质量研究进展	解放军护理杂志	黄辉	2020
375	虚拟现实技术在癌症患者临床护理中的研究进展	解放军护理杂志	刘翔宇	2020
376	Comparative efficacy of social media delivered health education on glycemic control：A meta-analysis	International Journal of Nursing Sciences	陈彩芳	2020

续表5-8

序号	论文名称	刊物/会议名称	第一作者或通讯作者	发表年份
377	Psychometric properties of the Chinese Version of the readiness for Hospital Discharge Scale for people living with HIV	International Journal of Nursing Sciences	陶子荣	2020
378	Demands of experiential training for ICU nurses in Hunan of China	International Journal of Nursing Sciences	李乐之	2020
379	Reliability and Validity of the Multidimensional Dyspnea Profile in hospitalized Chinese patient	SAGE Open Medicine	陈华英 李乐之	2020
380	头颈部癌症患者淋巴水肿评估工具的研究现状	中华耳鼻咽喉头颈外科杂志	沈志莹 王 芳	2020
381	综合消肿治疗在头颈部肿瘤淋巴水肿患者中的研究现状	中华耳鼻咽喉头颈外科杂志	沈志莹 王 芳	2020
382	基于知识图谱的国际空中救援研究进展分析	中华急诊医学杂志	苏 盼 曹晓霞	2020
383	区域性危重症患者空中医疗转运流程的应用与探讨	中华急诊医学杂志	苏 盼 谢咏湘	2020
384	体检人群中高同型半胱氨酸血症与高尿酸血症的相关性	中华健康管理学杂志	周 薇	2020
385	血尿酸水平与非酒精性脂肪性肝病关系的前瞻性队列研究	中华健康管理学杂志	周 薇	2020
386	湖南省临床护士胰岛素注射相关针刺伤的现状调查	中华劳动卫生职业病杂志	黄 金	2020
387	超声评价有创机械通气患者膈肌功能的研究初探	中华内科杂志	孙 杨	2020
388	糖尿病足溃疡预防的未来：从分级医疗向个体化医疗的模式转变	中华糖尿病杂志	许景灿	2020
389	湘雅医院医务人员感染性职业暴露情况调查	中华医院感染学杂志	汤紫媛	2020
390	患者对"互联网+护理服务"的利用调查	中华医院管理杂志	王妮娜 李现红	2020
391	新型冠状病毒肺炎临时驻地的感染防控措施	实用预防医学杂志	卜平元 胡 蛟	2020
392	新冠肺炎疫情期间群众居家隔离防护依从性及其对焦虑程度的影响	中国感染控制杂志	王曙红	2020

续表5-8

序号	论文名称	刊物/会议名称	第一作者或通讯作者	发表年份
393	根因分析法在消毒供应中心职业暴露中的应用	中国感染控制杂志	黄琼辉	2020
394	外科手套穿孔相关危险因素及防控措施研究进展	中国感染控制杂志	向文迪	2020
395	新冠肺炎隔离病房个人防护用品使用中面临的问题与应对	中国感染控制杂志	曾烂漫	2020
396	新冠肺炎隔离病房缓冲间卫生质量管理对策	中国感染控制杂志	王青霞	2020
397	新冠肺炎救治相关医务人员职业暴露监测	中国感染控制杂志	汪要望	2020
398	新冠肺炎疫情期间群众居家隔离防护依从性及其对焦虑程度的影响	中国感染控制杂志	王曙红	2020
399	新冠肺炎疫情时期妇科病房管理策略及思考	中国感染控制杂志	张 瑜	2020
400	新型冠状病毒肺炎隔离病房防护用品使用临床问题与应对	中国感染控制杂志	龚瑞娥	2020
401	新型冠状病毒肺炎隔离病区医务人员职业风险与防控对策	中国感染控制杂志	李 丽	2020
402	脊柱外科围手术期患者下肢深静脉血栓诊断流程的构建及应用	中国脊柱脊髓杂志	王文丽 谭晓菊	2020
403	基于ICF理论的类风湿关节炎患者手功能康复管理方案的构建	中国康复理论与实践	周昔红	2020
404	ICU机械通气患者早期康复训练研究进展	中国康复医学杂志	李亚敏	2020
405	玻璃体切割联合眼内填充术后患者自我感受负担及其影响因素研究	中国临床心理学杂志	邱华丽 王 琴	2020
406	抗疫一线医护人员团队复原力、社会支持与心理健康的关系：个人复原力的中介作用	中国临床心理学杂志	申海艳 邓 露	2020
407	孤独症谱系障碍儿童家庭复原力现状及影响因素研究	中国临床心理学杂志	李亚敏	2020
408	心理健康急救：一项有效的公共卫生干预	中国临床心理学杂志	李亚敏	2020

续表5-8

序号	论文名称	刊物/会议名称	第一作者或通讯作者	发表年份
409	甲巯咪唑致中国人群胰岛素自身免疫综合征的临床特点分析	中国临床药理学与治疗学	孙林丽	2020
410	儿童孤独症谱系障碍药物治疗的研究进展	中国临床药理学杂志	李亚敏	2020
411	糖尿病足患者三级甲等医院专业诊疗中心就诊前的诊治状况及影响因素分析	中国普通外科杂志	周秋红 许景灿	2020
412	新型冠状病毒肺炎疫情特殊时期对乳腺癌治疗临床问题的若干思考	中国普通外科杂志	胡元萍	2020
413	叙事反思教育与全科医学哲学	中国全科医学	张慧	2020
414	甘氨鹅脱氧胆酸钠通过 MAPK/ERK1/2 介导 Bcl-2 在 Ser70 位点的磷酸化引起人肝细胞癌的抗药	中国生物化学与分子生物学报	陈磊	2020
415	腔内心电图定位在危重患者经大腿中段股静脉置管中的应用	中国中西医结合急救杂志	张京慧	2020
416	湖南省神经内科医护人员在 COVID-19 流行期间睡眠状况调查	基础医学与临床	陈华	2020
417	移动平台管理对变应性鼻炎儿童皮下特异性免疫治疗依从性及疗效的影响	临床耳鼻咽喉头颈外科杂志	王芳	2020
418	肾移植受者疲乏的研究进展	器官移植	李月 吴小霞	2020
419	COVID-19 流行期间医院急诊患者焦虑与抑郁现状调查	南方医科大学学报	王青霞	2020
420	援鄂国家医疗队医务人员失眠状况及其影响因素	中南大学学报	王琰 刘敏 刘佳	2020
421	基于互联网的 2019 冠状病毒病患者康复护理规范	中南大学学报	严谨	2020
422	Impact of Community Subculture on High-Risk Sexual Behavior of Men Who Have Sex with Men Based on Health Belief Model	中南大学学报（医学版）	陈嘉	2020
423	大型综合医院 2019 冠状病毒病疫情期间门急诊患者就诊需求及应对	中南大学学报（医学版）	杨洪华 曹晓霞	2020

续表5-8

序号	论文名称	刊物/会议名称	第一作者或通讯作者	发表年份
424	大型综合医院在突发公共卫生事件中平战结合改建实证与反思	中南大学学报（医学版）	龚瑞娥	2020
425	湖南省居民2019冠状病毒病知识、态度与应对行为	中南大学学报（医学版）	许景灿	2020
426	基于ACEStar循证模式选择新生儿经外周静脉穿刺的中心静脉导管置管部位	中南大学学报（医学版）	陈秀文 陶子荣	2020
427	2019冠状病毒病疫情期间肾移植应急管理策略	中南大学学报（医学版）	方春华 黄　金	2020
428	2019冠状病毒病疫情期间医护人员心理健康状况	中南大学学报（医学版）	邓　露	2020
429	凶险型前置胎盘植入的影响因素及妊娠结局	中南大学学报（医学版）	周昔红	2020
430	2019冠状病毒病疫情期间消化内镜中心诊疗流程和防控体系的建立及应用	中南大学学报（医学版）	陈　阳 舒　眉	2020
431	CREBBP基因突变所致Rubinstein-Taybi综合征1例	中南大学学报（医学版）	何　微	2020
432	老年尿失禁患者应对方式评估工具的研究进展	中南大学学报（医学版）	龚丽娜 谢建飞	2020
433	袖状胃切除术对代谢综合征患者胃食管反流症状的影响	中南大学学报（医学版）	孙林丽	2020

第 6 章 交流与合作

6.1 教师国际访学与进修

出国进修是培养护理师资的重要途径。通过国家留学基金、国际合作项目等途径，1998—2019 年间，湘雅护理学科已有 77 人赴美国、加拿大、澳大利亚、爱尔兰、肯尼亚、泰国等国家深造，学习国际名校先进护理教育理念、科学研究方法等，详细信息见表 6-1。

表 6-1　教师国际访学与进修情况汇总表

姓名	出国时间	回国时间	留学国家	留学学校	访学目的	获得的资助项目
唐四元	2009.10	2010.05	美国	犹他大学	进修	国家留学基金委青年骨干教师项目
李现红	2007.08	2008.06	美国	耶鲁大学	进修	美国雅理协会钟氏基金项目
	2014.09	2015.02	美国	加州大学洛杉矶分校	进修	美国中华医学基金会青年教师进修项目
	2016.09	2017.06	美国	加州大学洛杉矶分校	进修	UCLA-CSU 艾滋病心理培训项目
李乐之	1996.07	1996.12	泰国	清迈大学	进修	中国高等护理发展（POHNED）项目
	1998.06	1998.12	美国	耶鲁大学	进修	美国雅理协会贾氏基金项目

续表6-1

姓名	出国时间	回国时间	留学国家	留学学校	访学目的	获得的资助项目
李映兰	1997.06	1997.12	泰国	清迈大学	进修	中国高等护理发展（POHNED）项目
	2000.06	2000.08	美国	耶鲁大学	进修	高级访问学者经血液传播疾病预防师资培训
	2005.09	2006.06	美国	华盛顿大学	进修	美国中华医学基金会医学教育项目
王红红	1995.06	1995.12	泰国	清迈大学	进修	硕士教育项目
	2001.09	2001.12	美国	耶鲁大学	进修	美国 NIHFORGATY 项目
	2005.01	2005.07	美国	耶鲁大学	进修	美国雅理协会贾氏基金项目
	2018.03	2018.09	美国	华盛顿大学	进修	CMB 师资培训项目
张静平	1997.06	1997.12	泰国	清迈大学	进修	中国高等护理发展（POHNED）项目
	2006.08	2007.01	美国	耶鲁大学	进修	美国雅理协会贾氏基金项目
杨敏	1998.06	1998.12	美国	耶鲁大学	进修	美国雅理协会贾氏基金项目
	2008.01	2008.05	美国	耶鲁大学	进修	美国雅理协会钟氏基金项目
	2017.09	2018.03	美国	加州大学洛杉矶分校	进修	UCLA-CSU 艾滋病心理培训项目
曾慧	1999.06	1999.12	泰国	清迈大学		硕士教育项目
	2004.08	2005.01	美国	耶鲁大学	进修	美国雅理协会贾氏基金项目
	2015.10	2016.07	美国	加州大学洛杉矶分校	进修	UCLA-CSU 艾滋病心理培训项目
冯辉	2007.08	2008.01	美国	耶鲁大学	进修	美国雅理协会贾氏基金项目
	2012.01	2012.05	美国	密西根大学	进修	美国中华医学基金会青年教师进修项目
郭佳	2008.06	2008.09	美国	耶鲁大学	学习	国家留学基金委博士生联合培养项目
	2014.03	2014.09	美国	加州大学洛杉矶分校	进修	美国中华医学基金会青年教师进修项目
	2018.06	2018.12	澳大利亚	阿德莱德大学	进修	双一流学科建设研究生赴外学习专项奖学金

续表6-1

姓名	出国时间	回国时间	留学国家	留学学校	访学目的	获得的资助项目
刘　丹	2009.01	2009.05	美国	耶鲁大学	进修	美国雅理协会钟氏基金项目
宋　妍	2009.08	2009.12	美国	耶鲁大学	进修	美国雅理协会贾氏基金项目
周雯娟	2009.09	2010.06	美国	耶鲁大学	进修	国家留学基金委博士生联合培养项目培养
	2017.06	2018.06	肯尼亚	肯尼亚内罗毕大学	进修	Area Bora 全球健康培训
罗　阳	2010.09	2011.09	美国	犹他大学	进修	国家留学基金委青年骨干教师项目
周乐山	2010.05	2011.05	加拿大	渥太华大学	进修	加拿大母婴健康项目
彭伶丽	2012.05	2013.05	澳大利亚	弗林德斯大学	进修	湘雅医院重点专科项目
	2015.08	2016.01	美国	耶鲁大学	进修	美国雅理协会贾氏基金项目
叶　曼	2012.08	2013.02	美国	耶鲁大学	进修	美国雅理协会贾氏基金项目
晏春丽	2013.07	2014.01	美国	耶鲁大学	进修	美国雅理协会贾氏基金项目
谢建飞	2013.08	2014.01	美国	耶鲁大学	进修	美国雅理协会贾氏基金项目
王　瑶	2013.08	2014.09	加拿大	多伦多大学	攻读学位	国家留学基金委博士生联合培养项目
	2015.07	2015.12	澳大利亚	弗林德斯大学	攻读学位	中南大学-FU 种子基金
刘民辉	2013.08	2018.09	美国	华盛顿大学	攻读学位	国家留学基金委赴国外攻读博士研究生项目
谷　灿	2012.08	2013.01	美国	耶鲁大学	进修	美国雅理协会贾氏基金项目
	2014.01	2015.02	美国	耶鲁大学	进修	国家留学基金委公派博士后项目
钟竹青	2014.06	2015.06	美国	罗格斯大学	进修	湘雅三医院重点专科项目
毛　婷	2014.09	2015.01	美国	耶鲁大学	进修	美国雅理协会贾氏基金项目
贺莲香	2014.09	2015.03	美国	加州大学洛杉矶分校	进修	美国 NIHFORGATY 项目
刘　佳	2010.08	2011.01	美国	耶鲁大学	进修	美国雅理协会贾氏基金项目
	2015.02	2016.06	美国	艾德菲大学、纽约大学	进修	国家留学基金委公派访问学者项目

续表6-1

姓名	出国时间	回国时间	留学国家	留学学校	访学目的	获得的资助项目
孙玫	2010.10	2011.10	澳大利亚	莫纳什大学	攻读学位	国家留学基金委博士生联合培养项目
	2015.03	2015.12	美国	加州大学旧金山分校	进修	中南大学全球卫生青年骨干培养项目
	2018.06	2018.12	澳大利亚	阿德莱德大学	进修	循证护理培训项目
岳丽青	2015.03	2015.09	澳大利亚	莫纳什大学	进修	光华基金
曾必云	2015.06	2016.06	爱尔兰	特拉利理工学院	攻读学位	赴爱尔兰护理硕士研修项目
陈思维	2015.06	2016.06	爱尔兰	特拉利理工学院	攻读学位	赴爱尔兰护理硕士研修项目
邓露茜	2015.06	2016.06	爱尔兰	特拉利理工学院	攻读学位	赴爱尔兰护理硕士研修项目
贺海燕	2015.06	2016.06	爱尔兰	特拉利理工学院	攻读学位	赴爱尔兰护理硕士研修项目
刘墨言	2015.06	2016.06	爱尔兰	特拉利理工学院	攻读学位	赴爱尔兰护理硕士研修项目
龙艳芳	2015.06	2016.06	爱尔兰	特拉利理工学院	攻读学位	赴爱尔兰护理硕士研修项目
彭云	2015.06	2016.06	爱尔兰	特拉利理工学院	攻读学位	UPMC 合作项目
向文迪	2015.06	2016.06	爱尔兰	特拉利理工学院	攻读学位	赴爱尔兰护理硕士研修项目
余金秀	2015.06	2016.06	爱尔兰	特拉利理工学院	攻读学位	赴爱尔兰护理硕士研修项目
周晓熙	2015.06	2016.06	爱尔兰	特拉利理工学院	攻读学位	赴爱尔兰护理硕士研修项目
毛平	2015.08	2016.05	美国	南加州大学	进修	湘雅医院公派项目
	2019.03	2020.03	美国	加州大学旧金山分校	进修	国家留学基金委公派访问学者项目
彭华	2015.11	2016.02	美国	匹兹堡大学	进修	人才培养经费
	2018.11	2019.11	美国	加州大学旧金山分校	进修	人才培养经费
乔芳	2015.11	2016.02	美国	匹兹堡大学	进修	人才培养经费
于平平	2015.11	2016.02	美国	匹兹堡大学	进修	人才培养经费
曾巧苗	2016.06	2017.05	爱尔兰	特拉利理工学院	攻读学位	赴爱尔兰护理硕士研修项目
费冬雪	2016.07	2017.07	爱尔兰	特拉利理工学院	攻读学位	赴爱尔兰护理硕士研修项目
李怡萱	2016.07	2017.07	爱尔兰	特拉利理工学院	攻读学位	赴爱尔兰护理硕士研修项目
梁敉宁	2016.07	2017.07	爱尔兰	特拉利理工学院	攻读学位	赴爱尔兰护理硕士研修项目
龙海艳	2016.07	2017.07	爱尔兰	特拉利理工学院	攻读学位	赴爱尔兰护理硕士研修项目

续表6-1

姓名	出国时间	回国时间	留学国家	留学学校	访学目的	获得的资助项目
秦春香	2016.07	2016.12	美国	耶鲁大学	进修	美国雅理协会贾氏基金项目
王 玲	2016.07	2017.07	爱尔兰	特拉利理工学院	攻读学位	赴爱尔兰护理硕士研修项目
薛 娟	2016.10	2017.10	美国	匹兹堡大学	科研合作	人才培养经费
谭舟丹	2017.02	2018.01	澳大利亚	弗林德斯大学	进修	人才培养计划中中青年骨干出国学习第三类
彭梅琳	2017.06	2018.06	爱尔兰	特拉利理工学院	攻读学位	赴爱尔兰护理硕士研修项目
皮伟珍	2017.06	2018.06	爱尔兰	特拉利理工学院	攻读学位	赴爱尔兰护理硕士研修项目
吴辽芳	2017.06	2017.09	美国	密苏里大学圣路易斯分校	进修	人才培养经费
佘 盼	2017.07	2017.12	美国	耶鲁大学	进修	美国雅理协会贾氏基金项目
宋捷妤	2017.07	2017.10	美国	德州大学	进修	人才培养经费
戴薇薇	2017.07	2018.01	美国	加州大学旧金山分校	进修	人才培养经费
许景灿	2017.08	2018.08	加拿大	多伦多大学	进修	人才培养经费
王妮娜	2017.08	2018.08	澳大利亚	弗林德斯大学	进修	人才培养经费
陈丽莎	2017.10	2018.10	美国	德州大学	进修	人才培养经费
龙琰玮	2018.05	2018.08	美国	匹兹堡大学	进修	人才培养经费
吴思容	2018.06	2019.05	爱尔兰	特拉利理工学院	攻读学位	赴爱尔兰护理硕士研修项目
熊杨	2018.06	2019.01	美国	耶鲁大学	进修	美国雅理协会贾氏基金项目
黎吉娜	2018.07	2019.02	美国	耶鲁大学	进修	美国雅理协会贾氏基金项目
黄伦芳	2018.08	2018.11	美国	罗格斯大学	进修	美国新泽西罗格斯大学项目
李 靖	2018.08	2018.11	美国	罗格斯大学	进修	美国新泽西罗格斯大学项目
任秀玲	2018.08	2018.11	美国	罗格斯大学	进修	美国新泽西罗格斯大学项目
王滨琳	2018.08	2018.11	美国	罗格斯大学	进修	美国新泽西罗格斯大学项目
王国妃	2018.08	2018.11	美国	罗格斯大学	进修	美国新泽西罗格斯大学项目
杨静静	2018.08	2018.11	美国	罗格斯大学	进修	美国新泽西罗格斯大学项目
钟 帅	2018.08	2018.11	美国	罗格斯大学	进修	美国新泽西罗格斯大学项目
朱松辉	2018.08	2018.11	美国	罗格斯大学	进修	美国新泽西罗格斯大学项目

续表6-1

姓名	出国时间	回国时间	留学国家	留学学校	访学目的	获得的资助项目
方晚霞	2018.09	2018.11	美国	匹兹堡医学中心	进修	UPMC 合作项目
袁素娥	2018.09	2019.09	美国	哈佛大学	进修	精英计划
向薇	2018.10	2019.10	德国	健康护理学院	进修	人才培养经费
韩辉武	2018.12	2019.12	美国	加州大学旧金山分校	进修	双一流学科建设研究生赴外学习专项奖学金
郑凤	2019.07	2019.12	美国	耶鲁大学	进修	美国雅理协会贾氏基金项目

6.2 举办国际学术会议

（1）2011 第一届中国长沙国际护理学术研讨会

湘雅护理教育创办百年到来之际，在湖南省外事办的批示下，"2011 中国长沙国际护理学术研讨会"于 2011 年 10 月 14 日在长沙湖南宾馆成功召开。该国际护理学术会议由中南大学护理学院主办，得到了海内外护理同仁的积极响应。大会以"关爱、创新、发展"为主题，迎来美国、加拿大、澳大利亚、泰国等多个国家以及中国大陆、台湾、香港、澳门地区 100 多个单位的知名学者，围绕国际护理教育、护理科研、护理管理、临床护理以及社区护理的前沿和热点议题，采用主题报告、专题论坛、海报展示、论文汇编等多种交流形式，开展了丰富的学术和经验交流。其中 19 位海内外护理知名专家进行了精彩的主题演讲和专题报告，20 名护理学者在两个分会场大会发言。

（2）2013 第二届湘雅国际护理学术会议

2013 年 6 月 22—30 日，"2013 湘雅国际护理学术会议"在长沙市金麓国际大酒店成功举办。此次会议得到了教育部国际合作司的批示。会议由中南大学护理学院、澳大利亚弗林德斯大学护理学院和湖南省护理学会联合主办。大会以"关爱、仁术、传承、创新"为主题，邀请到了来自美国、加拿大、澳大利亚、泰国等多个国家以及中国大陆香港、台湾 60 多个单位的 300 余名知名学者，围绕国际慢性疾病管理、老年人长期照护、高级临床护理实践、高等护理教育的改革等前沿和热点议题，采用主题演讲、大会发言、海报展示、论文汇编等多种交流形式，开展了丰富的学术和经验交流。

（3）2016 第三届长沙国际精神科护理学术会议

2016 年 10 月 20—22 日，"2016 长沙国际精神科护理学术会议暨湖南省护理学会精神心理护理学年会"在长沙召开。会议由湖南省护理学会、中南大学湘雅护理学院、湖南省脑科医院联合主办，以"科学发展、团队合作、全面康复"为主题。湖南省护理学会孙向明理事长、湖南省脑科医院李小松院长、美国耶鲁大学护理学院 Ann Williams 教授等领导和嘉宾和来自国际、国内的参会代表近 200 人参加了本次会议。来自美国、澳大利亚、加拿大以及中国台湾地区的 15 位国内外知名护理和医学专家围绕大会主题作讲座。

（4）2018 第四届湘雅护理国际论坛

2018 年 6 月 29—30 日，"关注老年照护推进教育创新发展——2018 年（第四届）湘雅护理国际论坛"在长沙召开。论坛以"老年照护：创新、教育、发展"为主题，探索老年照护模式及护理专业人才培养，介绍国内外的成功经验和先进模式。美国 Genworth Financial 高级副总裁 Andrea Lynn White，以及来自日本、澳大利亚以及中国台湾、香港等国内外知名护理院校教授 400 余人参加了本次论坛。

（5）2019 第五届湘雅护理国际论坛——新湘雅首届慢阻肺长期照护与康复新技术国际会议

2019 年 3 月 14—17 日，由湖南省卫健委、湖南省护理学会、中南大学湘雅护理学院与湘雅三医院联合举办的"第五届湘雅护理国际论坛——新湘雅首届慢阻肺长期照护与康复新技术国际会议"在长沙召开（图 6-1、图 6-2）。大会共吸引 37 个国家的 400 余名学员进行交流探讨，包括来自尼泊尔、委内瑞拉、毛里求斯、巴基斯坦、肯尼亚、南苏丹、埃塞俄比亚、阿尔及利亚、津巴布韦等国家的 68 名外籍学员。美国护理科学院院士 Janet Larson，澳大利亚悉尼大学院士 Alice Jones、英国曼彻斯特大学教授 Janelle Yorke 等也参加了会议并做了报告。

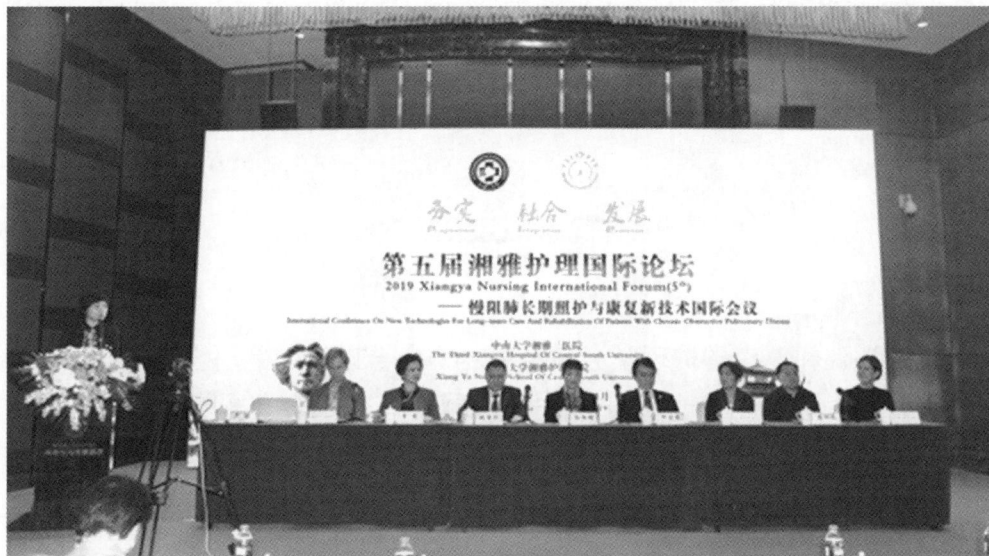

图 6-1　第五届湘雅护理国际论坛开幕式

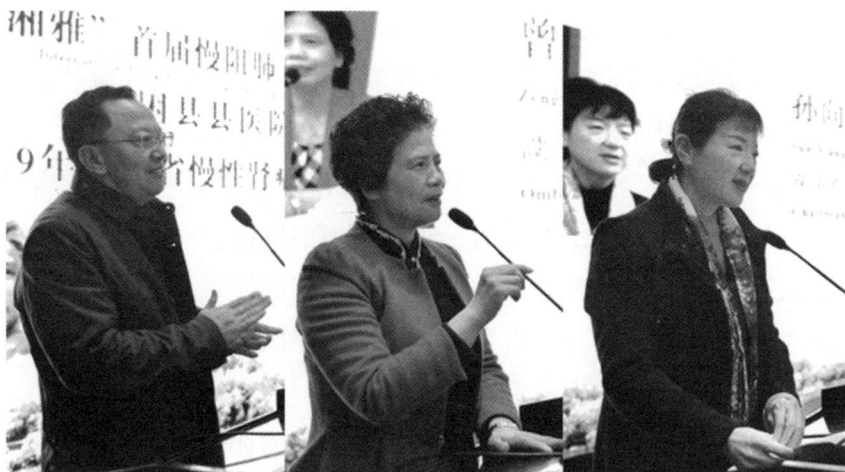

图 6-2 唐四元院长在新湘雅首届慢阻肺长期照护与康复新技术国际会议讲话

（6）2019 第六届湘雅护理国际会议

2019 年 10 月 18—20 日，由中南大学湘雅医院主办的"第六届湘雅护理国际会议"在长沙召开（图 6-3）。来自美国、澳大利亚、新加坡、巴基斯坦、委内瑞拉、尼泊尔、坦桑尼亚等国家以及中国大陆、台湾的 450 名学者参加了会议。中南大学湘雅护理学院副院长李现红、加州大学旧金山分校（UCSF）护理学院 Lisa Lommel 教授、澳大利亚莫纳什大学护理与助产学院国际事务部主任 Virginia Plummer 教授、新加坡卫生健康管理学院院长张峰、台北荣民总医院护理部顾问陈玉枝、中南大学湘雅三医院护理部主任严谨等领导专家出席大会。

举办国际学术会议情况汇总表见表 6-2。

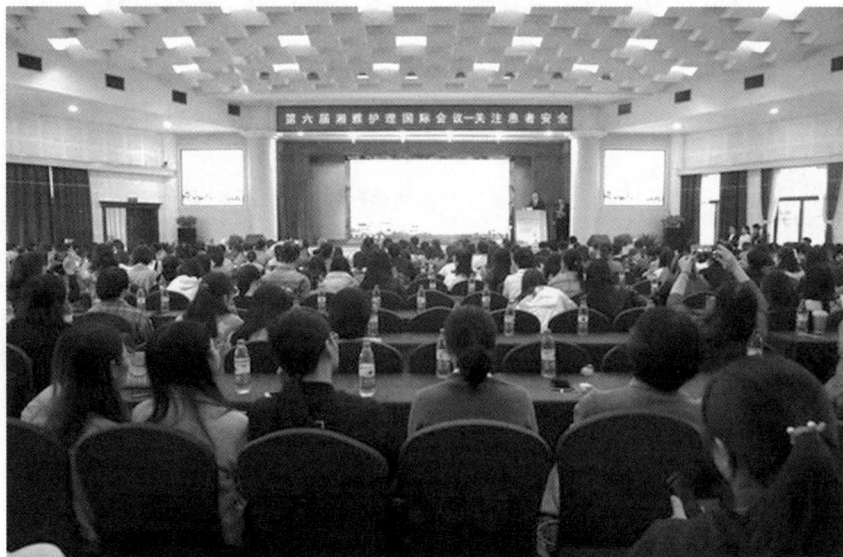

图 6-3 第六届湘雅护理国际会议现场

表 6-2　举办国际学术会议情况汇总表

序号	举办年份	会议名称	主办单位	审批机构
1	2011	2011 第一届中国长沙国际护理学术研讨会	中南大学护理学院	教育部国际合作司
2	2013	2013 第二届湘雅国际护理学术会议	中南大学护理学院、澳大利亚弗林德斯大学护理学院和湖南省护理学会联合主办	教育部国际合作司
3	2016	2016 第三届长沙国际精神科护理学会会议暨湖南省护理学会精神心理护理学年会	湖南省护理学会、中南大学湘雅护理学院、湖南省脑科医院联合主办	教育部国际合作司
4	2018	2018 第四届湘雅护理国际论坛	中南大学湘雅护理学院、中南大学湘雅泛海健康管理研究院、泛海健康产业资本投资管理有限公司联合主办	教育部国际合作司
5	2019	2019 第五届湘雅护理国际论坛——新湘雅首届慢阻肺长期照护与康复新技术国际会议	湖南省卫健委、湖南省护理学会、中南大学湘雅护理学院与湘雅三医院联合主办	教育部国际合作司
6	2019	2019 第六届湘雅护理国际会议	中南大学湘雅医院	教育部国际合作司

6.3　教师参加国际学术会议

　　我校护理学科教师利用各种机会积极参加各国的学术大会，将自己的科研成果或者专科护理成果与其他国家学者分享，极大地扩大了我校护理学在世界的影响。近十年参加国际学术会议信息见表 6-3、图 6-4、图 6-5。

表 6-3　教师参加国际会议情况汇总表

姓名	时间	会议名称及地址	大会发言或展示	大会发言题目
王红红	2011 年 6 月 3—4 日	第五届香港国际护理学大会,中国香港	大会发言	艾滋病患者抑郁症状及相关因素分析
李现红	2011 年 6 月 3—4 日	第五届香港国际护理学大会,中国香港	大会发言	中国吸毒感染 HIV 人员羞辱与歧视的扎根理论研究
吴辽芳	2011 年 10 月	内分泌科在中日韩护理学术会议,韩国	大会发言	糖尿病专科护士的作用与培训

续表6-3

姓名	时间	会议名称及地址	大会发言或展示	大会发言题目
谟永毅	2013 年 1 月 1—2 日	第一届亚洲肿瘤护理专业委员会会议,泰国	大会发言	中国肿瘤护理专业发展
张静平	2013 年 12 月 2—6 日	国际护理、急诊医学会议,美国	大会发言	肺癌患者及家属同步心理干预的效果研究
罗 阳	2014 年 4 月 6 日	第五届亚太平洋生殖健康会议	大会发言	中国流动妇女生殖健康的认知行为干预
谟永毅	2014 年 5 月 1—3 日	GAP 会议,韩国	大会发言	中国 PIVC 专科护士培训与临床实践
谢建飞	2014 年 6 月 21 日	第十二届全球护理资讯研讨会,中国台湾	大会发言	Application and Development of Global Nursing Information System
孙 玫	2014 年 6 月 22—25 日	第五届护理教育会议,荷兰	大会发言	护理本科生通情培训效果评价
何国平	2014 年 10 月 10 日	第三届国际生物科技大会,迪拜	大会发言	湖南省艾滋病患者抗逆转录病毒治疗依从性及相关因素研究
唐四元	2014 年 10 月 10 日	第三届国际生物科技大会,迪拜	大会发言	湖南省艾滋病患者抗逆转录病毒治疗依从性及相关因素研究
李现红	2014 年 10 月 10 日	第三届国际生物科技大会,迪拜	大会发言	湖南省艾滋病患者抗逆转录病毒治疗依从性及相关因素研究
冯 辉	2016 年 3 月	第六届泛太平洋会议暨第一届慢性病护理研讨会,中国香港	大会发言	基层卫生服务机构慢性病管理能力提升研究
杨 敏	2016 年 3 月	2016 年慢性照护全球联盟国际护理论坛,中国广州	大会发言	自助式的认知行为治疗对抑郁症的干预效果研究
李现红	2016 年 8 月 15—17 日	第六届世界护理与保健会议,泰国曼谷	大会发言	Reducing the risk of HIV transmission in China among men who have sex with men A feasibility study of the motivational interviewing counseling method
周 阳	2016 年 11 月 17—20 日	中华医学会第十八届骨科学术会议暨第十一届 COA 国际学术大会,中国北京	大会发言	快速康复
李现红	2017 年 10 月 22—25 日	中国—东盟(南宁)国际护理论坛,中国南宁	大会发言	基于理论的男男性行为人群艾滋病高危行为干预研究

续表6-3

姓名	时间	会议名称及地址	大会发言或展示	大会发言题目
王红红	2018 年 6 月 8—10 日	13th International Conference on HIV Treatment and Prevention Adherence,美国迈阿密	大会发言	Sexual practices and HIV/STD status among the wives of men who have sex with men（MSM）in mainland
陈　嘉	2018 年 6 月 8—10 日	13th International Conference on HIV Treatment and Prevention Adherence,美国迈阿密	大会发言	Sexual practices and HIV/STD status among the wives of men who have sex with men（MSM）in mainland
李现红	2018 年 6 月 8—10 日	13th International Conference on HIV Treatment and Prevention Adherence,美国迈阿密	大会发言	Sexual practices and HIV/STD status among the wives of men who have sex with men（MSM）in mainland
郭　佳	2018 年 6 月 24—7 月 1 日	2018JBI 循证临床研究培训 1,澳大利亚阿德莱德	大会发言	Structured diabetes self-management education on psychosocial coping among Chinese youth with type 1 diabetes in outpatient clinic setting：a best practice implementation project
孙　玫	2018 年 6 月 24 日—7 月 1 日	2018JBI 循证临床研究培训 1,澳大利亚阿德莱德	大会发言	Structured diabetes self-management education on psychosocial coping among Chinese youth with type 1 diabetes in outpatient clinic setting：a best practice implementation project
郭　佳	2018 年 8 月 13—15 日	第五届世界护理大会,英国伦敦	大会发言	The interaction between perceived stress and self-efficacy on diabetes self-management among Chinese youth with type 1 diabetes
李现红	2018 年 11 月 27—29 日	护理第 13 届世界生物伦理学,医学伦理学和健康法会议,以色列	大会发言	Research on Right Protection for Spouses of Homosexual Men in China
郭　佳	2018 年 11 月 30 日—12 月 8 日	2018JBI 循证临床研究培训 2,澳大利亚阿德莱德	大会发言	Structured diabetes self-management education on psychosocial coping among Chinese youth with type 1 diabetes in outpatient clinic setting：a best practice implementation project

续表6-3

姓名	时间	会议名称及地址	大会发言或展示	大会发言题目
孙玫	2018 年 11 月 30 日— 12 月 8 日	2018JBI 循证临床研究培训 2,澳大利亚阿德莱德	大会发言	Structured diabetes self-management education on psychosocial coping among Chinese youth with type 1 diabetes in outpatient clinic setting：a best practice implementation project
郭佳	2019 年 2 月 13 日—15 日	4th International Conference on Prevention and Management of Chronic Conditions,泰国曼谷	大会发言	The Postpartum Blood Glucose Metabolism among Chinese Rural Women with Prior Gestational Diabetes Mellitus
郭佳	2019 年 2 月 13 日—15 日	4th International Conference on Prevention and Management of Chronic Conditions,泰国曼谷	大会发言	Perceived stress and self-efficacy predict diabetes self-management among youth with type 1 diabetes：A moderated mediation analysis
唐四元	2019 年 3 月 14 日—17 日	"新湘雅"首届慢阻肺长期照护与康复新技术国际会议,中国长沙	大会发言	肺康复专科护士的培养
冯辉	2019 年 3 月 14—17 日	"新湘雅"首届慢阻肺长期照护与康复新技术国际会议,中国长沙	大会发言	老年人内在能力评估与护理策略
袁素娥	2019 年 5 月 1—6 日	SOAP 美国产科麻醉年会,美国凤凰城	大会发言	The Trend of Infections Following Cesarean Delivery from 2015 to 2018
李现红	2019 年 5 月 14—16 日	5th International Conference Global Network of Public Health Nurses,肯尼亚	大会发言	Effectiveness of Self-testing on Improving HIV Testing Frequency for Chinese Men Who Have Sex with Men and Their Sexual Partners：A Multicenter Randomised Controlled Trial
杨敏	2019 年 5 月 14—16 日	5th International Conference Global Network of Public Health Nurses,肯尼亚	大会发言	The caring experience of caregivers of depressive adolescent

续表6-3

姓名	时间	会议名称及地址	大会发言或展示	大会发言题目
冯辉	2019 年 5 月 14—16 日	5th International Conference Global Network of Public Health Nurses,肯尼亚	大会发言	Resident and staff perspectives of person-centered climate in nursing homes a cross-sectional study
陈嘉	2019 年 6 月 8—10 日	13th International Conference on HIV Treatment and Prevention Adherence,美国迈阿密	大会发言	Sexual practices and HIV/STD status among the wives of men who have sex with men（MSM）in mainland
孙玫	2019 年 6 月 12—21 日	国际护理学者联盟暑期学校 ICoNS-international Collaboration of Nurse Scholars-Summer School 2019,立陶宛	大会发言	Nursing ethics
周乐山	2019 年 6 月 27—7 月 1 日	新加坡 ICN 会议国际护理大会,新加坡	大会发言	Infant simulator lifespace intervention
郭佳	2019 年 8 月 13—16 日	14th International Family Nursing Conference,美国华盛顿	大会发言	Adaptation and Feasibility Testing of the Coping Skills Training Program for Chinese Youth withType 1 Diabetes
王红红	2019 年 9 月 19—21 日	2019 第四届华西国际护理学术会议,中国四川	大会发言	艾滋病患者护理综合管理
王红红	2019 年 9 月 27—28 日	中美护理论坛,中国上海	大会发言	接纳与适应:以任务为基础的综合管理模式在艾滋病患者中的应用
李现红	2019 年 10 月 19 日	第 6 届湘雅国际护理学术会议,中国长沙	大会发言	跨学科交叉研究,提升护理科研水平
田于胜	2019 年 10 月 24—26 日	欧洲精神科临床暴力年会,Lillestrom-Norway	大会发言	Workplace violence against healthcare workers in China:an online survey
李现红	2019 年 10 月 25 日	2019 中国-东盟(南宁)国际护理论坛,中国南宁	大会发言	以转化研究提升老年照护质量
冯辉	2019 年 11 月 23—26 日	第二届海峡两岸及港澳地区护理发展研讨会,中国长春	大会发言	老年长期照护需求评估规范与多学科整合管理

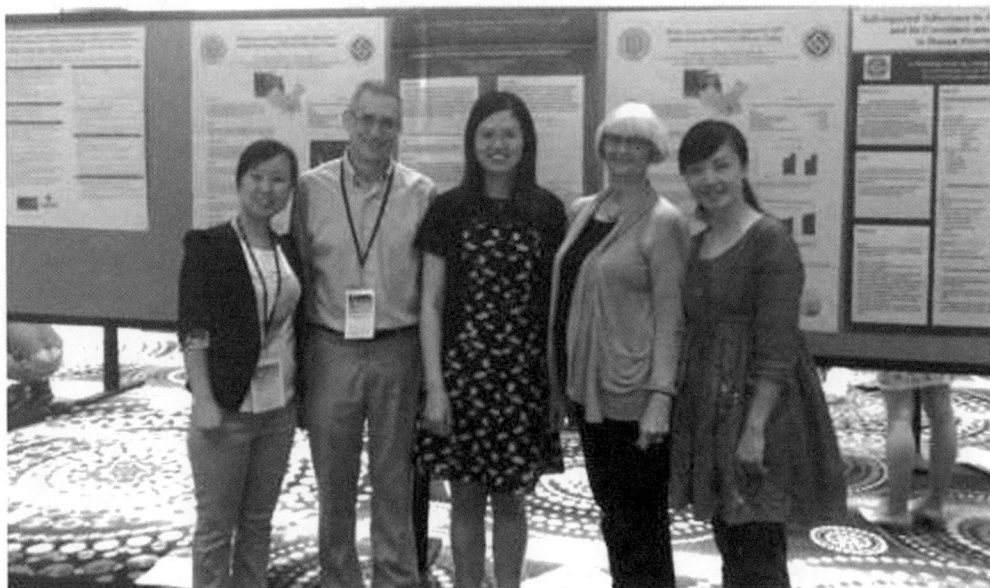

图 6-4　2013 年护理学院教师参加第 8 届国际艾滋病治疗与预防依从性大会（美国迈阿密）

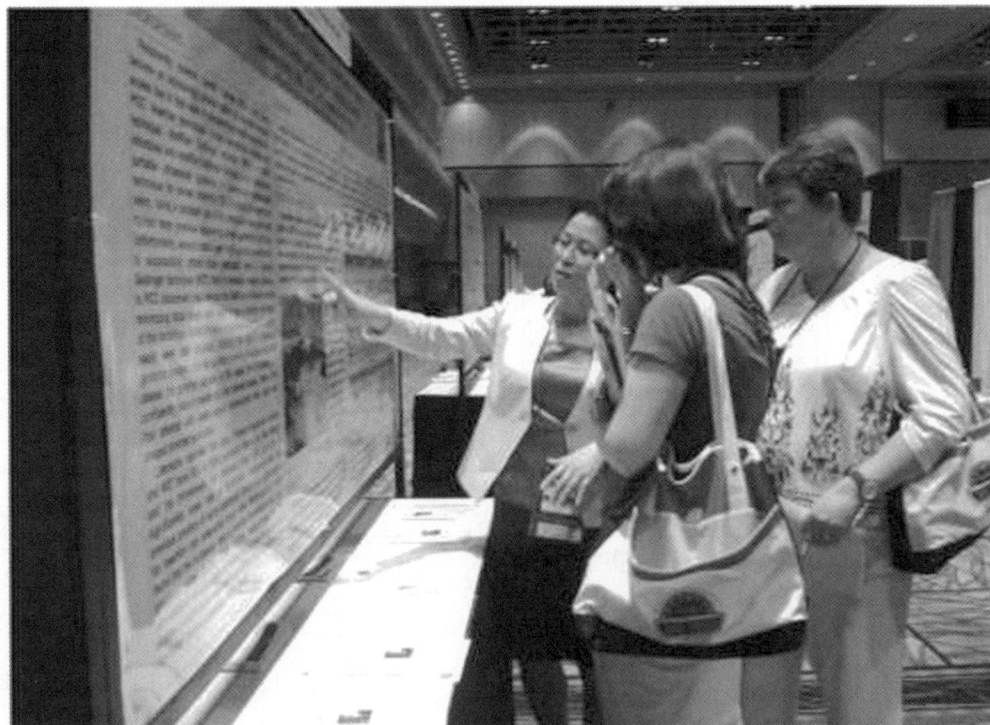

图 6-5　2012 年护理部贺连香副主任在 INSUSA 做板报宣讲

6.4　中华医学基金会项目资助

1. CMB 资助发展湘雅护理教育

（1）改善教学条件：利用 CMB 专项基金新建了用于护理本科和研究生培养的高标准实验室、计算机室和语音教室，补充更新了原有实验室，添置了"急救训练组合""呼吸机""安尼人"等贵重设备，为学生创造了良好的学习条件，提高了教学水平。

（2）充实了专业图书资料：湘雅护理学院与图书馆联合，新购一批国内外出版的护理学书籍，征订了国内相关杂志 30 余种，为师生了解世界护理专业新动态，不断改进护理教学内容、方法和模式，提供良好的资源支持。

（3）主编或参与本学科教材编写：在 CMB 护理专项基金的支持下，参与全国护理专业本科教材的编写。最近几年我校主编了《社区护理学》《实用护理学》《护理心理学》《生理学》《精神科护理学》等教材或参考书籍，参编了《儿科护理学》《妇产科护理学》等教材。

2. 培养高级护理师资

在 CMB 护理专项基金的资助下，学院加大了高级护理师资的培养力度，改变了师资学历结构，采用"派出去，请进来"的方式，多途径、多形式地选送青年教师出国深造。CMB 的 POHNED 和延长项目共资助我校 15 名教师攻读护理硕士学位（表6-4），受资助者现已成为我校护理教学、科研的骨干力量，他们同时也是引领湖南护理事业的重要力量。

表 6-4　中华医学基金会项目资助情况汇总表

姓名	学习起止年份	项目名称	学习国家
王红红	1994—1996	POHNED 及延长项目	泰国
黄　金	1994—1996	POHNED 及延长项目	泰国
李乐之	1995—1997	POHNED 及延长项目	泰国
严　谨	1995—1997	POHNED 及延长项目	泰国
张静平	1996—1998	POHNED 及延长项目	泰国
李映兰	1996—1998	POHNED 及延长项目	泰国
汤清平	1997—1999	POHNED 及延长项目	泰国

续表6-4

姓名	学习起止年份	项目名称	学习国家
贺莲香	1997—1999	POHNED 及延长项目	泰国
蔡益民	1998—2000	POHNED 及延长项目	泰国
曾 慧	1998—2000	POHNED 及延长项目	泰国
杨 敏	1999—2002	POHNED 及延长项目	中国香港
唐维维	1999—2002	POHNED 及延长项目	中国香港
曾淑贤	1999—2003	POHNED 及延长项目	中国香港
何彩云	2000—2003	POHNED 及延长项目	中国香港
施华芳	2000—2003	POHNED 及延长项目	中国香港
赵丽萍	2000—2003	POHNED 及延长项目	中国香港

在 CMB 护理教育项目的资助下，学院护理师资水平有很大提高。教学条件的改善直接推动了我校护理教育事业发展，促进了我校护理教育影响力和学术地位的提升，为我校成功获批护理硕士学位授予点及博士学位授予点打下了基础。

6.5 美国雅礼协会贾氏学者项目

美国雅礼协会（Yale-China Association）是美国大学中最早也是唯一的一个专门推动学校同中国合作的非营利机构，它创办了湘雅医院、雅礼护病学校和湘雅医学院，对湘雅医学和护理教育的支持长达百余年。2019 年 4 月 23 日，雅礼协会会长 David Youtz 及董事会主席 Ping Liang 女士一行来访中南大学湘雅护理学院（图 6-6）。David Youtz 表示希望通过双方合作，向湘西地区提供更完善的基础卫生服务。同年 10 月，双方又从人口老龄化、慢性病等方面进行了合作探讨，并期待双方在护理、医学、公共卫生三方面开展深度合作，建立一个全球研究中心，实现强强联合。

近二十年来，由雅礼协会资助的雅礼奖学金、贾氏卫生学者、钟氏项目、贾氏社区卫生服务项目等，为我学科培养了不少医学教育、卫生等方面的人才。其中贾氏卫生学者项目从 1998 年立项，至 2019 年已经为中南大学培养了贾氏学者 40 名，其中护理学科的教师 28 人，占比 70%（表 6-5），大大提升了我校护理专业师资的科研能力，同时也为湘雅护理学科与耶鲁大学护理学科的交流、合作提供了重要的平台。

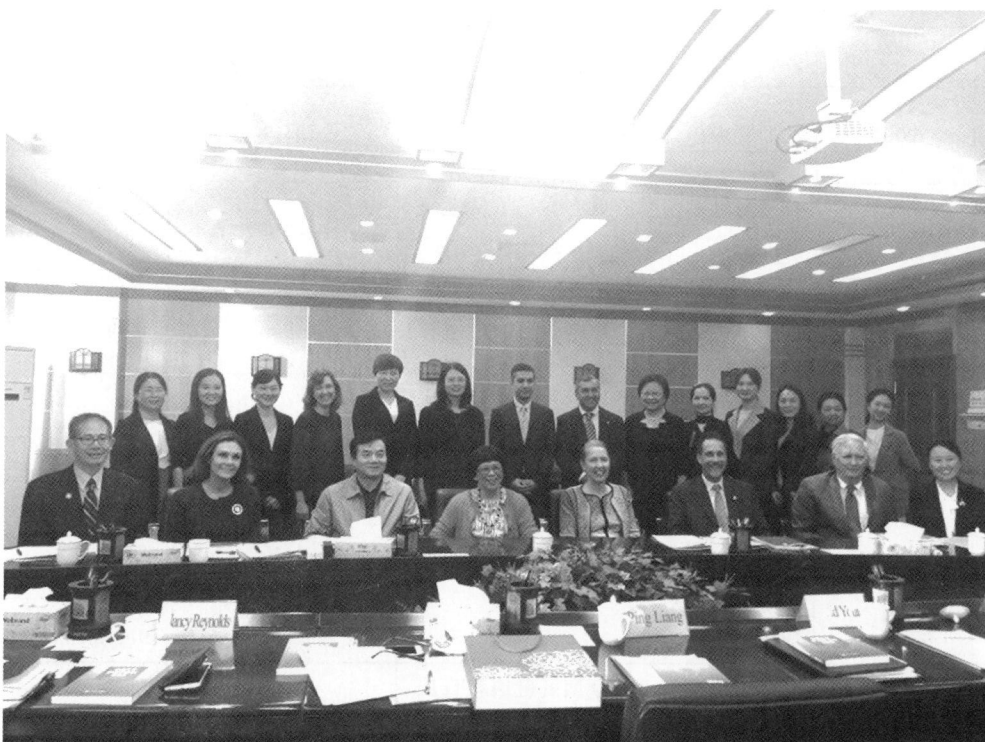

图 6-6 2019 年 10 月 18 日，李涛书记等接待雅礼协会会长 David Youtz 一行

表 6-5 美国雅礼协会贾氏学者项目情况汇总表

姓名	学习年份	项目名称	学习国家及大学	导师姓名
李乐之	1998	长沙市老年人健康需求调查	美国耶鲁大学	Paula MiloneNuzzo 教授
杨 敏	1998	长沙市高血压患者健康教育可行性研究	美国耶鲁大学	Paula MiloneNuzzo 教授
严 谨	1999	卫生专业人员和非专业人员对吸烟危害的认知	美国耶鲁大学	Marjorie Funk 教授
黄 金	2001	中国大学生对艾滋病认知、态度及危险行为研究	美国耶鲁大学	Ann Williams 教授
王红红	2001	护理学生艾滋病知识教育	美国耶鲁大学	Ann Williams 教授
蔡益明	2003	血源性病毒性肝炎患者家属的教育与咨询	美国耶鲁大学	Kathleen Knafl 教授
施华芳	2004	妊娠妇女乙型肝炎的预防知识、态度与实践	美国耶鲁大学	Heather Reynolds 教授

续表6-5

姓名	学习年份	项目名称	学习国家及大学	导师姓名
曾 慧	2004	乙型肝炎患者的压力管理干预	美国耶鲁大学	Kristopher Fennie 教授
张 琼	2005	护士对针刺伤暴露后方案的依从性研究	美国耶鲁大学	Ann Williams 教授
林 莉	2006	手术室护士对艾滋病的职业防护研究	美国耶鲁大学	Kristopher Fennie 教授
张静平	2006	艾滋病患者的生活质量及相关因素研究	美国耶鲁大学	Ann Williams 教授
冯 辉	2007	社区抑郁老师回忆疗法的教育干预	美国耶鲁大学	Juliette Shellman 教授
刘新春	2007	动机访谈在2型糖尿病行为干预中的应用	美国耶鲁大学	Elizabeth A. Magenheimer 教授
宋 妍	2009	精神分裂症患者及家属的健康教育项目的编制及应用	美国耶鲁大学	Robert Rosenheck 教授
吴辽芳	2009	改良 AADE 糖尿病教育课程设置的修订及应用	美国耶鲁大学	Margaret Grey 教授
刘 佳	2010	生活技能培训在农村留守儿童不良行为干预中的应用	美国耶鲁大学	Linda Mayes 教授
李 丽	2011	儿童意外伤害行为的目标干预研究	美国耶鲁大学	Patricia RyanKrause 教授
谷 灿	2012	大学女生对 HPV 疫苗接种的认知、态度、接受性的研究	美国耶鲁大学	Linda Niccolai 教授
叶 曼	2012	从医院到家庭的过渡期肺癌患者的支持性护理需求及影响因素	美国耶鲁大学	Ruth McCorkle 教授
谢建飞	2013	实施改良行为激活疗法对农村留守老人抑郁症状的影响	美国耶鲁大学	Joanne DeSanto Iennaco 教授
晏春丽	2013	妇女针对乳腺癌后的心理应对	美国耶鲁大学	Tish Knobf 教授
毛 婷	2014	农村慢阻肺患者护理干预模式研究	美国耶鲁大学	Nancy Redeker 教授
彭伶丽	2015	老年脆性骨折的健康教育	美国耶鲁大学	NancyReynolds 教授
秦春香	2016	Experience and decision making process of women undergoing termination of pregnancy for fetal abnormality	美国耶鲁大学	Wei Tiche 教授
佘 盼	2017	老年髋部骨折患者营养评估	美国耶鲁大学	Desai Mayu 教授

续表6-5

姓名	学习年份	项目名称	学习国家及大学	导师姓名
黎吉娜	2018	Multimedia education platform of pulmonary rehabilitation for the post-surgical lung cancer patients discharged to remote regions of Southern China	美国耶鲁大学	Marianne Davies 教授
熊 杨	2018	Knowledge and Practices of Venous Thromboembolism Assessment and Prevention Among Nurses in Western Hunan China	美国耶鲁大学	Laura Kierol Andrews 教授
郑 凤	2019	Health coaching intervention to improve self-management for people with hypertension in Changsha, Hunan Province, in China	美国耶鲁大学	Soohyun Nam 教授

6.6 与国外名校联合培养或攻读硕、博士

派出优秀学生赴国际名校学习也是湘雅护理学科人才培养的举措之一。2012—2019年，受国家留学基金委、中南大学双一流项目、学院导师项目、湘雅医院、对方学校奖学金等资助方式出国留学，攻读硕士、博士的学生已有62名，其中赴境外攻读博士的有33人（表6-6）。以上被选送联合培养或攻读学位的优秀学生中，大部分已学成回国，在工作岗位上发挥重要的作用，成为我校新一代护理学科后备人才。

表 6-6 与国外名校联合培养或攻读硕、博士情况汇总表

姓名	年级	学习年份	出国目的	项目名称	学习国家和大学	出国途径	导师姓名
黄树源	2010	2012.08.01 至今	攻读硕士	国家建设高水平大学公派研究生项目	美国埃默里大学	国家留学基金委资助	王红红
王 婧	2011	2012.12—2014.02	攻读博士	中南大学-FU 种子基金	澳大利亚 弗林德斯大学	学校资助	何国平
黄菲菲	2011	2013.06—2013.12	联培博士	耶鲁大学伦理项目	美国耶鲁大学	学校资助	张静平

续表6-6

姓名	年级	学习年份	出国目的	项目名称	学习国家和大学	出国途径	导师姓名
陈三妹	2012	2013.08—2016.07	攻读博士	国家建设高水平大学公派研究生项目	日本九州大学	国家留学基金委资助	唐四元
吉彬彬	2011	2013.09—2014.09	联培博士	国家建设高水平大学公派研究生项目	澳大利亚昆士兰大学	国家留学基金委资助	唐四元
贺海燕	2013	2015.06—2016.06	攻读硕士	赴爱尔兰护理硕士研修项目	英国爱尔兰特拉利理工学院	医院资助	李映兰
黄延锦	2013	2015.08—2016.08	联培博士	国家建设高水平大学公派研究生项目	加拿大多伦多大学	国家留学基金委资助	何国平
郭玉芳	2014	2015.11—2016.11	联培博士	国家建设高水平大学公派研究生项目	澳大利亚蒙纳什大学	国家留学基金委资助	张静平
黄重梅	2013	2016.08至今	攻读博士	国家建设高水平大学公派研究生项目	澳大利亚蒙纳什大学	国家留学基金委资助	唐四元
丁金峰	2013	2016.08—2020.08	攻读博士	国家建设高水平大学公派研究生项目	澳大利亚西澳大学	国家留学基金委资助	唐四元
罗媛慧	2014	2017.03—2017.09	联培硕士	国家建设高水平大学公派研究生项目	澳大利亚蒙纳什大学	国家留学基金委资助	张静平
陈文俊	2014	2017.08至今	攻读博士	国家建设高水平大学公派研究生项目	加拿大渥太华大学	国家留学基金委资助	何国平
陈佳睿	2015	2017.09—2018.08	联培博士	国家建设高水平大学公派研究生项目	澳大利亚蒙纳什大学	国家留学基金委资助	唐四元
王安妮	2016	2017.11—2018.12	联培博士	国家建设高水平大学公派研究生项目	澳大利亚蒙纳什大学	国家留学基金委资助	张静平

续表6-6

姓名	年级	学习年份	出国目的	项目名称	学习国家和大学	出国途径	导师姓名
张爱迪	2013	2018.02—2019.02	联培博士	国家建设高水平大学公派研究生项目	美国约翰霍普金斯大学	国家留学基金委资助	严谨
杨斯钰	2017	2018.07—2019.01	联培硕士	中南大学在读研究生赴国(境)外学习资助项目	加拿大渥太华大学	学校资助	王曙红
王尊	2017	2018.07—2019.07	联培硕士	中南大学在读研究生赴国(境)外学习资助项目	美国杜兰大学	学校资助	唐四元
袁素娥	2018	2018.07—2019.07	联培博士	精英计划	美国哈佛大学	医院资助	王红红
李靖	2016	2018.08—2018.11	攻读硕士	无	美国罗格斯大学	其他方式资助	王曙红
宁红婷	2017	2018.09—2019.09	联培硕士	双一流学科建设研究生/本科生赴外学习专项奖学金	美国杜兰大学	学校资助	冯辉
徐彬斌	2016	2018.09—2019.01	联培硕士	双一流学科建设研究生/本科生赴外学习专项奖学金	美国约翰霍普金斯大学	学校资助	张京慧
林书贤	2016	2018.10—2019.02	联培硕士	双一流学科建设研究生/本科生赴外学习专项奖学金	美国加利福尼亚大学洛杉矶分校	学校资助	谷灿
陈琦蓉	2016	2018.11—2019.11	联培博士	国家建设高水平大学公派研究生项目	加拿大麦吉尔大学	国家留学基金委资助	唐四元
刘薇薇	2017	2019.08—2020.02	联培博士	双一流学科建设研究生/本科生赴外学习专项奖学金	美国约翰霍普金斯大学	学校资助	唐四元

续表6-6

姓名	年级	学习年份	出国目的	项目名称	学习国家和大学	出国途径	导师姓名
张开利	2017	2019.07—2019.10	联培博士	双一流学科建设研究生/本科生赴外学习专项奖学金	美国纽约大学	学校资助	王红红
周楚仪	2017	2019.08—2020.02	联培硕士	双一流学科建设研究生/本科生赴外学习专项奖学金	美国约翰霍普金斯大学	学校资助	唐四元
蒋 玲	2018	2019.08—2019.12	联培硕士	中美合作(护理)国际班	美国加州大学旧金山分校	学校资助	李 丽
林舒兰	2018	2019.09—2019.12	联培硕士	中南大学在读研究生赴国(境)外学习资助项目	美国麻省总医院健康专业学院	学校资助	杨 敏
张 爽	2018	2019.09—2019.12	联培硕士	中美合作(护理)国际班	美国加州大学旧金山分校	学校资助	李乐之
刘梦祥	2018	2019.09—2019.12	联培硕士	中美合作(护理)国际班	美国加州大学旧金山分校	学校资助	秦春香
肖 霖	2018	2019.09—2019.12	联培硕士	中南大学在读研究生赴国(境)外学习资助项目	美国加州大学旧金山分校	学校资助	唐四元
庹汪阳	2018	2019.09—2019.12	联培硕士	中美合作(护理)国际班	美国加州大学旧金山分校	学校资助	周 阳
吴卫子	2017	2019.09—2020.01	联培硕士	中南大学在读研究生赴国(境)外学习资助项目	美国约翰霍普金斯大学	学校资助	李现红
刘明明	2017	2019.09—2020.03	联培硕士	中南大学在读研究生赴国(境)外学习资助项目	美国约翰霍普金斯大学	学校资助	彭伶丽
胡双	2018	2019.10—2020.05	联培硕士	联通湖南分公司全面合作框架一期	加拿大渥太华大学	导师资助	陈 嘉

续表6-6

姓名	年级	学习年份	出国目的	项目名称	学习国家和大学	出国途径	导师姓名
管梓瑶	2017	2019.08—2020.03	联培硕士	中南大学在读研究生赴国(境)外学习资助项目	澳大利亚联邦大学	学校资助	唐四元
于思敏	2018	2019.10—2020.03	联培硕士	中南大学在读研究生赴国(境)外学习资助项目	澳大利亚联邦大学	学校资助	王红红
吴雨晨	2018	2019.11—2020.05	联培硕士	中南大学在读研究生赴国(境)外学习资助项目	澳大利亚联邦大学	学校资助	张静平
肖雪玲	2017	2019.11—2020.11	联培博士	国家建设高水平大学公派研究生项目	美国约翰霍普金斯大学	国家留学基金委资助	王红红
唐楚蕾	2017	2019.11—2020.11	联培博士	国家建设高水平大学公派研究生项目	美国纽约大学	国家留学基金委资助	王红红
吕萌萌	2016	2019.12—至今	攻读博士	新加坡国立大学博士奖学金	新加坡国立大学	录取学校博士奖学金	张静平
赵　倩	2018	2019.12—2020.05	联培硕士	双一流项目	美国约翰霍普金斯大学	学校资助	孙　玫
黄宇昕	2018	2019.12—2020.05	联培硕士	中南大学在读研究生赴国(境)外学习资助项目	美国约翰霍普金斯大学	学校资助	唐四元
李雨潇	2018	2019.12—2020.05	联培硕士	中南大学在读研究生赴国(境)外学习资助项目	美国约翰霍普金斯大学	学校资助	唐四元
谭茗惠	2018	2019.12—2020.06	联培硕士	中南大学在读研究生赴国(境)外学习资助项目	美国华盛顿大学塔科马分校	学校资助	毛　平

6.7 与港、澳、台地区名校联合培养或攻读硕、博士

表 6-7 与港、澳、台地区名校联合培养或攻读硕、博士情况汇总表

姓名	年级	学习年份	出国目的	项目名称	学习国家和大学	出国途径	导师姓名
王庆妍	2011	2013.09—2014.01	联培硕士	无	台北护理健康大学	导师资助	唐四元
石泽亚	2011	2013.09—2014.02	联培博士	无	香港中文大学	导师资助	唐四元
林小玲	2012	2013.10—2014.01	联培博士	无	台北护理健康大学	导师资助	唐四元
胡红娟	2012	2013.10—2014.01	联培博士	无	台北护理健康大学	导师资助	唐四元
曹希	2011	2014.08 至今	攻读博士	香港中文大学研究生奖学金项目	香港中文大学	录取学校博士奖学金	王秀华
雷阳	2012	2015.07—2018.07	攻读博士	香港中文大学研究生奖学金项目	香港中文大学	其他方式资助	张静平
鄢芳	2015	2017.02—2017.06	联培硕士	香港浸会大学林思齐东西学术交流研究所"Resident Graduate Scholarships(RGS)"项目	香港浸会大学林思齐东西学术交流研究所	录取学校硕士奖学金	李现红
肖锦南	2014	2017.08.01—2020.02	攻读博士	香港中文大学研究生奖学金项目	香港中文大学	录取学校博士奖学金	唐四元
张雯	2014	2017.08 至今	攻读博士	香港大学研究生奖学金项目	香港大学	录取学校博士奖学金	张静平
白杨	2014	2017.08 至今	攻读博士	香港中文大学研究生奖学金项目	香港中文大学	录取学校博士奖学金	唐四元
刘莉	2015	2018.07 至今	攻读博士	香港中文大学博士奖学金项目	香港中文大学	录取学校博士奖学金	王秀华
杨琛	2015	2018.07 至今	攻读博士	香港中文大学博士奖学金项目	香港中文大学	录取学校博士奖学金	王秀华
甘婷	2015	2019.07 至今	攻读博士	香港理工大学博士奖学金项目	香港理工大学	录取学校博士奖学金	赵丽萍
郭紫璆	2015	2019.07 至今	攻读博士	香港大学博士奖学金项目	香港大学	录取学校博士奖学金	罗阳
李慧媛	2016	2019.08.01 至今	攻读博士	香港中文大学博士奖学金项目	香港中文大学	录取学校博士奖学金	张静平
徐彬斌	2016	2020.08 至今	攻读博士	香港中文大学研究生奖学金项目	香港中文大学	录取学校博士奖学金	张京慧

6.8 聘请国际名校客座教授

湘雅护理学院聘请国际名校教授为客座教授,定期为湘雅护理学院师生讲学,指导硕士、博士研究生课程,并与湘雅护理学院教师开展课题合作(表6-7)。2019 年湘雅护理学院聘任 6 位外籍院士为客座教授,分别为:美国约翰霍普金斯大学的 Nancy Reynolds 教授、耶鲁大学的 Robin Whittemore 教授、加州大学旧金山分校的 Jyu Lin Chen 教授、纽约大学的 Lloyd A. Goldsamt 副教授、澳大利亚弗林德斯大学的 Lily Dongxia Xiao 教授以及香港理工大学的 Maritta Valimaki 教授。此外,湘雅护理学院还聘任美国纽约大学的 Ann Williams 教授为湘雅护理学院名誉教授(表6-8)。

表 6-8 中南大学湘雅护理学院聘请客座教授、名誉教授汇总表

专家类别	姓名	国籍	工作单位	职称	职务	任期
客座教授	Nancy Reynolds	美国	约翰霍普金斯大学	教授	约翰霍普金斯大学护理学院全球事务副院长	2019.4—2024.4
客座教授	Jyu Lin Chen	美国	加州大学旧金山分校	教授	美国加州大学旧金山分校家庭护理系主任	2019.5—2024.5
客座教授	Lloyd A. Goldsamt	美国	纽约大学 Rory Meyers 护理学院	副教授	纽约大学护理学院高级研究员	2019.3—2024.3
客座教授	Lily Dongxia Xiao	澳大利亚	弗林德斯大学护理与健康科学学院	教授	弗林德斯大学护理与健康科学学院,健康服务和系统研究部主任	2019.3—2024.3
客座教授	Robin Whittemore	美国	耶鲁大学护理学院	教授	耶鲁大学国家临床医师学者项目联合主任	2019.4—2024.4
名誉教授	Ann Williams	美国	纽约大学 Rory Meyers 护理学院	教授	全球事务办主任	终身制

6.9 聘请港、澳、台地区高校客座教授

表 6-9 中南大学湘雅护理学院聘请港、澳、台地区高校客座教授

专家类别	姓名	国籍	工作单位	职称	职务	任期
客座教授	Maritta Valimaki	芬兰	香港理工大学护理学院	教授	香港理工大学护理学院副院长,研究委员会主席	2019.2—2024.2

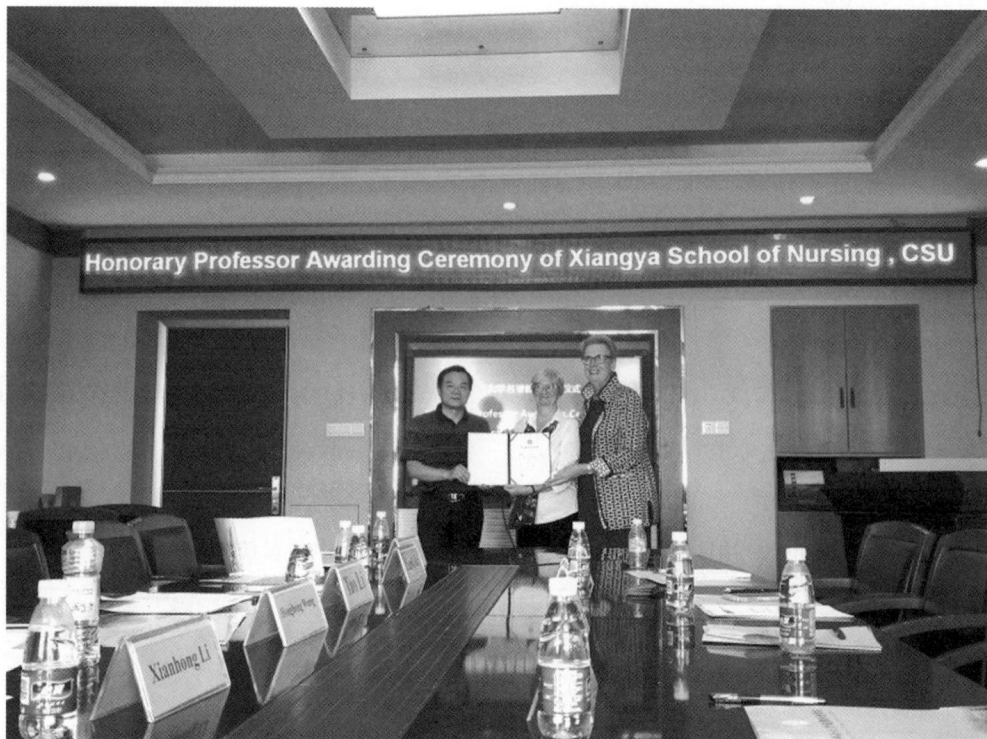

图 6-7　2019 年 9 月 29 日，李涛书记给 Ann Williams 教授颁发中南大学"名誉教授"证书

6.10　与国际交流与合作的名校

1. 与美国耶鲁大学护理学院合作

每年护理学科将通过不同的途径选送年轻教师赴美国耶鲁大学学习。从表 6-1 和表 6-5 可以看出，本学科共有 22 名护理教师有赴耶鲁大学长期访学的经历（图 6-8 ~ 图 6-10）。此外，学科还通过课题合作的途径，选派师资进行短期访学。

2016 年 4 月，由中南大学设立专项及美国雅礼协会资助，医学教育办组织并派出了一线教师团队赴耶鲁大学交流医学教学改革，交流团队认为将视听艺术训练融入医学生课程具有可行性。回国后，湘雅护理学院副院长陈嘉教授带领"健康评估"课程教学改革团队，完善了课程的开发和筹备工作，确保了这项教学改革率先在中南大学顺利开展。

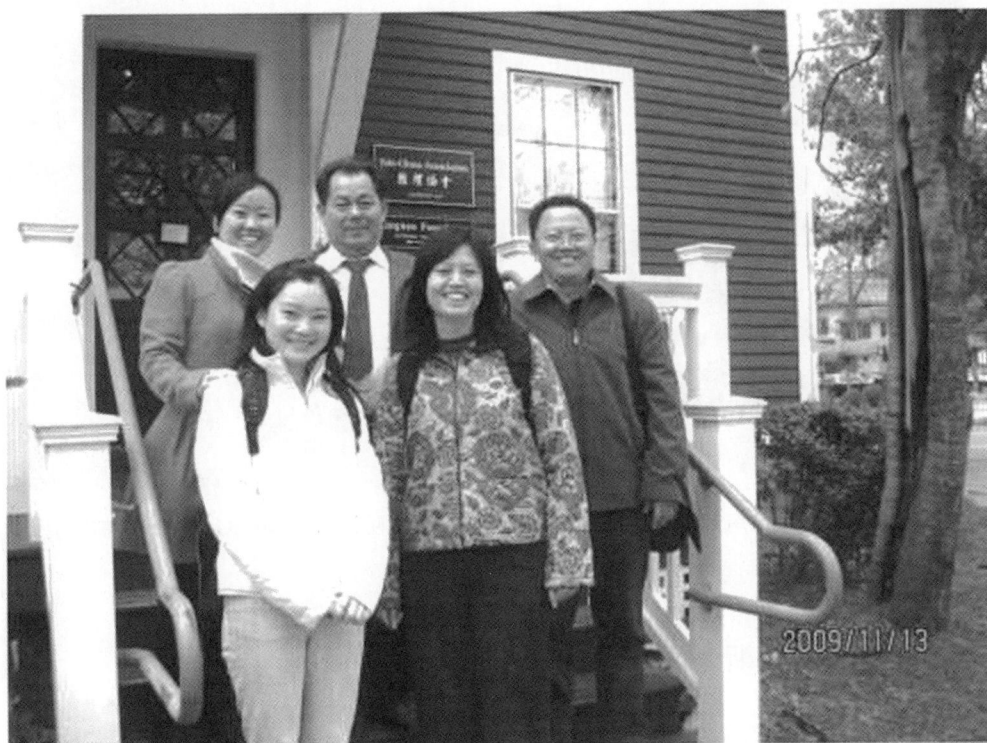

图 6-8　何国平教授率科研团队访问耶鲁大学和雅礼协会

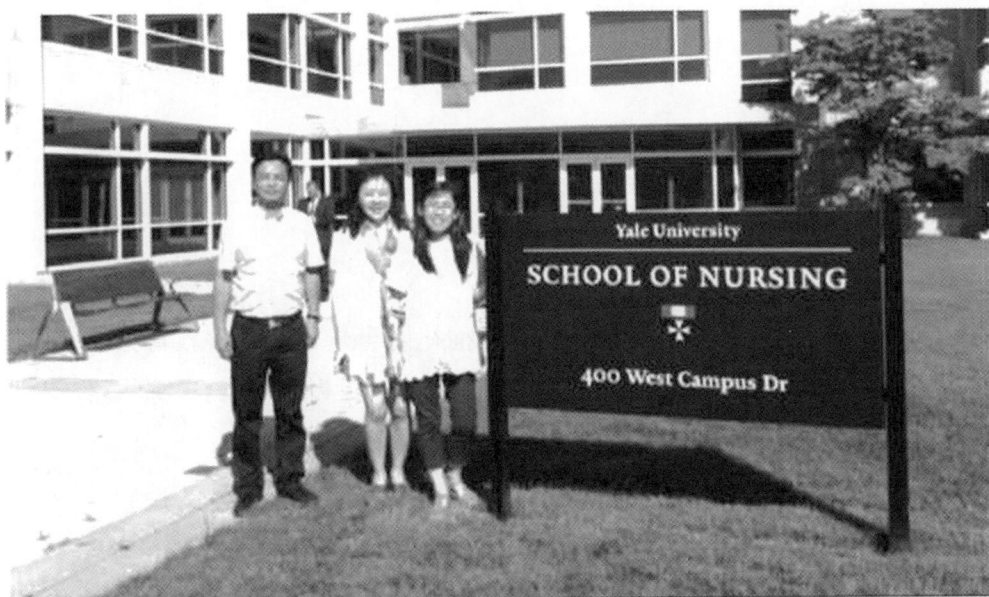

图 6-9　罗军飞书记一行赴耶鲁大学护理学院开展科研伦理审查学术交流

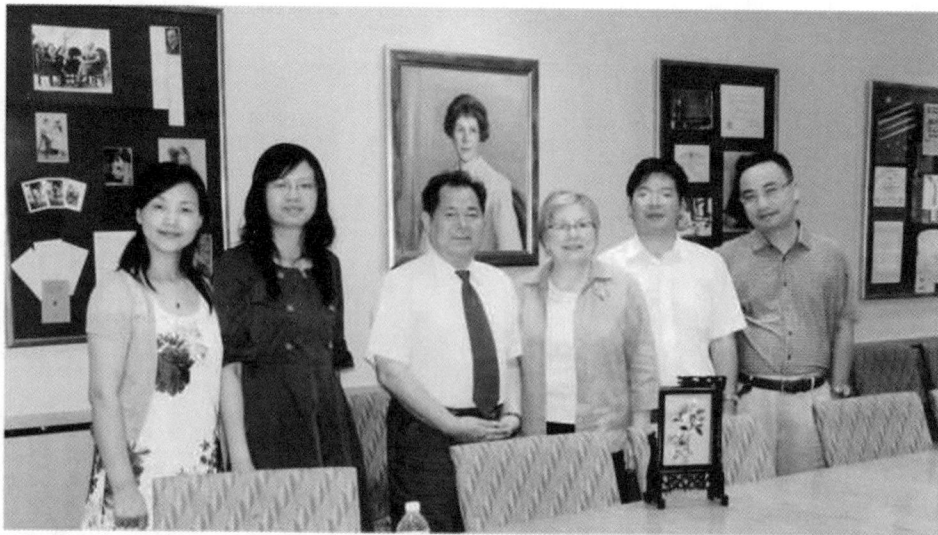

图 6-10　社区慢性病管理项目组与耶鲁大学护理学院院长 MargaretGrey 会谈（右三）

2. 与澳大利亚弗林德斯大学护理学院的合作

中南大学湘雅护理学院与澳大利亚弗林德斯大学护理学院的合作始于 2010 年。2010 年 6 月，澳大利亚弗林德斯大学护理学院副院长 Steve Parker 教授和国际事务项目官 Paul Saeki 教授来访中南大学湘雅护理学院（图 6-11）。2011 年 4 月，湘雅护理学院何国平教授和王红红教授赴澳大利亚进行了回访。2012 年，湘雅护理学科教师一行 10 人访问了弗林德斯大学。

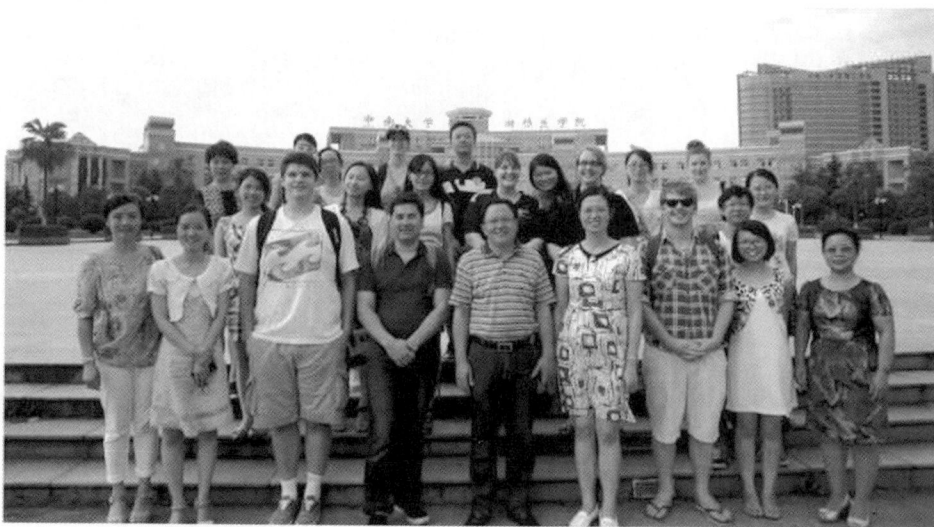

图 6-11　澳大利亚弗林德斯大学护理学院师生与湘雅护理学院师生学习交流

2011—2014 年，双方以老年护理、精神健康和慢性病管理等相似科研领域为合作契机，以硕士、博士研究生互换交流为先导，逐步深入开展本科生 2+2 交流学习的合作办学模式，实现互惠双赢。两校护理专业开展的合作课题共有 4 项，共同培养 2 名博士生，分别获得两校博士学位（图 6-12、图 6-13）。2019 年 9 月，湘雅护理学院院长唐四元作为代表与弗林德斯大学副校长 Alison Lydia Kitson 教授签订合作协议（MOU），就师生交换、双学位博士培养、"Cotutelle 项目"等方面内容达成协议（图 6-14）。

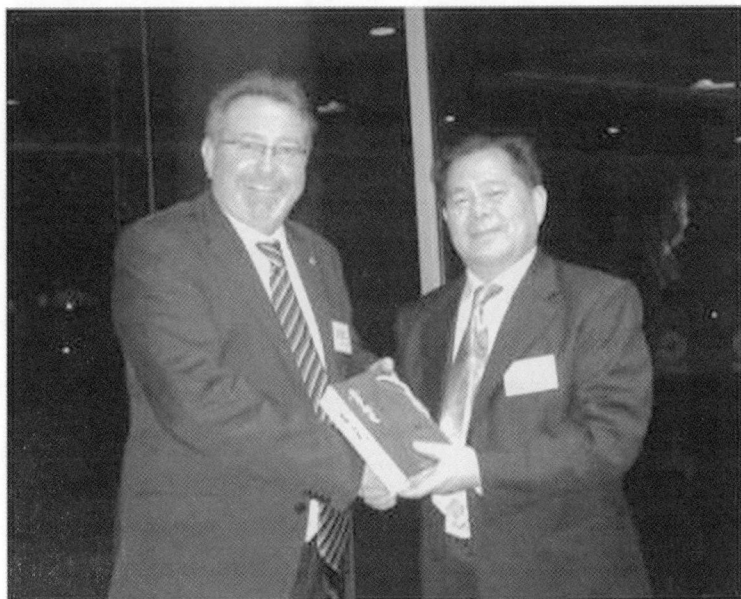

图 6-12　**Paul Arbon** 院长与何国平前院长互赠礼物

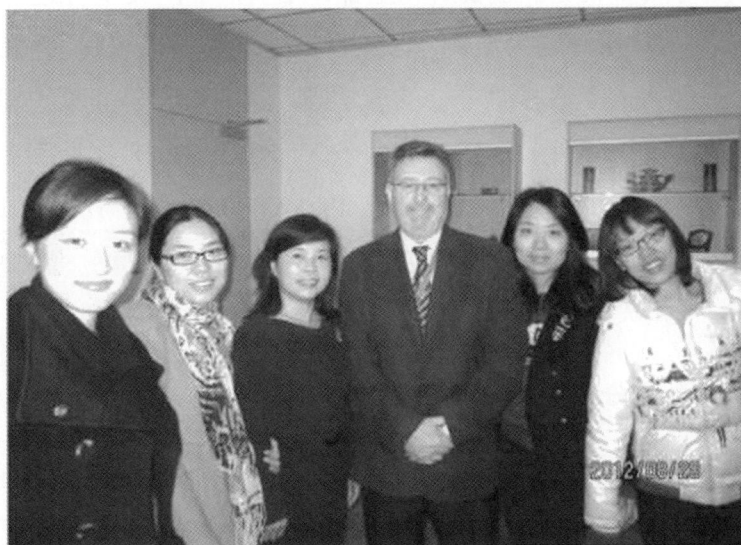

图 6-13　我校赴澳大利亚学习的师生与 **Paul Arbon** 院长在一起

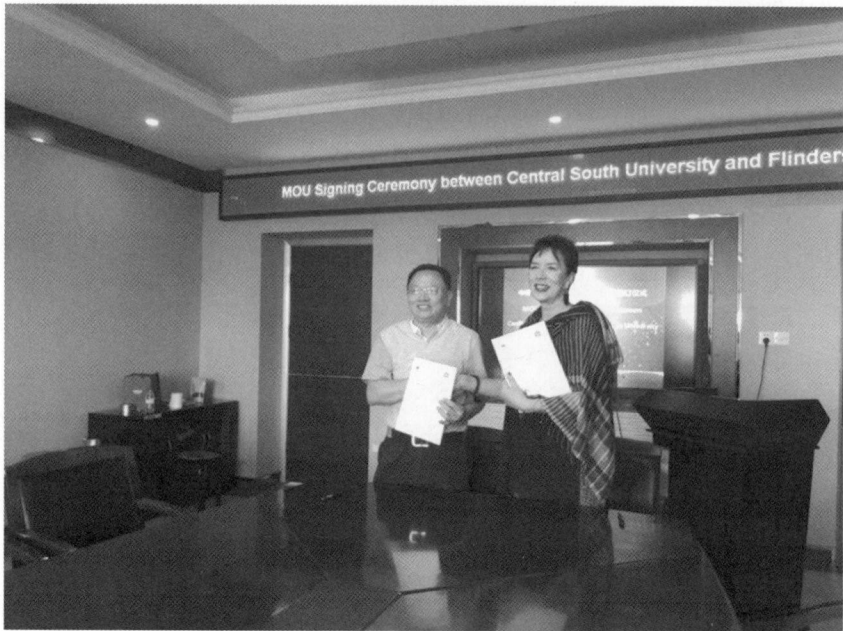

图 6-14　唐四元院长与弗林德斯大学副校长 Alison Lydia Kitson 签订 MOU

3. 与加州大学洛杉矶分校护理学院的合作

与加州大学洛杉矶分校（UCLA）护理学科的正式合作始于 2010 年。2011 年 6 月 5—10 日，Ann Williams 教授带队的美国加州大学护理学院一行 5 人到访湘雅护理学院。双方不但就合作的科研课题进行了讨论，还就研究生合作培养、学生交换等进行了商谈。来访的 Sally Maliski 教授以她的科研课题为范例，为湘雅护理学科年轻教师的科研生涯提供启示。

为了更好地学习加州大学洛杉矶分校的教学理念，中南大学湘雅护理学科先后派出师资到 UCLA 护理学院参观访问（图 6-15，图 6-16）。2013—2018 年期间，湘雅—加州大学艾滋病相关行为研究人员培训项目（NIH/FIC D43 TW009579）获得美国国立卫生研究院资助 130 万美元；中南大学湘雅护理学科选送贺莲香、欧阳萱、曾慧、潘辰、杨敏、陶好娟、李现红、李飞赴美国加州大学洛杉矶分校进修 6~9 个月。

4. 与加州大学旧金山分校护理学院的合作

2015 年 6 月 14—18 日，加州大学旧金山分校（UCSF）护理学院全球卫生研究中心 Jyu Lin Chen 教授、Jill Howie Esquivel 副教授来访湘雅护理学院，与湘雅护理学院开展科研项目合作，共同探讨护理学博士生培养、青年教师出国进修等事宜。同年 8 月，湘雅护理学院院长唐四元一行应加州大学旧金山分校护理学院院长 David Vlahov 邀请出访 UCSF 护理

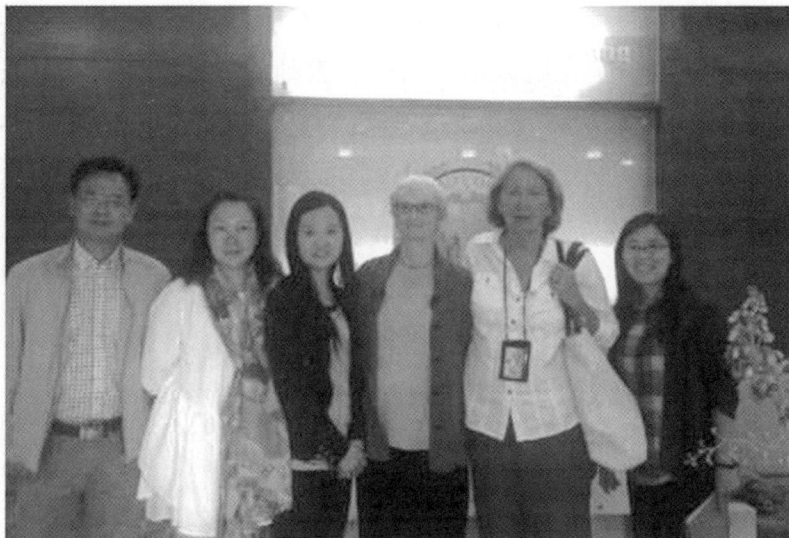

图 6-15　护理学院教师去 UCLA 参观

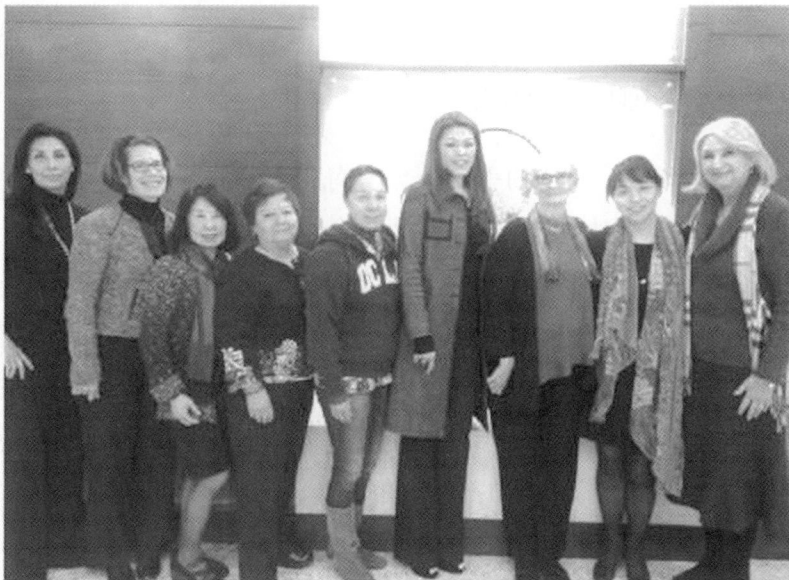

图 6-16　湘雅护理学院张静平教授参观 UCLA

学院，就护理学博士生培养、青年教师进修等合作项目与 UCSF 护理学院正式签订了框架
协议（图 6-17）。2017 年中南大学与加州大学旧金山分校共同申报了教育部中外合作办学
项目，并获批"中南大学与美国加州大学旧金山分校合作举办护理学专业硕士研究生教育
项目"，该项目于 2018 年开始招生，实现硕士研究生教育的国际接轨。

此外，湘雅护理学院也选送师生远赴加州大学旧金山分校护理学院学习。2019年9月，湘雅护理学院有4名同学赴加州大学旧金山分校进行为期4个月的访学。自2014年开始至2020年，湘雅护理学院先后派出6名骨干教师赴加州大学旧金山分校进修。现两校护理专业共开展的合作课题有6项，收益颇丰。

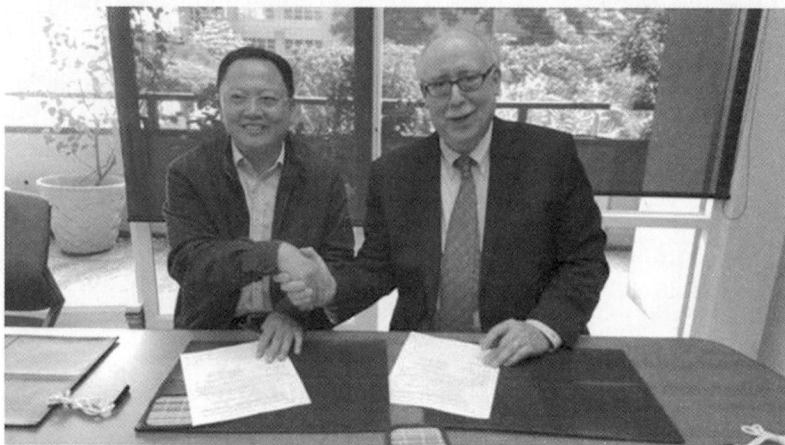

图6-17　唐四元院长与加州大学旧金山分校护理学院院长David Vlahov签订MOU

5. 与美国纽约大学护理学院的合作

2017年，在Ann Williams教授的引荐下，中南大学湘雅护理学院与纽约大学护理学院建立合作关系。此后，双方在博士生培养、科研合作（模拟情景教学项目、NP项目）等方面进行了深入交流。2019年湘雅护理学院派出2名博士赴纽约大学护理学院学习。针对科研合作，双方重点开展了情景模拟教学及NP项目的合作。①情景模拟教学：2019年3月，纽约大学护理学院派出以Natalya Pasklinsky教授为领队的教学团队，来湘雅护理学科现场指导情景模拟教学经验。同年8月，湘雅护理学科也派出曾慧、张慧琳和黄辉3位老师到纽约大学护理学院接受为期5天的情景模拟教学培训。②NP项目：2019年3月，纽约大学护理学院派出经验丰富的具有在发展中国家开展开业护士（nurse practitioner，NP）项目团队来湘雅护理学院，推动湘雅探索NP项目的进程。

基于双方多次的合作探讨，2019年9月中南大学湘雅护理学院与纽约大学护理学院签订MOU，双方在互派学生、访问学者和学术合作等方面达成一致意见（图6-18）。

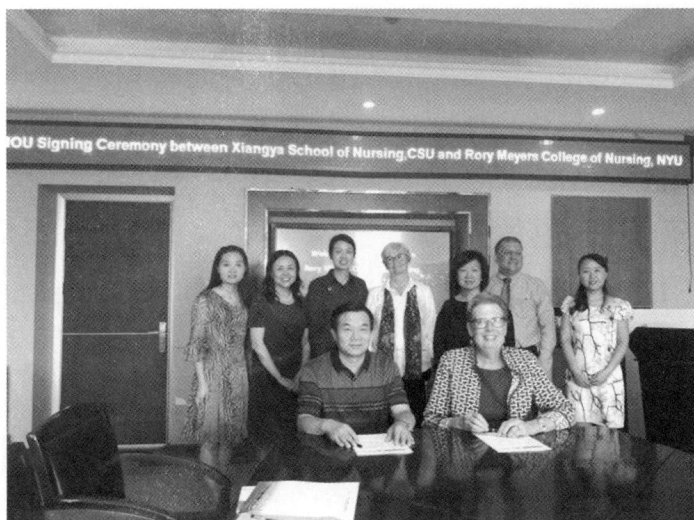

图 6-18　李涛书记与纽约大学护理学院院长 Eileen Sullivan Marx 签订 MOU

6.11　与港、澳、台地区交流与合作的名校

　　湘雅护理学院先后多次邀请香港中文大学那打素护理学院院长李子芬教授、副院长车锡英教授来长沙讲学,并于 2014 年 4 月聘请她们为湘雅护理学院客座教授。2013 年 11 月 18 日,湘雅二医院邀请车锡英教授举行"老年心血管病人的护理"主题讲座。湘雅护理学院曾多次选送多名硕士和博士研究生赴香港中文大学学习。2013 年暑期,受李子芬院长的邀请,湘雅护理学院派出骨干教师赴香港参观学习,收益颇丰。两院在师生互换、课题协作等方面加强进一步的合作(图 6-19)。

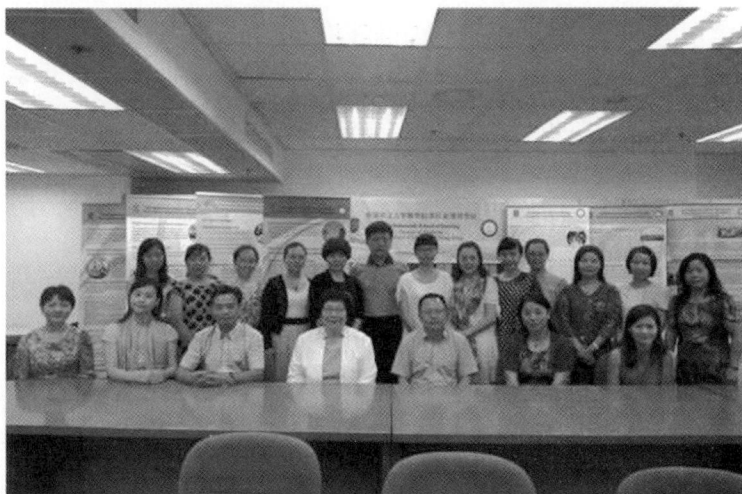

图 6-19　湘雅护理学院骨干教师赴香港中文大学那打素护理学院交流学习

除与以上名校开展密切合作外，我校还与美国霍普金斯大学、英国邓迪大学、澳大利亚蒙那什大学和联邦大学、加拿大多伦多大学、泰国清迈大学。与港、澳、台地区的香港大学和台北健康护理大学、高雄医学大学签署了长期合作框架协议。合作的主要内容包括学生互换、师资科研合作以及资源的共享。

6.12 邀请海外专家讲学

1. 邀请耶鲁大学专家讲学

湘雅护理学科不单邀请耶鲁大学专家到本学科举办的国际学术会议中做主题报告（见国际会议部分），还经常邀请耶鲁大学专家来我校进行专题讲座：

（1）2015 年 10 月 27 日，耶鲁大学 Ann Williams 教授来湘雅护理学院做 *Nursing Research in 21st Century* 的讲座。

（2）2015 年 11 月 24 日，Robin Whittemore 教授做"行动起来，预防糖尿病"的专题学术报告，推动湘雅护理学院博士研究生培养更上一个平台，同时也开辟了两校在糖尿病预防与控制方向合作的新空间。

（3）2016 年 3 月 7 日，Robin Whittemore 教授带来主题为 *Knowledge Synthesis* 的讲座，介绍了系统综述撰写的整个过程，并以音乐干预疗法为例进行了详细的讲解。

（4）2017 年 10 月，Robin Whittemore 教授还为本学科师生做了 3 场高质量的学术讲座。

（5）2018 年 10 月，Ann Williams 教授带来了题为 *Human Rights and the Ethic of Care：A Framework for Health Research and Practice* 的讲座，通过对比不同国家、地区间的民众所能获得的资源差异，说明了人权的重要性和目前发展的不平衡性。

（6）2019 年 6 月 5 日，美国护理科学院院士（FAAN）、耶鲁大学护理学院跨专业纵向临床经验课程副主任 Linda France Honan 教授为本学科师生作了题为 *Learning Nursing and the Implications for Educators* 的学术讲座，对如何成为更优秀的护理教育人才及护理教育专家提出了自己的见解，同时还与本学科开展教学改革及虚拟仿真模拟教学工作进行研讨。

除了学术讲座，我院还聘请耶鲁大学专家为我校师生授课、讲学：①受钟氏项目的资助，耶鲁大学护理学院 Nancy Reynolds 教授、Kristopher Fennie 教授、Robin Whittemore 教授（图 6-20）来学院为湘雅护理学院教师和研究生开展高级科研培训，包括科研设计、测量、质性研究及数据统计分析等，获得一致好评。同时，耶鲁大学教授利用来华机会与湘雅护理学院教师分享其最新的科研和教学成果。Linda Pellico 教授和 Thomas Duffy 先生（图 6-21）把他们在耶鲁大学开展的利用艺术（音乐、艺术欣赏）应用于健康体查技能教学中的教学方法带到课堂，此方法非常有创新性。②2017—2019 年间，耶鲁大学 Robin

Whittemore 教授每年来学院 1 个月，讲授研究生、博士生的《护理理论课程》，并赴基层医院现场指导糖尿病教育工作。③2019 年 6 月 5 日，耶鲁大学护理 Linda France Honan 教授在湘雅护理学院为 2017 级本科生讲授了题为《心脏检查》的公开课。

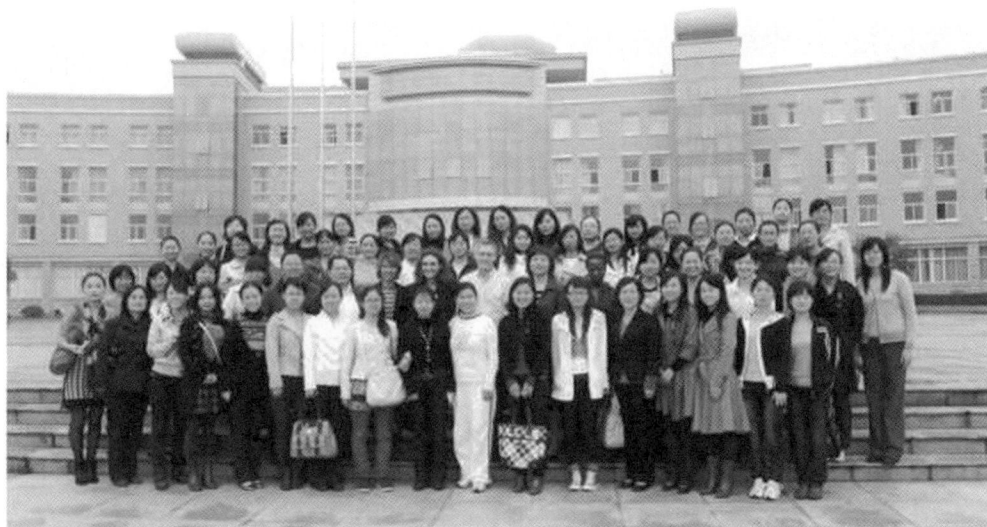

图 6-20　耶鲁大学教授 Nancy Reynolds，Robin Whittemore，Kristopher Fennie
为我院师生进行高级护理科研培训，并与学员合影

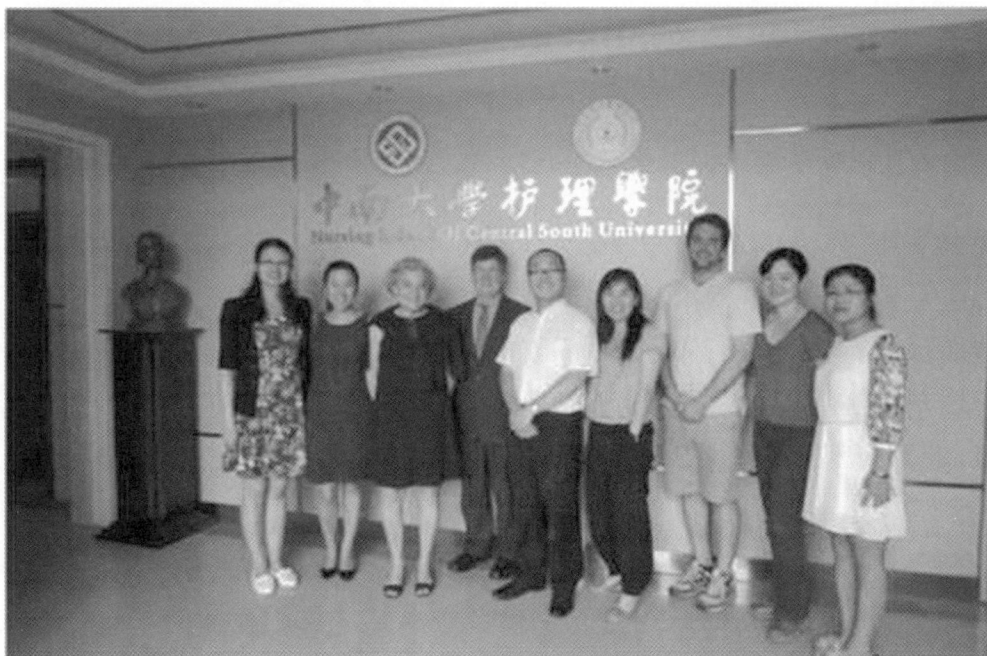

图 6-21　耶鲁大学 Linda Pellico 教授和 Thomas Duffy 先生及雅礼协会同事访问湘雅护理学院

为了方便邀请耶鲁大学专家来我校讲学、合作，我院还跟耶鲁大学的教授签订合同（图6-22）：2019年4月16日，中南大学湘雅护理学院聘任耶鲁大学 Robin Whittemore 教授为中南大学客座教授，每年来学校工作1个月。2019年11月，聘任耶鲁大学公共卫生学院钱汉竹教授为湘雅护理学院外籍教师，每年来学校工作3个月。

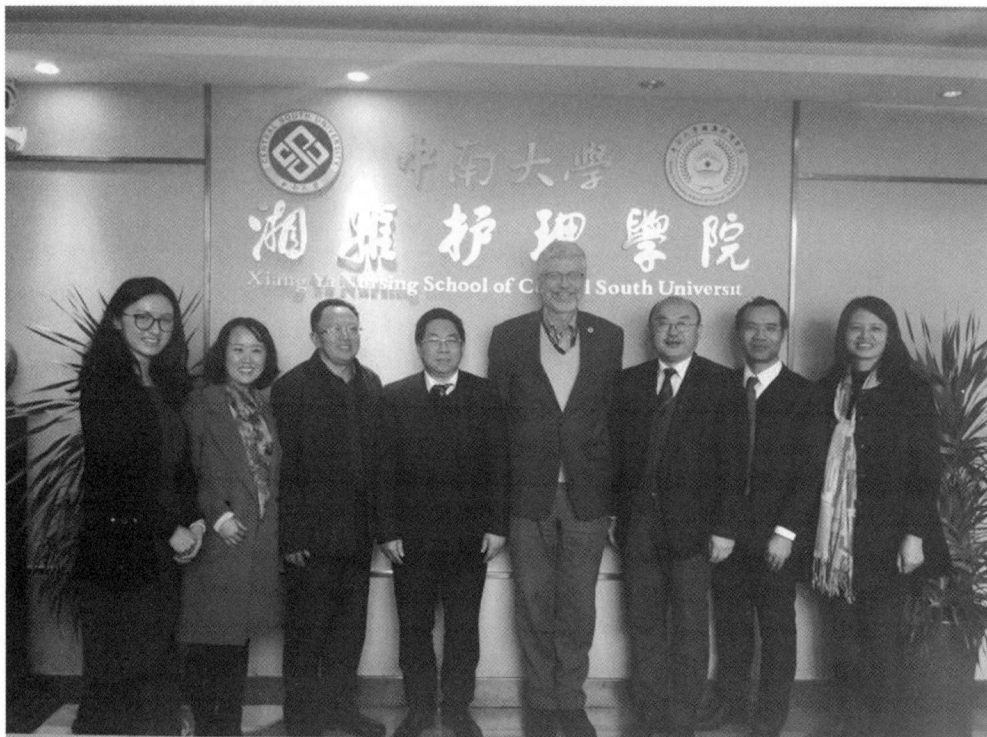

图6-22　我校副校长陈立章及唐四元院长接待耶鲁大学公共卫生学院院长 Sten Vermund 教授一行

2. 邀请弗林德斯大学专家讲学

2019年9月，作为 I support 全球痴呆症照顾者在线项目4位主要贡献者之一的澳大利亚弗林德斯大学护理学院 Lily Xiao 教授获聘为中南大学客座教授。2019年10月，弗林德斯大学包括 Lloyd A Goldsamt、Alison Lydia Kitson 教授在内的三位教授应邀在我校"2019湘雅循证护理方法与实践工作坊"进行了精彩授课，增强循证护理理论、实践对临床护理质量的改进，推动临床护理实践的理论改革（图6-23~图6-25）。

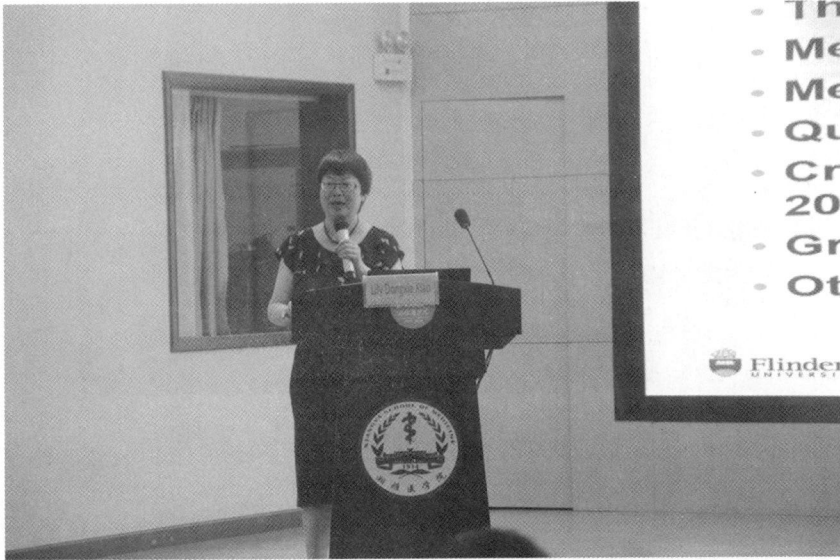

图 6-23　Lily Xiao 教授在为学员授课

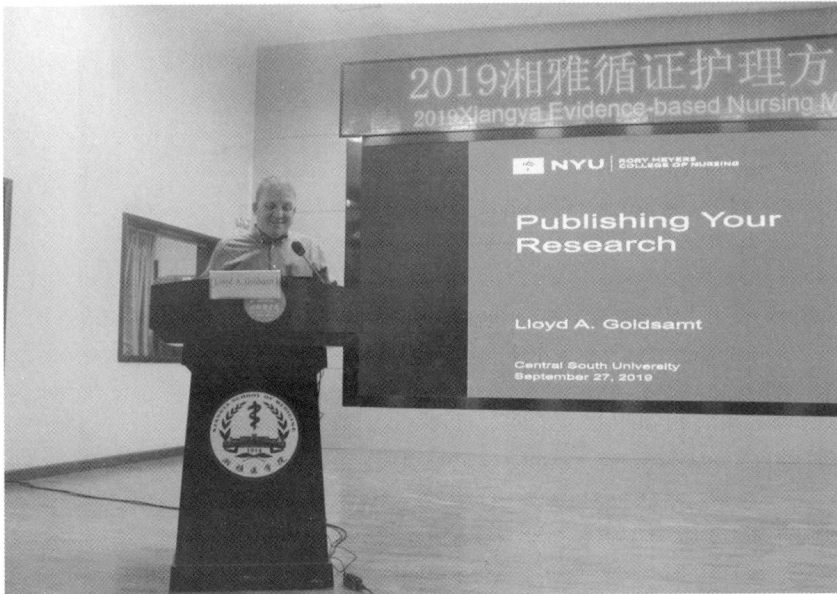

图 6-24　Lloyd A Goldsamt 教授在为学员授课

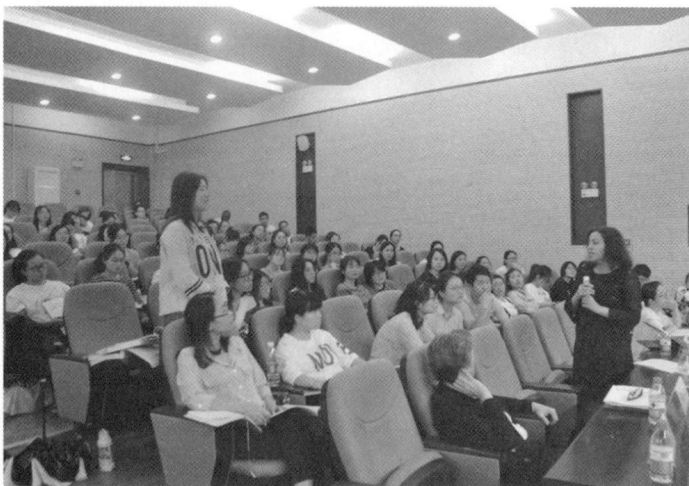

图 6-25　Alison Lydia Kitson 教授在为学员授课

3. 邀请加州大学旧金山分校护理学院专家讲学

为了增强我校国际师资力量，JyuLin Chen 教授于 2019 年 5 月被湘雅护理学院聘为客座教授。受"中南大学外国文教专家项目"资助，美国加州大学旧金山分校 James Wiley 教授于 2017—2019 年期间，每年来湘雅护理学院进行为期 3 个月的教学、科研工作（图 6-26~图 6-30）。

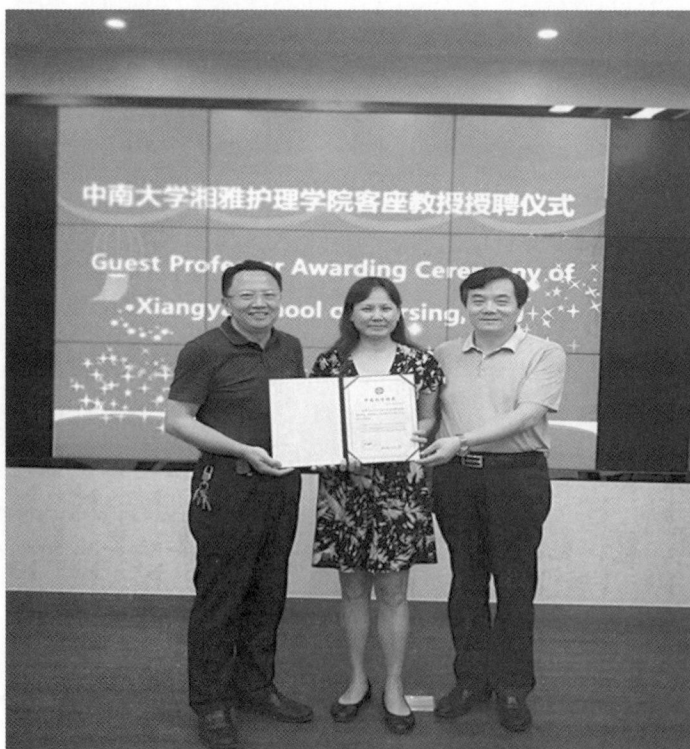

图 6-26　李涛书记和唐四元院长为 JyuLin Chen 教授颁发聘书

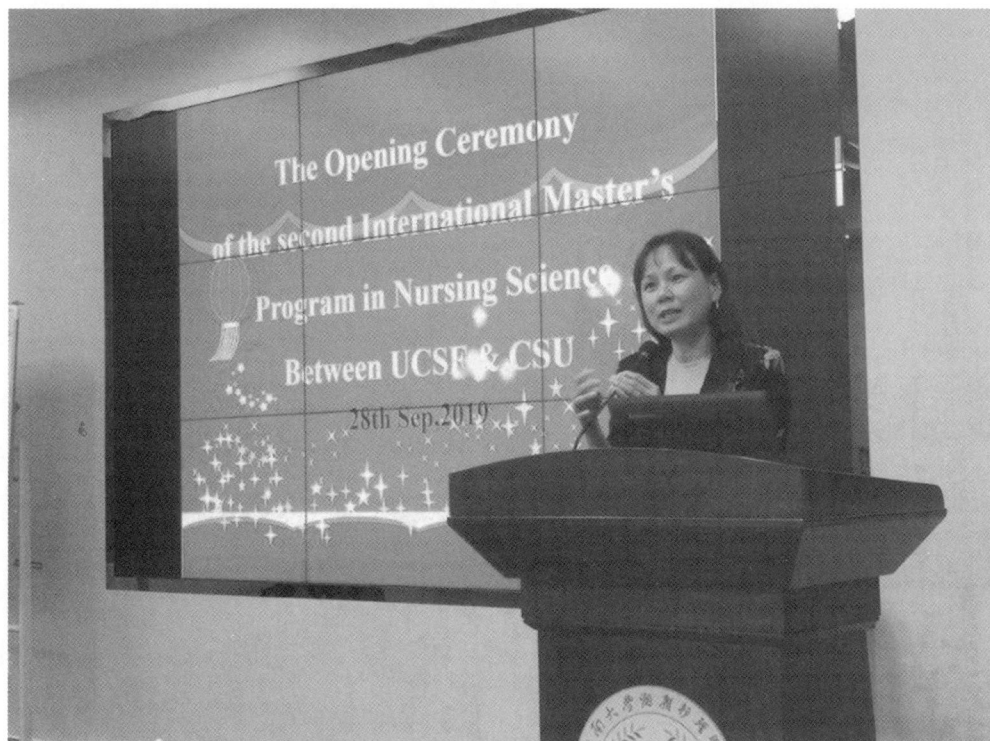

图 6-27 JyuLin Chen 教授在为学员授课

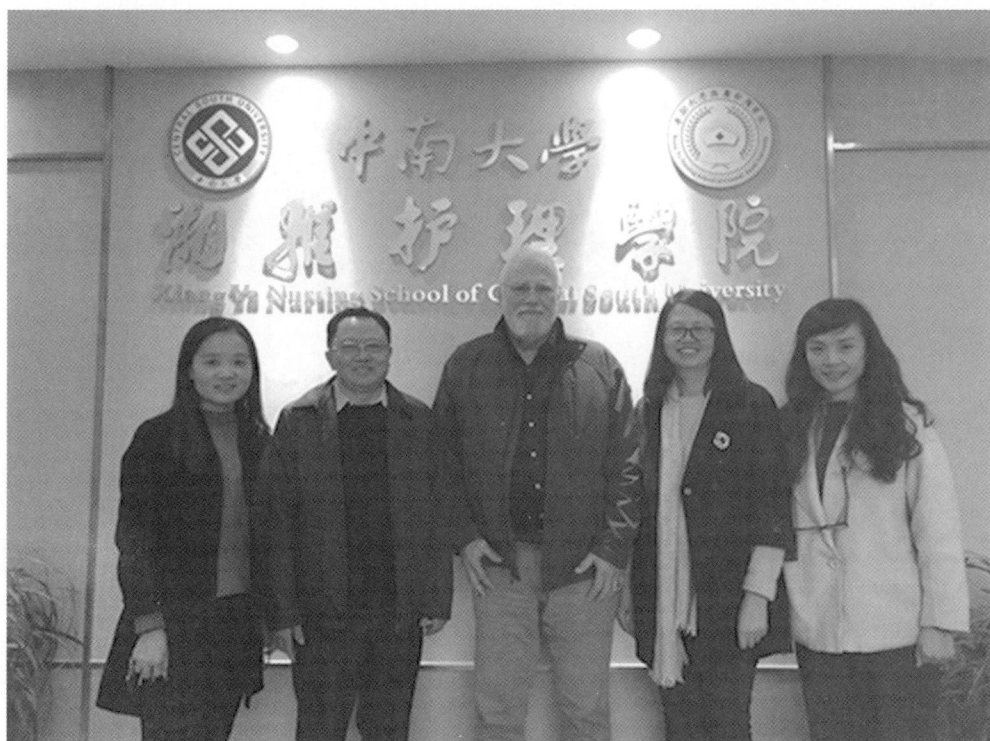

图 6-28 James Wiley 教授与学院领导及教师合影

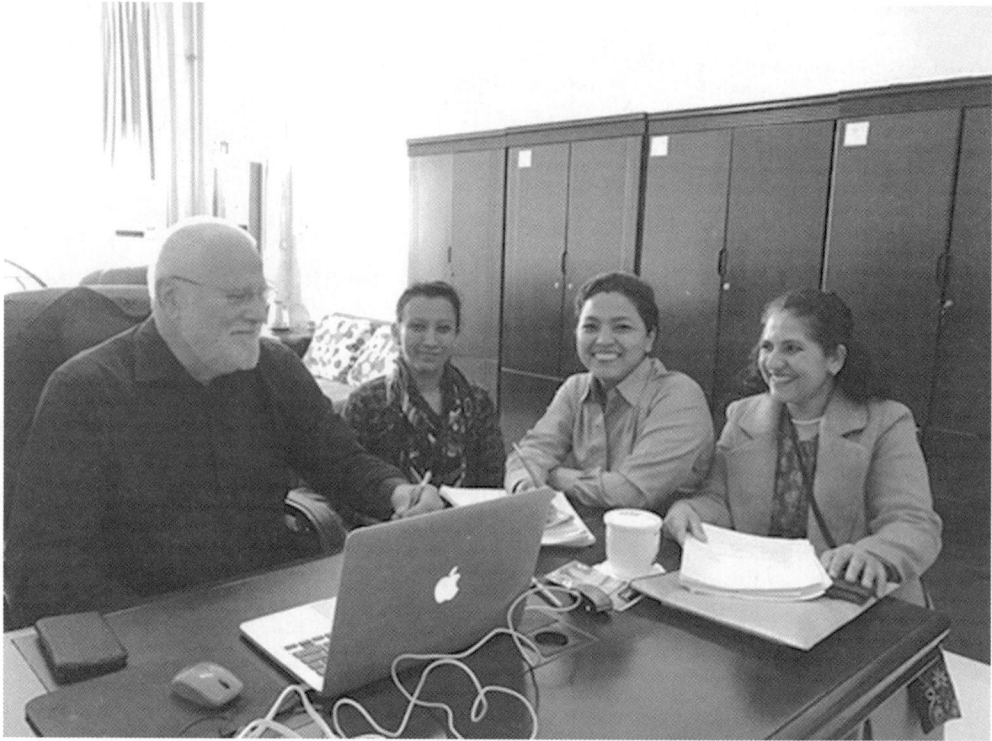

图 6-29　James Wiley 教授在为外籍学员授课

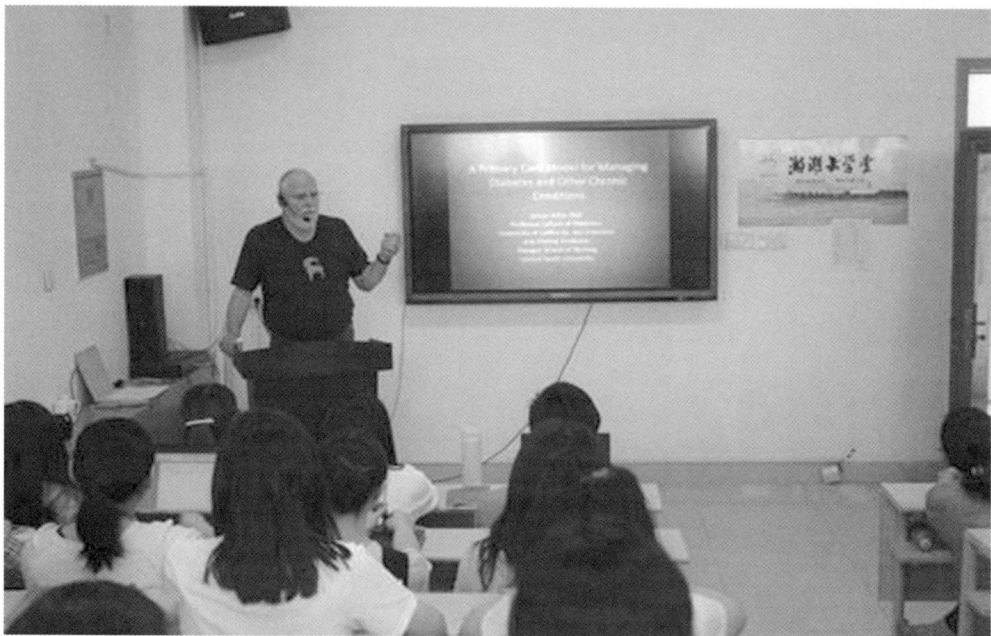

图 6-30　James Wiley 教授在为中国学员授课

4. 邀请纽约大学护理学院专家讲学

2019 年，湘雅护理学院分别聘任纽约大学的 Ann Williams 教授、Guest 教授为中南大学名誉教授、客座教授，以加速本学科的国际化进程（图 6-31~图 6-32）。

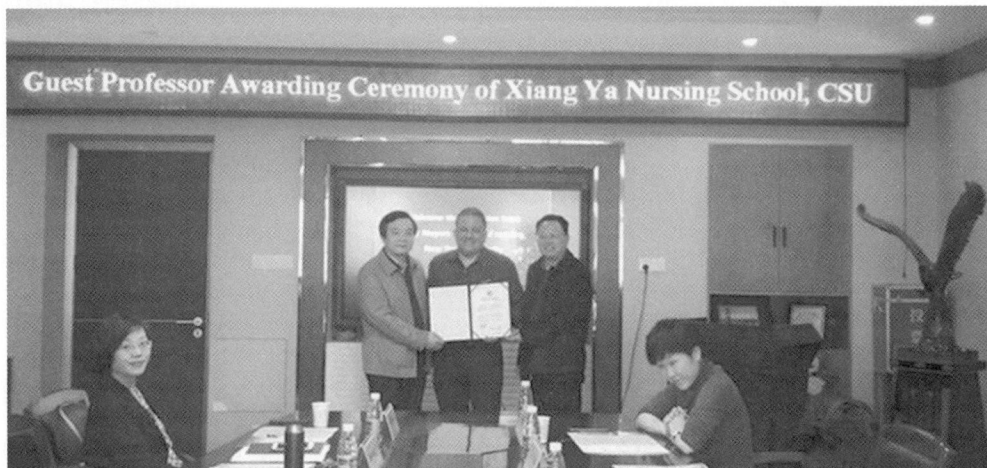

图 6-31　李涛书记和唐四元院长为 Guest 教授颁发聘书

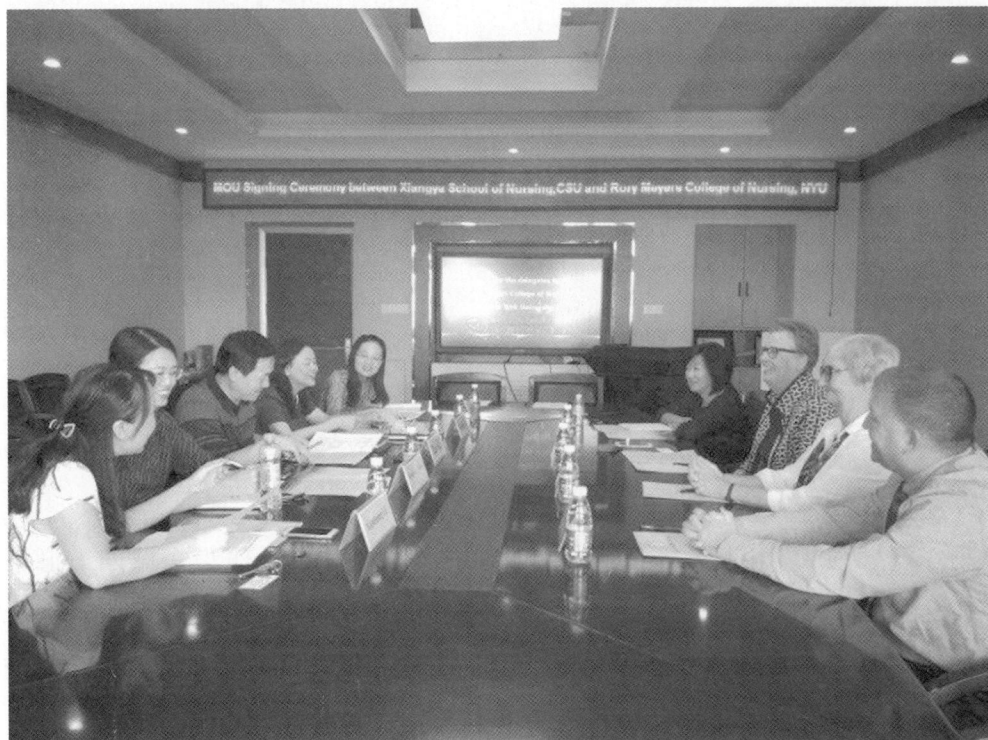

图 6-32　Ann Williams 教授、Guest 教授与我院师生交流

5. 邀请香港中文大学那打素护理学院专家讲学

湘雅护理学院先后多次邀请香港中文大学那打素护理学院院长李子芬教授、副院长车锡英教授来长沙讲学，并于 2014 年 4 月聘请她们为湘雅护理学院客座教授（图 6-33）。

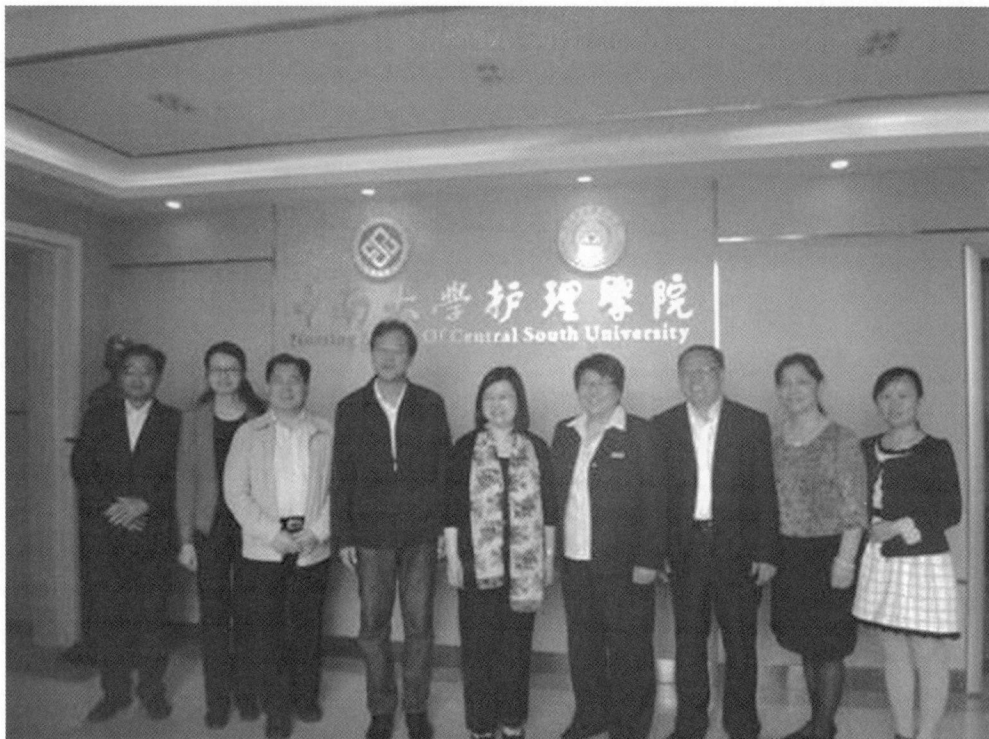

图 6-33　中南大学高山副书记与李子芬教授、车锡英教授合影

6.13　国际组织的建立

2019 年 11 月 24 日，"国际组织澳大利亚 JBI 循证中心——湘雅循证实践与健康创新中心 JBI 协作组"（简称"JBI 湘雅中心"）在中南大学湘雅护理学院成立。

国际组织澳大利亚 JBI（Joanna Briggs Institution）循证中心，作为全球四大循证医学组织之一，是目前全球规模最大的循证卫生保健机构之一。该中心成立于 1996 年，以促进全球健康为宗旨，以循证护理为起点，致力于为卫生健康领域提供证据资源，促进基于证据的卫生保健。JBI 目前在全球设立了 84 所合作中心，遍及 50 多个国家和地区。

湘雅护理学院 JBI 合作中心（图 6-34）是我国中部地区首个 JBI 合作中心，护理学院院长唐四元为 JBI 湘雅中心主负责人，成员有李现红、王红红、郭佳、孙玫、王瑶、陈家瑞、岳丽青、李亚敏、严谨、王妮娜等。

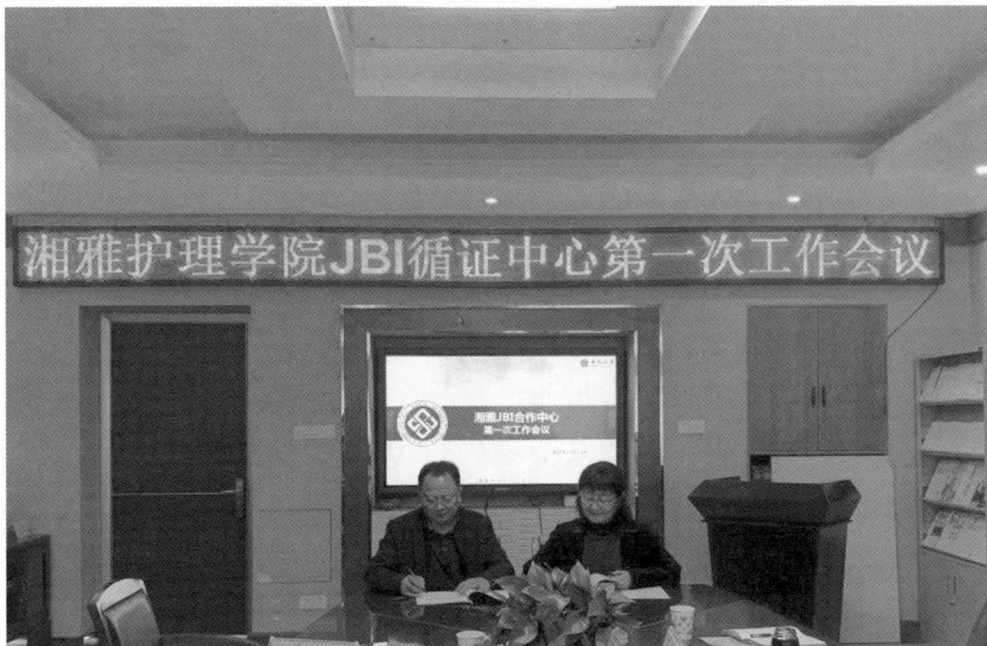

图 6-34 湘雅护理学院 **JBI** 合作中心成立，唐四元院长组织 **JBI** 循证中心第一次工作会议

在湘雅护理学院唐四元院长的带领下，中心专注于持续性医疗保健问题，包括慢性病、老年护理、精神健康等，以湘雅医院、湘雅二医院、湘雅三医院和湖南省肿瘤医院 4 家医院为试点单位。4 家医院共同合作，基于各个学科的临床问题，对现有科学研究证据进行全面检索、评价与整合。借助高水平的研究团队及科研平台促进全民健康，为卫生政策的优化提供实证依据，同时在国内及国际循证卫生保健研究领域有更多的科研产出，并进一步扩大影响力。

6.14 国际学生培养

从 2015 年至 2019 年我院开展的"发展中国家高级护理及医疗技术硕士项目高级护理"已招收来自南苏丹、埃塞俄比亚、多米尼克、斯里兰卡、巴勒斯坦、安提瓜和巴布达、坦桑尼亚、尼泊尔、肯尼亚、阿尔及利亚、马拉维、津巴布韦、阿曼、加纳、毛里求斯、委内瑞拉、巴基斯坦、厄立特里亚、卢旺达、赞比亚、冈比亚、塞拉利昂等 22 国的 124 名学生，其中"一带一路"国家学生共 106 人，已毕业 66 人（图 6-35）。

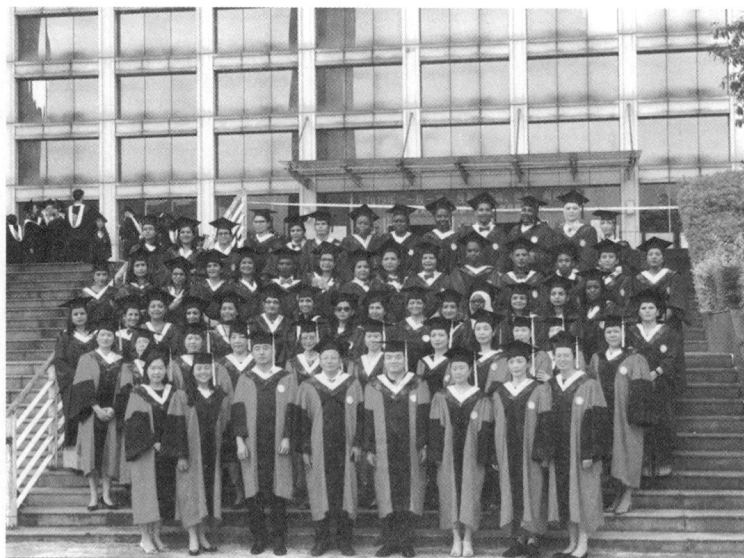

图 6-35　中南大学湘雅护理学院留学生及导师合影

6.15　开展与港、澳、台地区高校学生的交流营活动

1. 与香港地区高校的交流

2015 年 1 月，在教育部"香港与内地高校师生交流计划"的资助下，"湘雅—香港"护理专业本科生冬令营在中南大学湘雅护理学院启动，每年都有来自香港中文大学、香港大学的师生代表与我校护理专业本科生进行为期 7 天的交流活动。同时我院也相应派出师生去香港中文大学和香港大学进行交流(图 6-36~图 6-38)。

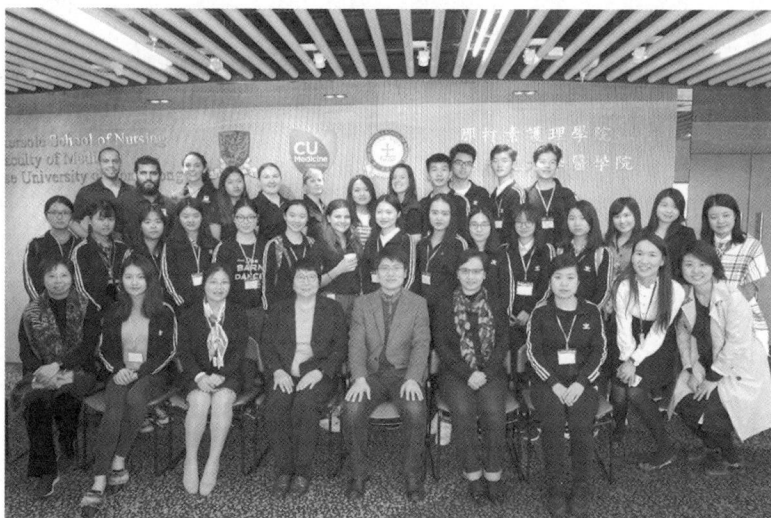

图 6-36　我校护理专业本科生在香港中文大学那打素护理学院交流

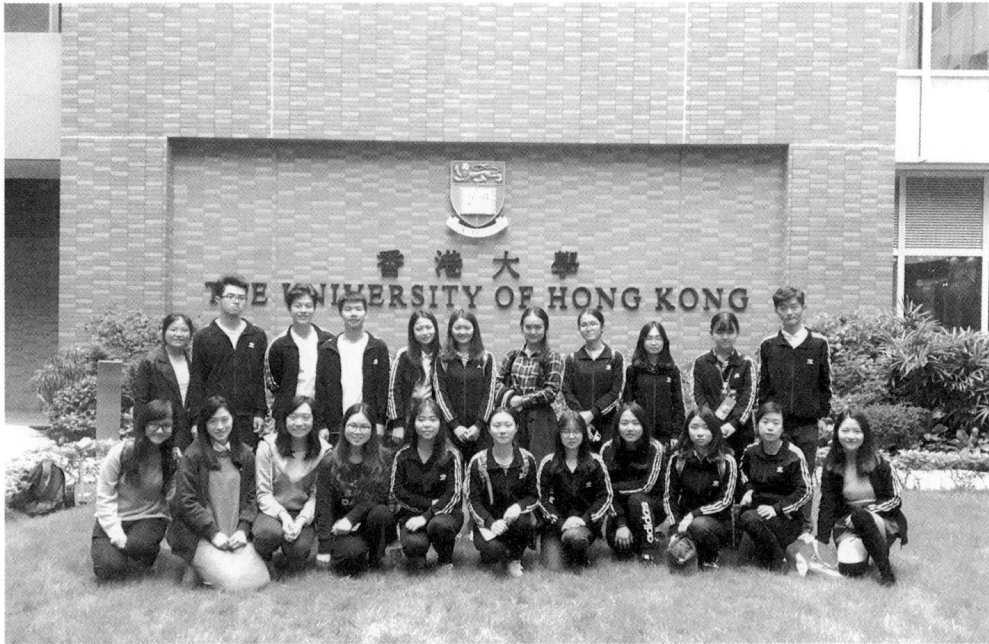

图 6-37　我校护理专业本科生在香港大学护理学院交流

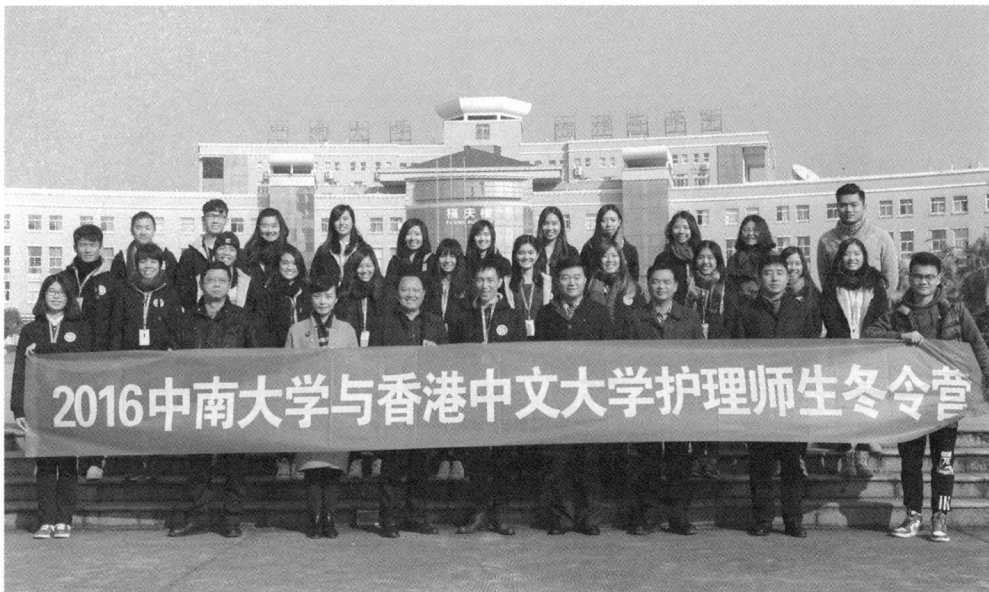

图 6-38　香港中文大学护理学生来湘雅护理学院交流

2. 与台湾地区高校的交流

2016年教育部对台交流重点项目——"缘聚湘雅园，共筑天使梦"两地护生交流营启动（图6-39~图6-41）。

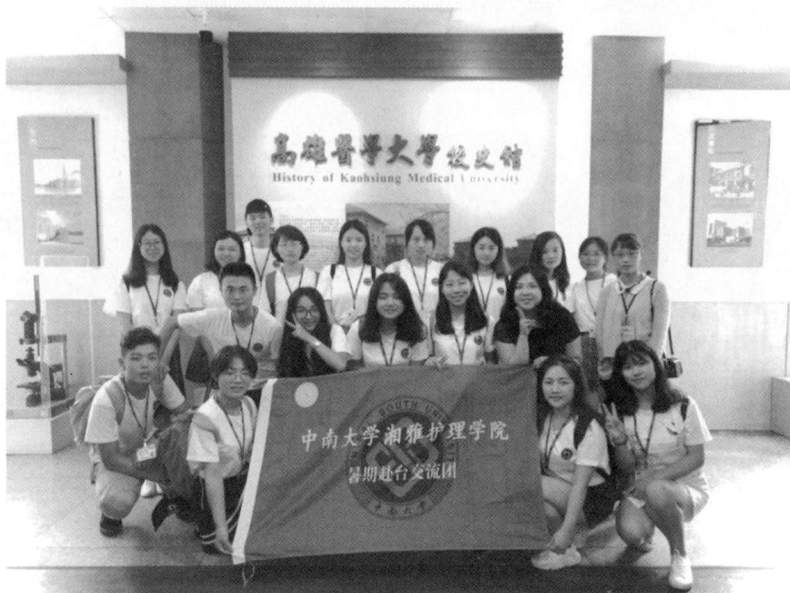

图6-39 我校护理专业本科生在台湾高雄大学护理学院交流

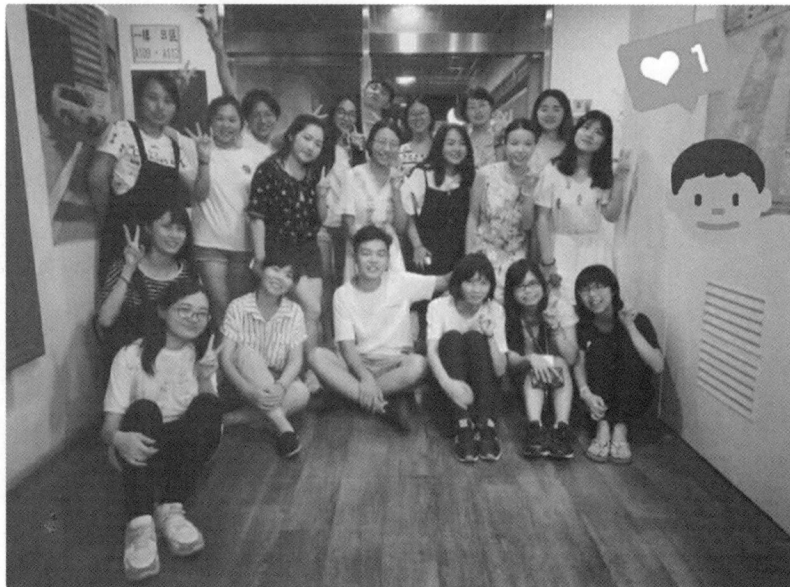

图6-40 我校护理专业本科生在台北护理健康大学交流

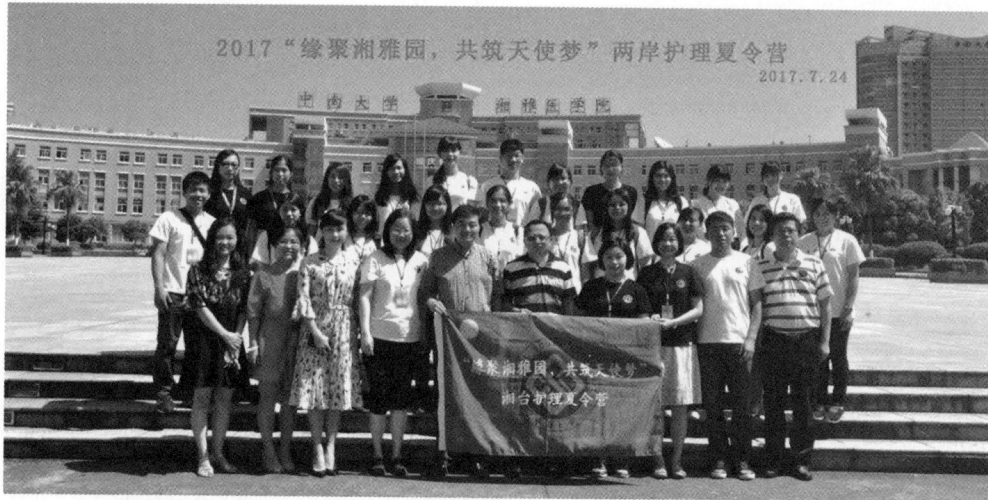

图 6-41　台湾高雄大学、台北护理健康大学护理专业本科生来我院交流

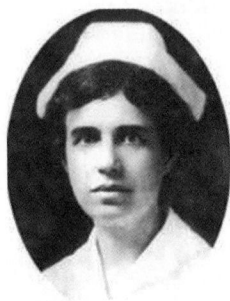

妮娜·盖治（N. D. Gage），女，1905 年获美国威莱士理工大学学士学位，1908 年获纽约大学护士学士学位。1909 年由美国雅礼协会派遣来华，在雅礼医院从事护理工作。1911 年 11 月创办雅礼护病学校（湘雅护理学院前身），1911—1926 年任雅礼护病学校校长。1909 年作为创始人之一于江西牯岭创建中华护士会，出任第一任中华护士会会长。1925—1929 年任万国护士会会长（国际护士会前身）。1946 年 10 月 8 日逝世。

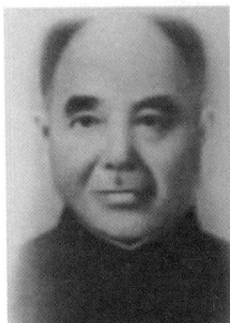

刘泽民，1916 年被选送到湘雅医学专门学校学习，1923 年毕业并获得博士学位。1982 年 4 月回到母校从事内科临床和教学工作。1939 年被任命为沅陵湘雅分院院长，兼任湘雅护士学校校长。

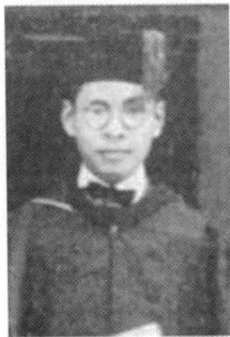

李振翮，男，湖南湘乡人，美籍华人，教授。1914—1918 年就读于湘雅护病学校，1925 年毕业于湘雅医科大学。在校期间，他曾参与湘雅校报《新湖南》周报和《湘江评论》的编辑出版工作，并加入了新民学会，积极参加爱国运动，成为毛泽东同志青年时代的革命战友。1929 年，李振翮前往美国洛克菲勒学院从事病毒学的研究工作。1931 年日寇侵入我国东北地区，他毅然回国，先后在北京协和医学院、上海医学院、陆军医学院、中央大学等任教，为抗日救国培养人才。

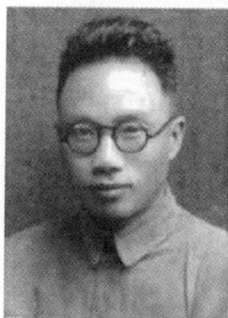

王泰元，男，湖南醴陵人。1925 年毕业于湘雅护病学校。毕业后留校任教。曾任湘雅护校教务长、副校长，1947—1952 年任湘雅护校校长。1948 年 4 月，湘雅护校王泰元、彭文亮等 5 人出席了在广州召开的中国护士学会第三届全国护士代表大会，王泰元当选为理事，主要负责出版工作。

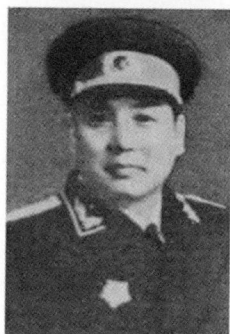

姜齐贤，湖南湘乡人。1921 年考入湘雅护校，1925 年毕业，随即被分派到湘军任军医。1926 年加入国民革命军，参加了北伐战争。1931 年 9 月加入中国工农红军，任中央苏区红三军第七师医务主任，次年任红军一军团卫生部部长；1934 年 10 月参加二万五千里长征，兼任中央军委和一军团首长保健重任。1935 年经陈赓介绍加入中国共产党，1937 年任军委总卫生部部长，成为中央红军医疗权威之一。1942 年任晋察冀军区卫生部部长兼政委。解放战争时期担任华北军区卫生部部长、政委。1949 年任中央军委卫生部副部长、部长。1951 年任军委后勤部副部长，负责筹建军医大学，兼任白求恩医科大学政委。1954 年任总后勤部兽医局局长兼政委。1955 年被授予少将军衔，荣获一级八一勋章、一级独立自由勋章、一级解放勋章。1956 年任农业部副部长兼党组副书记、书记。1976 年在北京病逝，骨灰安放在八宝山革命公墓。

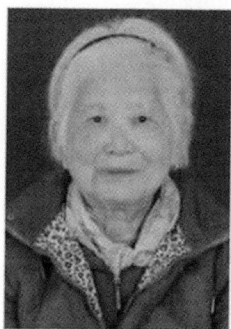

王淑仪，女，湖南省长沙人，1949 年 8 月毕业于湘雅护士学校，后在湘雅医院开始了她为之献身近 50 年的护理工作生涯。1964 年被选为第 18 届中华护士学会理事。1968 年底响应毛主席"把医疗卫生工作的重点放到农村去"的指示，主动要求下放到湘西自治州龙山县，在下放的 10 年期间，她先后担任公社卫生副院长、县人民医院护理部主任、县妇幼保健站站长等职务。1979 年回到湘雅医院担任医院护理部副主任。1984 年 9 月，从湘雅医院护理部副主任岗位退休。

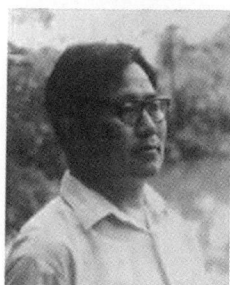

王凯，男，参加辽沈、平津、淮海三大战役，1952 年 9 月至 1963 年 3 月在部队任副团长、团长、参谋长，获得了中华人民共和国三级解放勋章。1973 年 4 月至 1974 年 5 月任湖南卫生学校副校长，1979 年 8 月任湖南医学院附设卫生学校党支部书记、副校长。1984 年 8 月任湖南医学院附设卫生学校顾问，1985 年 12 月离休。

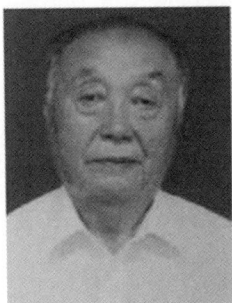

张廷昌，1956 年 4 月调至湖南医学院第二附属医院筹建委员会，担任党支部书记，是党建在该院的第一任书记，任职至 1958 年 8 月。1979 年—1981 年任湖南医学院附设卫生学校校长。

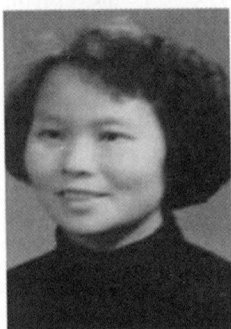

张德华，女，湖南沅陵人。1951 年 1 月毕业于湘雅医学院附设护士学校，同年分配到湘雅医院工作。副主任护师，中华护理学会第 19 届理事、湖南省护理学会副理事长。参加过抗美援朝，在中国人民志愿军 1401 医院工作，出色地完成了在朝鲜的任务，并荣获三等功。1964 年 1 月任护理部副主任。1965 年 5 月任医教科副科长。1980 年 7 月任护理部主任。1981 年 8 月任湘雅医院副院长，分管护理工作。

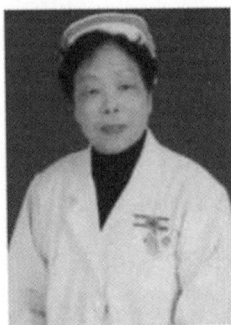

周娴君，女，湖南长沙人。1952 年 6 月毕业于湘雅医学院附设护士学校，毕业后自愿到少数民族聚居的偏远山区医院——湘西自治州人民医院工作。1969 年，她下放到保靖县麻风病防治站工作。1974 年，她重新回到州人民医院工作，并任护士长。1981 年，担任州人民医院护理部主任。1983 年，担任护理副院长。1989 年 7 月 22 日，她在北京人民大会堂接过了国家主席李先念代表国际红十字会颁发给她的南丁格尔奖章，成为当时湖南省也是迄今为止湘雅校友中唯一获得国际护理界这一最高荣誉奖的护理工作者。

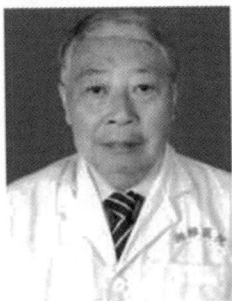

陈服文，男，湖南长沙人，教授，原湖南医科大学副校长，主要研究方向为红斑狼疮、皮肤病理。1956 年从湖南医学院医疗系毕业后，一直在湘雅医院皮肤科从医。1936 年曾到美国宾夕法尼亚大学南加州大学医学院进修 3 个月。1960 年 3 月至 1961 年 12 月，被派往原衡阳医学院（现南华大学）创建皮肤科。1984 年至 1987 年任湖南医学院教务处长兼附设卫校校长。1987 年至 1995 年任湖南医科大学副校长，为湘雅的医疗护理人才培养做出了卓越的贡献。

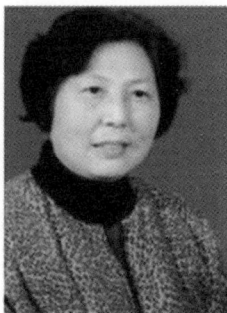

苏雪澜，女，湖南湘潭人。1953 年 7 月毕业于湘雅医学院附设护士学校，副主任护师，享受国务院政府特殊津贴专家。1985—1994 年任中南大学湘雅医院护理部主任，1986—1990 年兼任湖南省护理学会副理事长。

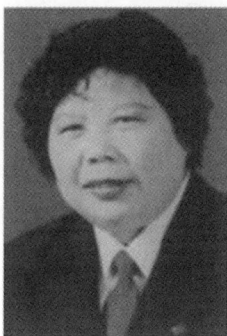

巫爱琳，女，湖南株洲人，副研究员。1968 年毕业于湖南医学院临床医学专业。由国家分配到湘西土家族苗族自治州，先后在泸溪县（乡卫生院）、州人民医院、州卫生局、州防疫站从事临床医疗、卫生行政管理、卫生防疫等工作。1983 年升任州卫生学校副校长。1990 年调至湖南医科大学，参与第三附属医院筹建工作。1994 年由组织调至湖南医科大学附设卫生学校任党总支副书记、副校长，直至退休。

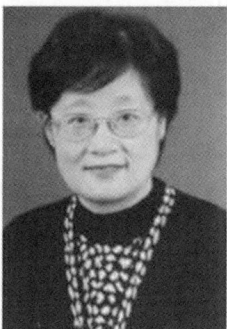

朱念琼，女，湖北人。1968 年毕业于湖南医学院临床医学专业，中南大学湘雅护理学院教授、临床护理学系主任，硕士生导师。曾任国家医学考试中心护理专业计算机题库试题命审题专家组成员、湖南省医疗系列高级职称评审委员会委员、中南大学湘雅医学院高级职称评审委员会委员、《中华实用医药》杂志专家编辑委员会常务编委、中华医学会医院管理学会湖南省分会护理管理协作组委员、全国高等医学院校护理专业本科规划教材《儿科护理学》编委、全国高等医学院校护理专科规划教材《儿科护理学》主编。

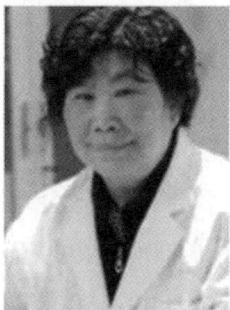

周昌菊，女，湖南汉寿人，教授、主任医师、博士生导师。主要社会兼职：湖南省预防医学会妇女保健专业委员会委员、湖南省围产医学会委员、中南大学医学部学报编辑部编委、《中华现代妇产科学杂志》《实用预防医学》等杂志编委。1992 年至 1994 年任湖南医科大学附设卫校副校长（副处级），1995 年创建了原湖南医科大学护理学系并担任护理学系主任（正处级），为现在的护理学院的发展奠定了坚实的基础。1998 年 12 月调至湘雅三医院任副院长。

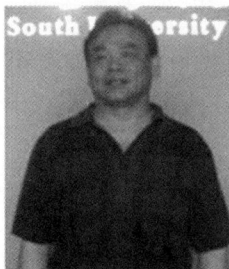

曹和安，男，湖南益阳人，中南大学护理学院教授，硕士研究生导师，从事护理教育教学工作35年，曾担任护理学院教务科长一职。担任护理本科教学的"健康评估""内科护理学""临床新护理技术""诊断学""急救护理学"等课程和研究生"高级临床护理""护理教育学"等课程的教学。

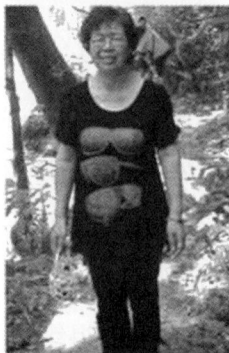

曾玉华，女，湖南长沙人，中共党员，研究员，硕士生导师。中国高校科协常务理事、湖南省高校科协常务理事。中南大学护理学院第一届教授委员会副主任委员。1975年12月毕业于湖南医学院临床医学专业。1994年至2014年期间，先后担任湖南医科大学科协办公室主任、科协秘书长，中南大学护理学院党总支副书记，护理学院退休支部书记，护理学院关工委主任、常务副主任等职务。

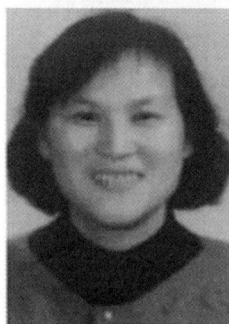

邓瑞娇，女，湖南株洲人，教授，硕士生导师。1975年毕业于湖南医学院临床医学专业，毕业后留校任教；1994年调入湖南医科大学附设卫校从事临床护理教学及内科护理和健康评估的教学。

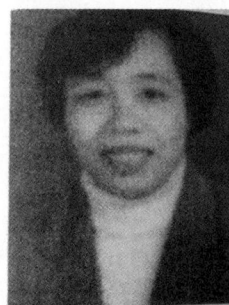

蒋冬梅，女，湖南东安县人，中南大学湘雅医院护理部主任，临床护理教研室主任，湖南省护理基础质量控制中心主任，一级主任护师。2001年被遴选为护理学院硕士生导师，主要研究方向为护理管理和临床外科护理。兼任中华护理学会常务理事、湖南省护理学会常务副理事长、湖南省科协委员、湖南省医院管理协会理事、湖南省医学会理事、湖南省护理学会院内感染专业委员会主任委员。《当代护士》副主编，《中华护理杂志》《护士进修杂志》《中国护理管理》等杂志的编委。

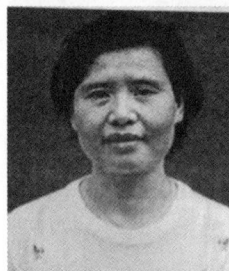

罗灿辉，女，湖南桃江人，大学本科毕业，中共党员，主任护师。中南大学湘雅医院原护理部副主任，兼任中华护理学会湖南分会理事，中华护理学会湖南省内科学术委员会副主任委员（1994—1999），中华护理学会湖南省门急诊护理学术委员会主任委员（1999—2005），湖南省创造爱婴医院评估员、湖南省人事厅计生委高级职称评委。主要研究方向为护理管理和护理教育。

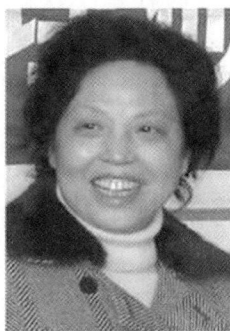

姜冬九，女，湖南省岳阳县人，主任护师，护理学院硕士生导师。主要社会兼职：中华护理学会理事，湖南省护理学会副理事长，湖南省护理学会外科护理专业委员会主任委员，湖南省专科护理质控中心主任，湖南省及长沙市医疗事故鉴定委员会委员，《中华护理杂志》《中华护理管理》《中华护理教育》《当代护士》等杂志编委。曾担任湘雅二医院产科护士长、外科护士长、护理部副主任、护理部主任（1990.3—2006.8）、临床护理教研室主任。

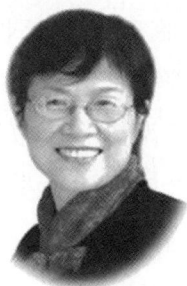

陶新陆，女，湖南长沙人。中南大学护理学教授，主任护师，护理学院硕士生导师。1978 年调入湘雅附二院任胸外科护士长，1987 年调入学部筹建湘雅附三院，任湘雅附三院护理部主任、护理教研室主任。主要社会兼职湖南省护理学会常务理事、副主任委员、湖南省卫生厅三级医院评审委员、湖南省护理专业高级职务评审委员及妇幼专业高级职务评审委员、《当代护士》编委等。

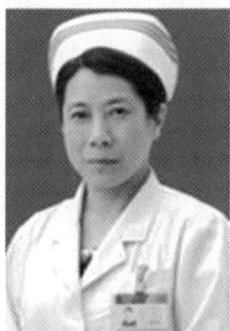

安如俊，女，河北廊坊人，主任护师、教授、护理学院硕士生导师。1974 年 7 月毕业于湖南卫生学校。2006 年 12 月中南大学护理学院本科毕业，获学士学位。先后任中南大学湘雅三医院护理部副主任、护理部主任、护理教研室主任、长沙湘雅康乃馨医院副院长，兼任全国灾害委员会护理组组长、湖南省护理学会常务理事、湖南省护理学会血液净化专业委员会副主任委员、湖南省专科护理质量控制中心副主任委员、湖南省基础护理质量控制中心副主任委员等。

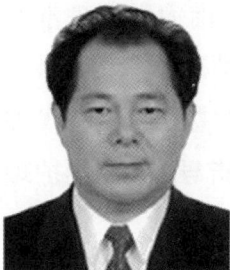

何国平，男，教授，湖南沅江市人，1977 年毕业于湖南医学院。中南大学护理学院第一任院长，我国首批护理学博士生导师和博士后导师，第三届全国高等教育护理学教材评审委员会委员，教育部高等学校护理学类专业教学指导委员会专家顾问，中国高等护理教育研究会常务理事，中国职教医护专业委员会主任委员，湖南省职业技能鉴定专家委员会第二届家政服务专业委员会副主任，湖南省健康管理学会副会长，老年颐养专业委员会主任委员，湖南社区护理专业委员会主任委员，湖南省抗癌协会常务理事，中国管理科学研究院研究员，《中华护理教育》副总编辑，《护理研究》《中华现代护理杂志》审稿专家。主要研究方向为社区护理、护理教育、护理管理。

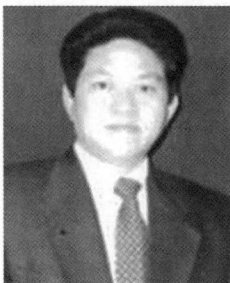

陈本悦，男，湖南澧县人，医学学士，研究员。主要从事人体解剖学及局解手术学教学和行政管理工作。1973年本科毕业留校于湖南医学院任教，1987年至2006年间先后担任湖南医科大学基础医学院党总支副书记、党委组织部部长、中南大学湘雅医学院党委副书记等职务，1992年7月至1995年3月期间出任湖南医科大学附设卫校校长，为湘雅的护理学科发展做出了一定的贡献。

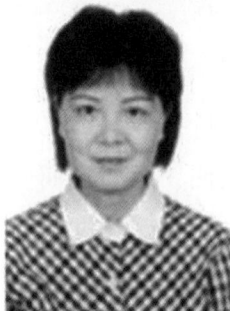

廖淑梅，女，湖南怀化人，中南大学护理学院教授，学士，硕士生导师，原社区护理系主任。1978年毕业于湖南医学院临床医学专业。主要从事护理本科、研究生的社区护理学、康复护理学、社区护理技能的教学，以及课程建设和社区护理研究等工作。担任湖南省康复医学会中枢神经系统专业委员会委员、湖南省康复医学会教育专业委员会副主任。先后受聘为《中华现代临床护理学杂志》《全科护理》专家编辑委员会常务编委。

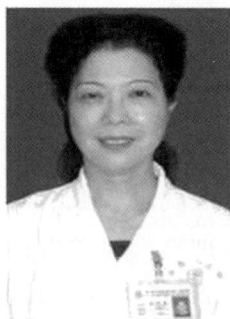

陈进伟，女，湖南湘潭人。1977年毕业于湖南医学院医疗系，毕业留校在湘雅二医院内科工作，教授，二级主任医师，博士生导师。曾任湖南医科大学附设卫校党总支副书记、中南大学湘雅二医院风湿免疫学专科主任、风湿免疫学研究室主任。主要社会兼职：中华风湿病学湖南分会主任委员，中国女医师学会理事，中国女医师学会湖南分会副会长，长沙市芙蓉区政协委员，国际中华护理学杂志编委。主要研究方向为风湿免疫学和血液学。

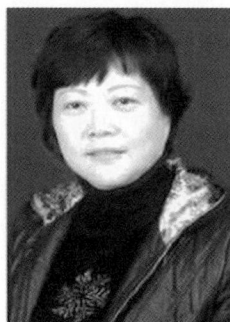

冷晓红，女，山东海阳人，本科，副研究员，原中南大学护理学院党总支书记，湖南省健康管理学会副秘书长。担任护理本科专业"外科护理学"实践教学、"人际沟通"教学和护理自考生"公共关系学"理论教学。主编教材有《人际沟通》《公共关系学学习指导》《现代护理学》。

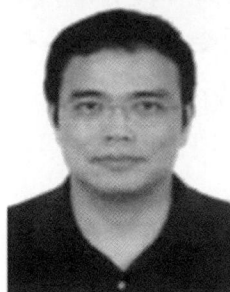

张灼华，男，湖南长沙人。1980年至1983年就读于湖南医学院附设卫生学校。美国加州大学分子病理学专业博士。1996年8月至2000年4月任美国哈佛大学神经病学系助理教授；2000年7月至2008年12月先后任美国Burnham医学研究所助理教授、副教授、教授和加州大学圣迭哥分校兼职助理教授、副教授、教授；1998年任湖南医科大学医学遗传学国家重点实验室副主任，2007年任中南大学

医学遗传学国家重点实验室主任；1999 年获国家自然科学基金国家杰出青年基金，首届长江成就一等奖（排名第 3）；2001 年获聘为教育部"长江学者奖励计划特聘教授"，2008 年入选中共中央组织部首批"千人计划"；2009 年获"全国归侨侨眷先进个人"。2010 年起先后任中南大学副校长、湖南省政协副主席、南华大学校长等职。

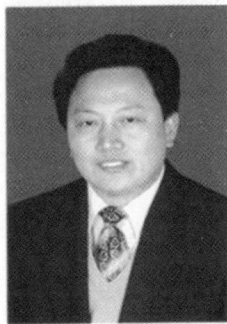

唐四元，医学博士，临床医学博士后，二级教授，国务院特殊津贴专家，博士生导师和博士后导师。2005 年任中南大学护理学院副院长，2010 年任护理学院党委书记，2013 年起任中南大学护理学院院长。美国犹他大学访问学者，教育部高等学校护理学教育指导委员会委员，教育部高等学校护理学认证工作委员会副主任委员，国务院学位委员会第八届学科评议组成员、护理学组秘书长，国家虚拟仿真实验教学创新联盟医学领域工作委员会副主任委员、护理学组组长，教育部高等学校护理学类实践实训教育工作组副组长，第五届全国高等学校护理学类专业教材评审委员会副主任委员。湖南省健康管理学会副会长，吴阶平医学基金会护理专委会副主任委员。

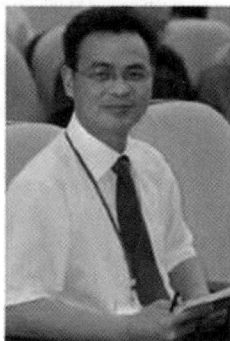

罗军飞，男，汉族，湖南汨罗人，哲学硕士，管理学博士，研究员，公共管理学院硕士生导师，商学院 MPA 指导教师。201 年至 2016 年任中南大学护理学院党委书记，中南大学健康护理研究中心副主任、湖南省健康服务业协会副理事长，致力于护理教育、健康管理、健康服务、养老服务等方面研究。

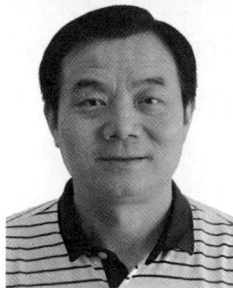

李涛，甘肃泾川人，教育学硕士，留英访问学者，副研究员。现任中南大学湘雅护理学院党委书记，中南大学网络文化建设指导老师、中南大学党史学习教育讲师团成员。曾任湖南省高校学生思政研究会秘书长、湖南省高校思政研究会秘书长、中国高等教育学会创新创业教育学会副秘书长。长期致力于高校党建工作、学生思想政治教育、网络思想政治教育、大学文化和学生事务管理、大学生创新创业教育等等实践和研究。先后获中南大学优秀党员、优秀党务工作者、优秀大学生思想政治教育工作者、优秀学生工作干部、优秀班导师、维稳综治安全先进个人，湖南省高校思想政治教育研究先进个人、湖南省高校网络教育名师、湖南省教育系统优秀党务工作者、湖南省大中学生暑期"三下乡"活动"十佳"指导者、湖南省大中专学生志愿者暑期"三下乡"社会实践"优秀指导者"称号。

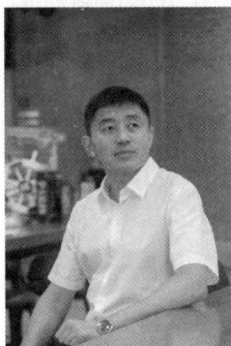

袁世平，男，汉族，硕士，中共党员，思政副教授。1976 年 2 月出生，辽宁营口人，2000 年 7 月留校从事辅导员工作，在中南大学土木工程学院担任年级辅导员 14 年，兼任分团委书记 12 年，2014 年 6 月任中南大学湘雅护理学院党委副书记，负责全院学生工作至今。累计带班 112 个，学生人数 4000 余人。曾获全国第三届辅导员职业能力大赛华中赛区一等奖、湖南省社会实践优秀指导者、湖南省第三届高校辅导员职业能力大赛一等奖、全国第三届辅导员职业能力大赛优秀奖、中南大学第三届模范辅导员、中南大学"管理育人"先进个人。2018 年 6 月被评为全国第十届辅导员年度人物。2019 年 3 月 18 日，作为辅导员代表参加了习近平总书记主持召开的思想政治理论课教师座谈会。

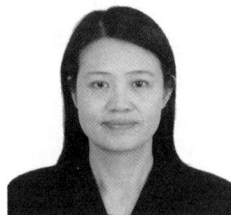

王红红，女，汉族，湖南省临武县人，护理学博士，中南大学湘雅护理学院教授、博士研究生导师、美国护理科学院院士、湖南省护理学会理事、中华护理学会教育专业委员会委员、湖南省医学会医学伦理专业委员会常务委员；《国际护理科学杂志》《中华护理教育》《中国实用护理杂志》《护士进修杂志》编委、*Health SA Gesondheid* 国际编委，JAN 和 JANAC 的审稿专家。2014 年至 2020 年连续 7 年被爱思唯尔评为中国高被引学者。

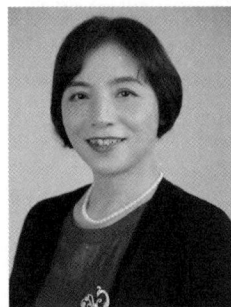

张静平，女，护理学硕士，临床心理学博士，心理学家，中南大学湘雅护理学院教授，博士生导师，曾任中南大学湘雅护理学院副院长；现任中国心理学会护理心理学专委会副主任委员，湖南省护理学会副理事长，湖南省护理学会护理科研工作委员会主任委员，湖南省护理学会护理研究专业委员会主任委员，中华护理学会护理教育工作委员会委员，《中华护理杂志》编委，多本 SCI 收录期刊审稿专家。主编教材 10 余本。

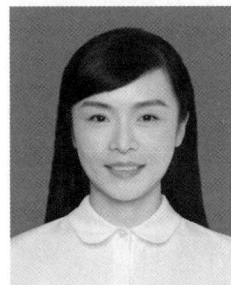

陈嘉，女，护理学博士，教授，硕士生导师。现任中南大学湘雅护理学院副院长，全国高等学校护理学专业数字教材评审委员会委员，中国生命关怀协会人文护理专业委员会跨学科学组副组长，湖南省护理学会男护士委员会副主任委员，湖南省健康管理协会营养与健康委员会副主任委员，湖南省心理卫生协会医患沟通专业委员会副主任委员，《湘雅护理杂志》常务编委。

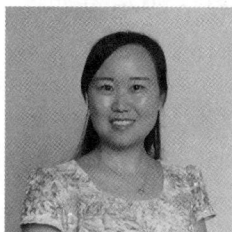

李现红，女，医学博士，卫生法学博士后，教授，美国护理科学院院士，中南大学湘雅护理学院副院长，湖南省青年骨干教师，湖南省妇联第十三届执行委员会委员，湖南省妇女儿童健康与发展研究中心副主任，中南大学青年科技工作者协会护理学分会主席，中华护理学会科研工作委员会委员，中华预防医学会行文健康分会委员，中华预防学会医学伦理学分会第八届委员会公共卫生伦理学组委员，湖南省护理学会健康教育委员会副主任委员，《中国艾滋病性病》杂志第五届和第六届编辑委员会编委（2016.8—2025.8）。

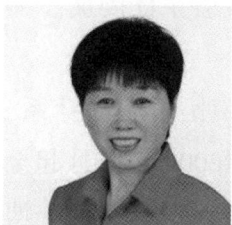

李映兰，女，湖南长沙人，主任护师（曾任湘雅医院护理部主任），博士生导师，中组部第九批援疆干部，中南大学湘雅护理学院副院长，中南大学湘雅医院护理指导委员会副主任委员，新疆医科大学护理学院名誉院长。担任中华护理学会副理事长、国家卫生健康标准委员会护理标准委员会委员、美国护理科学院院士、亚洲急危重症医学协会护理分会副会长、中华护理学会信息工作委员会主任委员、中华护理学会急诊护理专业委员会副主任委员、全国护理学专业临床学术专家指导委员会副主任委员、中国生命关怀协会人文护理专业委员会副主任委员、中国研究型医院学会护理分会副会长、湖南省护理学会副理事长以及《中华护理杂志》《中国护理管理》等期刊编委。

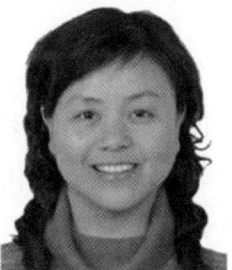

李乐之，女，湖南益阳人，临床心理学博士，教授，博士生导师，曾任中南大学湘雅二医院护理部主任，现任中南大学湘雅护理学院副院长。主要社会兼职：湖南省专科护理质量控制中心主任，护理学会副理事长，护理学会重症监护专业委员会主任委员，湖南省及长沙市医疗事故鉴定委员会委员，中国医院协会信息管理专业委员会委员，中华护理学理事、中华护理学重监护理专业委员会委员，《中华护理杂志》《护理学杂志》《当代护士》《中华现代护理杂志》编委。

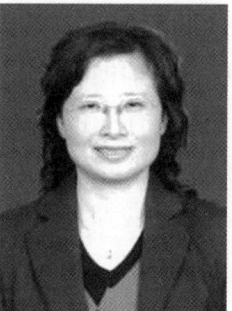

丁四清，女，湖南华容人。1983 年毕业于湖南医学院附设卫校。学士学位，主任护师，护理学院硕士生导师，曾任中南大学湘雅三医院护理部主任。兼任中华护理学会血液净化专业委员会委员、湖南省护理学会副理事长、湖南省护理学会心血管护理专业委员会主任委员、湖南省护理学会科普工作委员会主任委员、湖南省医院协会护理管理专业委员会副主任委员、湖南省专科护理质量控制中心委员，任《中华护理杂志》《护理学杂志》《上海护理》《当代护士》等杂志编委。

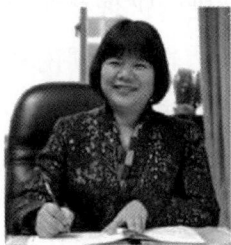

谌永毅，女，湖南安化人，汉族，中共党员，护理学博士，教授，湘雅护理学硕士、博士生导师，享受国务院政府特殊津贴专家，亚洲肿瘤护理学执行秘书。曾任湖南省肿瘤医院副院长兼护理部主任、《中华护理杂志》等杂志编委、湖南省卫生系列高级职称评审专家库成员、湖南国际造口治疗师学校常务副校长、湖南省医疗事故鉴定委员会专家库成员、中华护理学会理事、湖南省护理学会副理事长、中国抗癌协会护理专业委员会副主任委员、中国医院管理协会护理管理专业委员会、湖南省护理学会肿瘤专业委员会主任委员、湖南省基础护理质量控制中心副主任委员、湖南省专科护理质量控制中心副主任委员、湖南省健康管理协会肿瘤康复专业委员会主任委员。

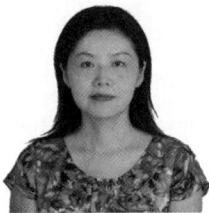

罗阳，女，湖南湘潭人，1986年7月毕业于湖南医学院医疗系，毕业后在医院先后担任妇产科主任、业务副院长，自2002年7月起至今在中南大学湘雅护理学院从事护理教学工作。博士，三级教授，博士生导师，助产系主任。湖南省政策性别平等咨询评估专家委员会委员，教育部人文社科基金项目评审专家，教育部学位论文评审专家，国家社科基金同行评审专家，全国助产专业教材建设委员会委员，湖南省促进自然分娩专业委员会委员，湖南省、北京市和江西省自然科学基金评审专家。

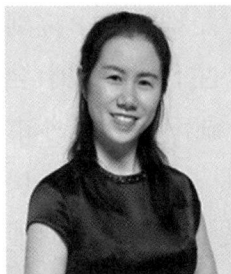

冯辉，女，汉族，博士，教授，博士生导师，现任中南大学湘雅泛海健康管理研究院院长，中南大学健康护理研究中心执行主任，国家老年疾病临床医学研究中心（湘雅医院）PI，为BMJ等多个国际期刊审稿人。曾先后前往美国耶鲁大学、密西根大学及澳大利亚弗林德斯大学进行学术交流。

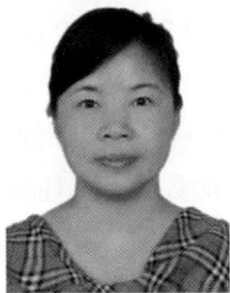

曾慧，女，湖南南县人，1987年6月毕业于湖南医科大学附设卫校，泰国清迈大学护理硕士，中南大学精神病与精神卫生学博士，教授，硕士生导师。曾任中南大学护理学院护理实验中心主任，现任基础护理系主任。兼任中国心理卫生协会老年心理卫生专业委员会委员、中国老年学会老年心理卫生专业委员会委员。

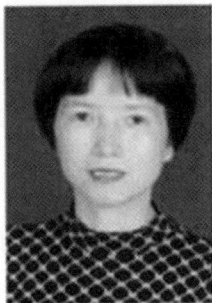

周乐山，女，湖南长沙人，博士，教授，硕士生导师，1999 年 9 月调入护理学院工作，先后担任学院科研办主任和临床护理系主任，兼任湖南省儿科护理专业委员会委员，中国现代医学杂志编委。担任护理本科生《儿科护理学》课程负责人，负责本科生"健康评估"和研究生"高级临床护理"教学。主编《儿科护理学》《诊断学基础》教材，副主编教材 2 本，参编教材 6 本。

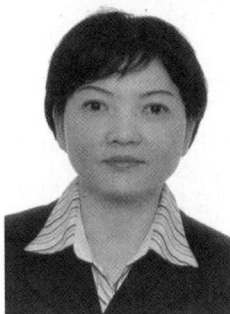

王秀华，女，博士、教授、硕士研究生导师，中南大学湘雅护理学院社区护理学系主任，全国普通高等医学院校护理学类专业"十三五"规划教材建设指导委员会委员，中国医学救援协会护理救援分会理事，教育部学位中心学位论文评审专家，湖南省健康学会理事，湖南省护理学会心血管专业委员会委员，《全科护理》杂志编委。

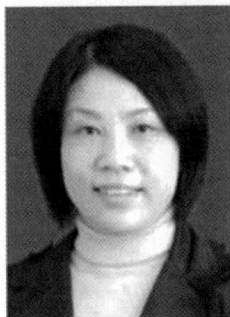

王曙红，女，湖南醴陵人，中南大学护理学博士、主任护师、硕士生导师。曾任湘雅医院护理部副主任、护理学教研室副主任。兼任湖南护理学会常务理事、湖南省基础质量控制中心委员、湖南省护理学会医院感染专委会主任委员、湖南省心脏专科护士培训基地主任等职，为《中华护理教育》《护理管理杂志》《中国现代医学杂志》《中华现代护理杂志》等杂志编委。

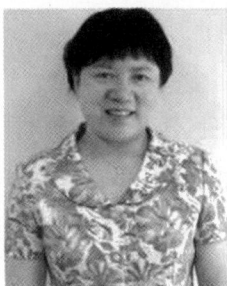

黄金，女，湖南湘阴人，1984 年调入中南大学湘雅二医院，硕士学位，主任护师，护理学院硕士生导师。曾任中南大学湘雅二医院护理部副主任与临床护理教研室副主任，现任临床护理教研室主任。兼任中华医学会糖尿病分会糖尿病教育及管理学组委员、中国老年学会老年医学会老年护理专家委员会委员、中华护理学会糖尿病专业委员会委员、湖南省医学会糖尿病分会委员、湖南省专科护理质量控制中心副主任、湖南省护理学会常务理事、湖南省护理学会糖尿病专业委员会主任委员。兼任《中华护理教育》《护理学杂志》《当代护士》等杂志编委。

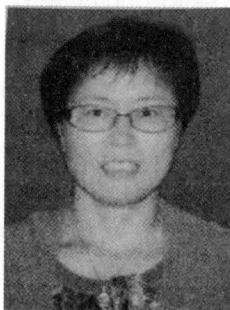

贺连香，女，湖南湘乡人，1986年6月毕业于湖南医学院附设卫校，博士，主任护师，护理学院硕士生导师；国内首批护理硕士POHNED第四班学员，获泰国清迈大学外科护理学硕士学位；2007年获得中南大学博士学位。曾任中南大学湘雅医院护理部副主任。主要社会兼职：中国内镜协会消毒与装备专业委员会副主任委员、湖南省护理学会护理科研专业委员会副主任委员。《中国现代医学杂志》《中国内镜杂志》常务编委，《护理学杂志》《中华现代医院管理杂志》编委。

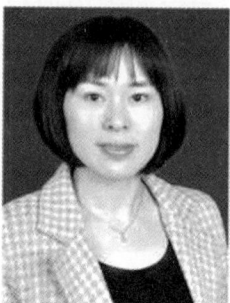

雷俊，女，湖南常德人，护理学博士，教授，护理学院硕士生导师。1988年毕业后先后从事临床护理、护理管理、护理教学和科研工作26年。曾任中南大学湘雅三医院办公室主任。现任湘雅三医院人力资源部部长。兼任湖南省护理学会社区护理专业委员会副主任委员、CMIC护理信息学专业委员会常务委员、《中华现代护理杂志》编委等。

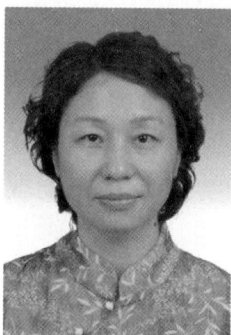

张彩虹，硕士、博士就读于中南大学湘雅护理学院。现为海南医学院教授，硕士生导师，海南医学院副校长，护理学省级重点学科带头人，国家级一流本科专业建设点护理学专业负责人，2019年挂职国家卫生健康委员会科技教育司副司长一年。兼任教育部高等学校护理类专业教学指导委员会委员、中国老年保健协会康养体系与管理人才专业委员会副主任委员、海南省医学会医学教育专业委员会主任委员、海南省护理学会副理事长、《国际护理学杂志》副主编、《中华护理教育》编委及审稿专家。曾先后获得海南省优秀中青年教师、海南省优秀教师、海南省"515人才工程"第一层次人才、南海名家及领军人才等荣誉称号。

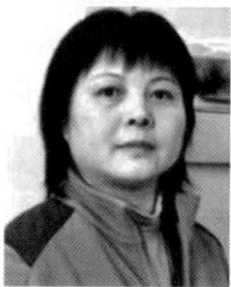

刘丽萍，美国康州注册护士，三级护理师。1979年考入湖南医学院附设卫生学校，1981年毕业，2008年获得凤凰大学（Universiyt of Phoenix）硕士学位。1986年至1992年工作于澳大利亚弗林德斯大学医疗中心危重监护病房，1995年至1997年在美国弗吉尼亚大学医疗中心药理系任技术员，1997年至2003年任威尔明顿克里斯蒂安娜医院内科危重监护病房护士，2003年至今任纽黑文市耶鲁—纽黑文医院神经内外危重监护病房护士。2006年获得耶鲁医学院附属医院南丁格尔奖杯，2007年获得年度最佳护士奖，2011年获得年度杰出人物——护理奖。

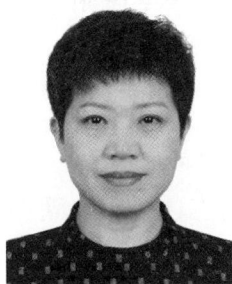

岳丽青，医学博士，主任护师，护理学院硕士生导师，中南大学湘雅医院护理部主任，临床护理学教研室主任，湖南省护理基础质量控制中心主任，澳大利亚蒙纳士大学访问学者，国家卫生健康委标准委员会专家，中国医学装备协会护理装备与材料分会护理设备学组组长，中国健康管理学会个案管理分会副会长，中国医院协会护理专业委员会常委，国家老年医养照护产学研协同创新联盟常委，湖南省护理学会常务理事，第八届、第九届湖南省烧伤整形护理专业委员会主任委员，湖南省护理学会老年综合评估专业委员会主任委员，湖南省医学会医院评价管理委员会常委；《中国护理管理》杂志编委、湖南通联站站长；《中华烧伤杂志》通讯编委、《湘雅护理杂志》副主编。

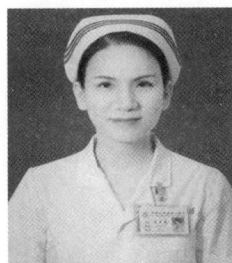

李亚敏，医学博士，护理学博士后，教授，主任护师，护理学院博士生导师，中南大学湘雅二医院护理部主任。湖南省专科护理质量控制中心主任委员，湖南省护理学会常务理事，湖南省护理学会心理护理专委会主任委员，湖南省心理咨询师协会临床护理心理护理专委会主任委员，湖南省"225"高层次卫生人才，中华护理学会急诊护理专委会委员，中国医学救援协会心理救援分会常务理事，《中华急危重症护理杂志》《中国护理管理》编委，《湘雅护理杂志》主编，国家自然科学青年基金评审专家，教育部学位论文评审专家。

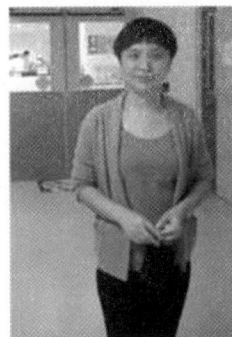

严谨，女，湖南望城县人，中南大学卫生统计与流行病学博士，教授，护理学院博士生导师，中南大学湘雅三医院护理部主任。主要社会兼职：湖南省护理学会理事，血液净化护理专业委员会主任委员，护理专业核心期刊《中华现代护理杂志》常务编委，《护理学报》编委。2011年，被评为中南大学"十佳"青年，中南大学湘雅三医院"优秀中青年教师教学奖"。

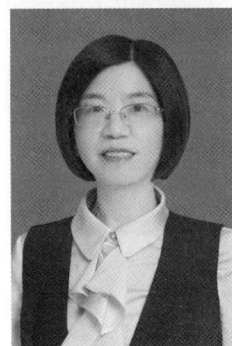

李旭英，博士，护理学院硕士生导师，主任护师，现任湖南省肿瘤医院护理部主任、肿瘤护理学教研室主任，湖南省高层次卫生人才"225"工程学科带头人培养对象。中华护理学会静脉输液专业委员会副主任委员，湖南省护理学会静脉输液专业委员会主任委员，湖南省抗癌协会肿瘤护理专业委员会主任委员，湖南省护理学会第九届理事会常务理事，湖南省医院协会理事，美国静脉输液协会会员。